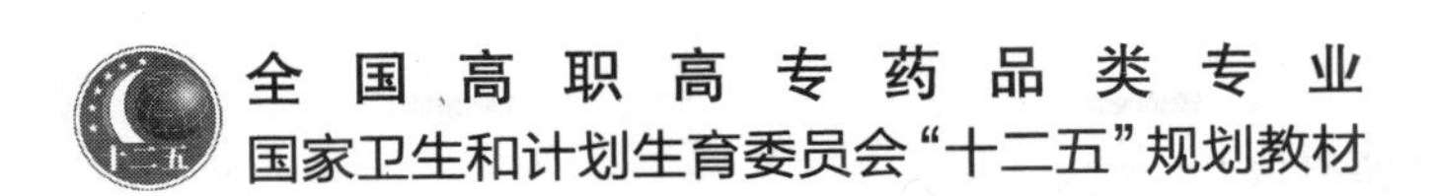

供生物制药技术、药品质量检测技术、药学、
药物制剂技术、中药制药技术专业用

药品生物检定技术

主　编　杨元娟

副主编　黄秀珍

主　审　李　霞（重庆市食品药品检验所）

编　者（以姓氏笔画为序）

王丽娟（重庆医药高等专科学校）
李玲玲（重庆工贸职业技术学院）
杨　宪（重庆赛诺生物药业有限公司）
杨元娟（重庆医药高等专科学校）
张　颖（安徽中医药高等专科学校）
姜　源（辽宁卫生职业技术学院）
黄秀珍（泉州医学高等专科学校）
崔润丽（河北化工医药职业技术学院）

人民卫生出版社

图书在版编目(CIP)数据

药品生物检定技术/杨元娟主编.—北京:人民卫生出版社,2013

ISBN 978-7-117-17269-1

Ⅰ.①药… Ⅱ.①杨… Ⅲ.①药品检定-生物检验-医学院校-教材 Ⅳ.①R927

中国版本图书馆 CIP 数据核字(2013)第 113953 号

药品生物检定技术

主　　编: 杨元娟
出版发行: 人民卫生出版社（中继线 010-59780011）
地　　址: 北京市朝阳区潘家园南里 19 号
邮　　编: 100021
E - mail: pmph @ pmph.com
购书热线: 010-59787592　010-59787584　010-65264830
印　　刷: 北京人卫印刷厂
经　　销: 新华书店
开　　本: 787×1092　1/16　　**印张:** 17
字　　数: 403 千字
版　　次: 2013 年 8 月第 1 版　2016 年 5 月第 1 版第 2 次印刷
标准书号: ISBN 978-7-117-17269-1/R · 17270
定价(含光盘): 32. 00 元

全国高职高专药品类专业
国家卫生和计划生育委员会“十二五”规划教材

出版说明

随着我国高等职业教育教学改革不断深入，办学规模不断扩大，高职教育的办学理念、教学模式正在发生深刻的变化。同时，随着《中国药典》、《国家基本药物目录》、《药品经营质量管理规范》等一系列重要法典法规的修订和相关政策、标准的颁布，对药学职业教育也提出了新的要求与任务。为使教材建设紧跟教学改革和行业发展的步伐，更好地实现“五个对接”，在全国高等医药教材建设研究会、人民卫生出版社的组织规划下，全面启动了全国高职高专药品类专业第二轮规划教材的修订编写工作，经过充分的调研和准备，从2012年6月份开始，在全国范围内进行了主编、副主编和编者的遴选工作，共收到来自百余所包括高职高专院校、行业企业在内的900余位一线教师及工程技术与管理人员的申报资料，通过公开、公平、公正的遴选，并经征求多方面的意见，近600位优秀申报者被聘为主编、副主编、编者。在前期工作的基础上，分别于2012年7月份和10月份在北京召开了论证会议和主编人会议，成立了第二届全国高职高专药品类专业教材建设指导委员会，明确了第二轮规划教材的修订编写原则，讨论确定了该轮规划教材的具体品种，例如增加了可供药品类多个专业使用的《药学服务实务》、《药品生物检定》，以及专供生物制药技术专业用的《生物化学及技术》、《微生物学》，并对个别书名进行了调整，以更好地适应教学改革和满足教学需求。同时，根据高职高专药品类各专业的培养目标，进一步修订完善了各门课程的教学大纲，在此基础上编写了具有鲜明高职高专教育特色的教材，将于2013年8月由人民卫生出版社全面出版发行，以更好地满足新时期高职教学需求。

为适应现代高职高专人才培养的需要，本套教材在保持第一版教材特色的基础上，突出以下特点：

1. 准确定位，彰显特色 本套教材定位于高等职业教育药品类专业，既强调体现其职业性，增强各专业的针对性，又充分体现其高等教育性，区别于本科及中职教材，同时满足学生考取职业证书的需要。教材编写采取栏目设计，增加新颖性和可读性。

2. 科学整合，有机衔接 近年来，职业教育快速发展，在结合职业岗位的任职要求、整合课程、构建课程体系的基础上，本套教材的编写特别注重体现高职教育改革成果，教材内容的设置对接岗位，各教材之间有机衔接，避免重要知识点的遗漏和不必要的交叉重复。

3. 淡化理论，理实一体 目前，高等职业教育愈加注重对学生技能的培养，本套教材一方面既要给学生学习和掌握技能奠定必要、足够的理论基础，使学生具备一定的可持续发展的能力；同时，注意理论知识的把握程度，不一味强调理论知识的重要性、系统性和完整性。在淡化理论的同时根据实际工作岗位需求培养学生的实践技能，将实验实训类内容与主干教材贯穿在一起进行编写。

4. 针对岗位，课证融合 本套教材中的专业课程，充分考虑学生考取相关职业资格证书的需要，与职业岗位证书相关的教材，其内容和实训项目的选取涵盖了相关的考试内容，力争做到课证融合，体现职业教育的特点，实现“双证书”培养。

5. 联系实际，突出案例 本套教材加强了实际案例的内容，通过从药品生产到药品流通、使用等各环节引入的实际案例，使教材内容更加贴近实际岗位，让学生了解实际工作岗位的知识和技能需求，做到学有所用。

6. 优化模块，易教易学 设计生动、活泼的教材栏目，在保持教材主体框架的基础上，通过栏目增加教材的信息量，也使教材更具可读性。其中既有利于教师教学使用的“课堂活动”，也有便于学生了解相关知识背景和应用的“知识链接”，还有便于学生自学的“难点释疑”，而大量来自于实际的“案例分析”更充分体现了教材的职业教育属性。同时，在每节后加设“点滴积累”，帮助学生逐渐积累重要的知识内容。部分教材还结合本门课程的特点，增设了一些特色栏目。

7. 校企合作，优化团队 现代职业教育倡导职业性、实际性和开放性，办好职业教育必须走校企合作、工学结合之路。此次第二轮教材的编写，我们不但从全国多所高职高专院校遴选了具有丰富教学经验的骨干教师充实了编者队伍，同时我们还从医院、制药企业遴选了一批具有丰富实践经验的能工巧匠作为编者甚至是副主编参加此套教材的编写，保障了一线工作岗位上先进技术、技能和实际案例融入教材的内容，体现职业教育特点。

8. 书盘互动，丰富资源 随着现代技术手段的发展，教学手段也在不断更新。多种形式的教学资源有利于不同地区学校教学水平的提高，有利于学生的自学，国家也在投入资金建设各种形式的教学资源和资源共享课程。本套多种教材配有光盘，内容涉及操作录像、演示文稿、拓展练习、图片等多种形式的教学资源，丰富形象，供教师和学生使用。

本套教材的编写，得到了第二届全国高职高专药品类专业教材建设指导委员会的专家和来自全国近百所院校、二十余家企业行业的骨干教师和一线专家的支持和参与，在此对有关单位和个人表示衷心的感谢！并希望在教材出版后，通过各校的教学使用能获得更多的宝贵意见，以便不断修订完善，更好地满足教学的需要。

在本套教材修订编写之际，正值教育部开展“十二五”职业教育国家规划教材选题立项工作，本套教材符合教育部“十二五”国家规划教材立项条件，全部进行了申报。

全国高等医药教材建设研究会

人民卫生出版社

2013 年 7 月

附:全国高职高专药品类专业
国家卫生和计划生育委员会"十二五"规划教材

教 材 目 录

序号	教材名称	主编	适用专业
1	医药数理统计(第2版)	刘宝山	药学、药品经营与管理、药物制剂技术、生物制药技术、化学制药技术、中药制药技术
2	基础化学(第2版)*	傅春华 黄月君	药学、药品经营与管理、药物制剂技术、生物制药技术、化学制药技术、中药制药技术
3	无机化学(第2版)*	牛秀明 林　珍	药学、药品经营与管理、药物制剂技术、生物制药技术、化学制药技术、中药制药技术
4	分析化学(第2版)*	谢庆娟 李维斌	药学、药品经营与管理、药物制剂技术、生物制药技术、化学制药技术、中药制药技术、药品质量检测技术
5	有机化学(第2版)	刘　斌 陈任宏	药学、药品经营与管理、药物制剂技术、生物制药技术、化学制药技术、中药制药技术
6	生物化学(第2版)*	王易振 何旭辉	药学、药品经营与管理、药物制剂技术、化学制药技术、中药制药技术
7	生物化学及技术*	李清秀	生物制药技术
8	药事管理与法规(第2版)*	杨世民	药学、中药、药品经营与管理、药物制剂技术、化学制药技术、生物制药技术、中药制药技术、医药营销、药品质量检测技术

序号	教材名称	主编	适用专业
9	公共关系基础(第2版)	秦东华	药学、药品经营与管理、药物制剂技术、生物制药技术、化学制药技术、中药制药技术、食品药品监督管理
10	医药应用文写作(第2版)	王劲松 刘 静	药学、药品经营与管理、药物制剂技术、生物制药技术、化学制药技术、中药制药技术
11	医药信息检索(第2版)*	陈 燕 李现红	药学、药品经营与管理、药物制剂技术、生物制药技术、化学制药技术、中药制药技术
12	人体解剖生理学(第2版)	贺 伟 吴金英	药学、药品经营与管理、药物制剂技术、生物制药技术、化学制药技术
13	病原生物与免疫学(第2版)	黄建林 段巧玲	药学、药品经营与管理、药物制剂技术、化学制药技术、中药制药技术
14	微生物学*	凌庆枝	生物制药技术
15	天然药物学(第2版)*	艾继周	药学
16	药理学(第2版)*	罗跃娥	药学、药品经营与管理
17	药剂学(第2版)	张琦岩	药学、药品经营与管理
18	药物分析(第2版)*	孙 莹 吕 洁	药学、药品经营与管理
19	药物化学(第2版)*	葛淑兰 惠 春	药学、药品经营与管理、药物制剂技术、化学制药技术
20	天然药物化学(第2版)*	吴剑峰 王 宁	药学、药物制剂技术
21	医院药学概要(第2版)*	张明淑 蔡晓虹	药学
22	中医药学概论(第2版)*	许兆亮 王明军	药品经营与管理、药物制剂技术、生物制药技术、药学
23	药品营销心理学(第2版)	丛 媛	药学、药品经营与管理
24	基础会计(第2版)	周凤莲	药品经营与管理、医疗保险实务、卫生财会统计、医药营销

序号	教材名称	主编	适用专业
25	临床医学概要(第2版)*	唐省三 郭　毅	药学、药品经营与管理
26	药品市场营销学(第2版)*	董国俊	药品经营与管理、药学、中药、药物制剂技术、中药制药技术、生物制药技术、药物分析技术、化学制药技术
27	临床药物治疗学**	曹　红	药品经营与管理、药学
28	临床药物治疗学实训**	曹　红	药品经营与管理、药学
29	药品经营企业管理学基础**	王树春	药品经营与管理、药学
30	药品经营质量管理**	杨万波	药品经营与管理
31	药品储存与养护(第2版)*	徐世义	药品经营与管理、药学、中药、中药制药技术
32	药品经营管理法律实务(第2版)	李朝霞	药学、药品经营与管理、医药营销
33	实用物理化学**;*	沈雪松	药物制剂技术、生物制药技术、化学制药技术
34	医学基础(第2版)	孙志军 刘　伟	药物制剂技术、生物制药技术、化学制药技术、中药制药技术
35	药品生产质量管理(第2版)	李　洪	药物制剂技术、化学制药技术、生物制药技术、中药制药技术
36	安全生产知识(第2版)	张之东	药物制剂技术、生物制药技术、化学制药技术、中药制药技术、药学
37	实用药物学基础(第2版)	丁　丰 李宏伟	药学、药品经营与管理、化学制药技术、药物制剂技术、生物制药技术
38	药物制剂技术(第2版)*	张健泓	药物制剂技术、生物制药技术、化学制药技术
39	药物检测技术(第2版)	王金香	药物制剂技术、化学制药技术、药品质量检测技术、药物分析技术
40	药物制剂设备(第2版)*	邓才彬 王　泽	药学、药物制剂技术、药剂设备制造与维护、制药设备管理与维护

序号	教材名称	主编	适用专业
41	药物制剂辅料与包装材料(第2版)	刘葵	药学、药物制剂技术、中药制药技术
42	化工制图(第2版)*	孙安荣 朱国民	药物制剂技术、化学制药技术、生物制药技术、中药制药技术、制药设备管理与维护
43	化工制图绘图与识图训练(第2版)	孙安荣 朱国民	药物制剂技术、化学制药技术、生物制药技术、中药制药技术、制药设备管理与维护
44	药物合成反应(第2版)*	照那斯图	化学制药技术
45	制药过程原理及设备 **	印建和	化学制药技术
46	药物分离与纯化技术(第2版)	陈优生	化学制药技术、药学、生物制药技术
47	生物制药工艺学(第2版)	陈电容 朱照静	生物制药技术
48	生物药物检测技术 **	俞松林	生物制药技术
49	生物制药设备(第2版)*	罗合春	生物制药技术
50	生物药品 **;*	须建	生物制药技术
51	生物工程概论 **	程龙	生物制药技术
52	中医基本理论(第2版)	叶玉枝	中药制药技术、中药、现代中药技术
53	实用中药(第2版)	姚丽梅 黄丽萍	中药制药技术、中药、现代中药技术
54	方剂与中成药(第2版)	吴俊荣 马波	中药制药技术、中药
55	中药鉴定技术(第2版)*	李炳生 张昌文	中药制药技术
56	中药药理学(第2版)*	宋光熠	药学、药品经营与管理、药物制剂技术、化学制药技术、生物制药技术、中药制药技术
57	中药化学实用技术(第2版)*	杨红	中药制药技术
58	中药炮制技术(第2版)*	张中社	中药制药技术、中药

序号	教材名称	主编	适用专业
59	中药制药设备(第2版)	刘精婵	中药制药技术
60	中药制剂技术(第2版)★	汪小根 刘德军	中药制药技术、中药、中药鉴定与质量检测技术、现代中药技术
61	中药制剂检测技术(第2版)★	张钦德	中药制药技术、中药、药学
62	药学服务实务 *	秦红兵	药学、中药、药品经营与管理
63	药品生物检定技术 *;★	杨元娟	生物制药技术、药品质量检测技术、药学、药物制剂技术、中药制药技术
64	中药鉴定技能综合训练 **	刘　颖	中药制药技术
65	中药前处理技能综合训练 **	庄义修	中药制药技术
66	中药制剂生产技能综合训练 **	李　洪 易生富	中药制药技术
67	中药制剂检测技能训练 **	张钦德	中药制药技术

说明:本轮教材共61门主干教材,2门配套教材,4门综合实训教材。第一轮教材中涉及的部分实验实训教材的内容已编入主干教材。* 为第二轮新编教材;** 为第二轮未修订,仍然沿用第一轮规划教材;★为教材有配套光盘。

第二届全国高职高专药品类专业教育教材建设指导委员会

成员名单

委　员

张　庆　济南护理职业学院
罗跃娥　天津医学高等专科学校
张健泓　广东食品药品职业学院
孙　莹　长春医学高等专科学校
于文国　河北化工医药职业技术学院
葛淑兰　山东医学高等专科学校
李群力　金华职业技术学院
杨元娟　重庆医药高等专科学校
于沙蔚　福建生物工程职业技术学院
陈海洋　湖南环境生物职业技术学院
毛小明　安庆医药高等专科学校
黄丽萍　安徽中医药高等专科学校
王玮瑛　黑龙江护理高等专科学校
邹浩军　无锡卫生高等职业技术学校
秦红兵　江苏盐城卫生职业技术学院
凌庆枝　浙江医药高等专科学校
王明军　厦门医学高等专科学校
倪　峰　福建卫生职业技术学院
郝晶晶　北京卫生职业学院
陈元元　西安天远医药有限公司
吴廼峰　天津天士力医药营销集团有限公司
罗兴洪　先声药业集团

前　言

为贯彻《国家中长期教育改革和发展规划纲要(2010～2020年)》，进一步落实教育部[2006]16号文件精神，适应“十二五”新形势下全国高职高专药品类专业教育改革与发展需要，以更好地满足药品生产及药品检测行业一线对药品生物检定专业人才的需求，在全国高等医药教材建设研究会、人民卫生出版社的组织和规划下，启动《药品生物检定技术》的编写工作。本教材的编写以培养高素质技能型人才为核心，以就业为导向、能力为本位、学生为主体为原则，以高职高专药学及相关专业培养目标和教学大纲为指导，坚持教学为主导，兼顾学科系统的完整性和学生实际岗位的实用性。

药品生物检定技术课程是医药类高职高专院校生物制药技术、药品质量检测技术、药学、药物制剂技术、中药制药技术等专业的一门重要专业课程。本课程技术实践性极强，是形成生物制药技术、药品质量检测技术专门人才职业素养的必备环节之一。开设本课程的目的在于培养学生根据《中华人民共和国药典》熟练完成各类药物安全性、有效性及卫生学检验具体工作任务，掌握其相应的操作技能和必备知识。

本教材依据高职教育的特点，本着“岗位需求、任务导向、项目驱动”的教学新理念，以实训为主体，以理论为辅助，以工作过程为主线编排教学内容，以常见药物为工作载体，既保证了在实训过程中融会贯通理论知识，又保证了学生在仿真工作场景中提高实际工作能力，体现了岗位需要(教材内容满足医药卫生岗位实际需求，有利于学生建立对今后工作岗位的全面认识和把握，形成良好的工作思维和方法)、教学需要(教材内容满足教学需要，有利于教师“教”和学生“学”，符合教学规律和学生的认知前提)和社会需要(教材内容满足社会需要，符合国家职业资格认证考试或考核的知识和技能要求)，初步形成“理论-测试-实践”三位一体的高职高专职业教育教材体系。

本教材的特色在于：①内容创新。本教材以2010年版《中国药典》为标准对药品生物检定技术相关理论知识进行了详细讲解，并将近年来出现的新技术、新方法和新进展融入教材，拓宽了知识面，体现了高职高专教育专业设置紧密联系岗位工作的实际要求。②结构合理。教材采取“模块式”编写思路，即教材的内容结构以“章”为基本单位，每一章均为一个相对独立的内容。数个相关、相对独立的内容组成一个“单元”，构成一个教学模块。③凸显高职高专职业教育特色。教材根据相关教材使用情况、学科发展的最新动态以及就业岗位对从业人员的要求等，在教材内容的选择、深浅以及编排上力求贴近学生、贴近岗位、贴近社会，并且邀请行业专家参与教材编写和审稿，从而在满足教学需要的同时，更好地突出高职高专职业教育的特色。

本教材内容的选取与编排以培养学生的质量意识、执行质量标准的能力和药品检测、质量控制的能力为重点，课程设计与《中国药典》、国家职业技能鉴定考核标准、企业规范接轨，充分体现课程的职业性、实践性、开放性要求。

本教材共十三章，由重庆医药高等专科学校杨元娟任主编，泉州医学高等专科学校黄秀珍任副主编。其中杨元娟编写了第一章、第三章，黄秀珍编写了第十一章，辽宁卫生职业技术学院姜源编写了第二章，重庆工贸职业技术学院李玲玲编写了第四章、第八章，重庆医药高等专科学校王丽娟编写了第五章、第七章、第十二章，安徽中医药高等专科学校张颖编写了第六章、第十三章，河北化工医药职业技术学院崔润丽编写了第十章，重庆赛诺生物药业有限公司杨宪编写了第九章。此外，我们邀请了重庆市食品药品检验所的李霞老师对我们教材进行审阅和校对，在此深表感谢！

本教材在编写过程中参考了部分教材和有关著作，从中借鉴了许多有益的内容，在此向有关作者和出版社一并致谢。同时也得到了各参编院校领导的大力支持，在此表示诚挚的感谢。但由于编者水平有限、编写时间仓促，难免有不足和错误之处，敬请各位专家、同行及使用者及时提出修改意见及建议，以便进一步修改订正，以臻完善。

杨元娟

2013 年 3 月

目　录

第一单元　绪　论

第二单元　药品安全性检查

第三单元 药品生物有效性测定

第一单元 绪 论

第一章 药品生物检定的基本概念和任务

生物检定法是随着科学技术的发展和生产实践的需要逐步发展起来的一种评价药物生物活性、杂质毒性的方法。它可以帮助我们量化生物反应，揭示药物的疗效与毒性，在医药学基础及应用研究、药品质量评定等多方面发挥非常重要的作用。

第一节 药品生物检定的基本概念

一、药品生物检定的含义

生物检定法(bioassay)是利用生物体包括整体动物、离体组织、器官、细胞和微生物等评估药物生物活性(包括药效和毒性)的一种方法。它以药物的药理作用为基础，以生物统计为工具，运用特定的实验设计，在一定条件下比较供试品(T)和标准品(S)或对照品所产生的特定反应(如抑菌圈直径、惊厥反应指标、血压、血糖、重量等)，通过等反应剂量间比例的运算或限值剂量引起的生物反应程度，从而测得供试品的效价(potency)、生物活性或杂质引起的毒性(toxicity)。

生物药物主要是指由动物脏器、微生物或体液等提取的，有效成分不够确切，多组分，结构复杂，理化方法不能有效鉴定并具有生物活性的天然生化药物、中药，以及某些生物技术药物。由于其空间结构的细微变化即影响药物的活性中心位点，目前在质量标准控制中，2010年版《中华人民共和国药典》(简称《中国药典》)规定用生物检定法来评估这类药物的生物活性。

生物检定可以看作为一种测量的工具。它贯穿于药品生产的全过程中，生物检定的数据决定药品生产的每一阶段，从发现新药、新药研发，到生产中试、工艺验证、终产品质量控制，包括鉴别、纯度、效价、安全性、稳定性等。生物检定在药品(主要是生化药物、中药)、生物制品(疫苗、血液制品)的质量控制和药品安全性检查中发挥着极为重要的作用。

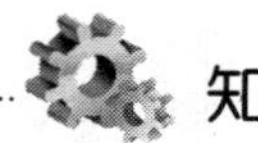

知识链接

常用的生物药物种类

目前，常用的生物药物包括：疫苗类（细菌类疫苗、病毒类疫苗、联合疫苗）、抗毒素及免疫血清类、血液制品类（白蛋白、免疫球蛋白、凝血因子等）、细胞因子及重组 DNA 产品（干扰素、红细胞生成素等）、诊断制品类（乙型肝炎表面抗原酶联免疫诊断试剂盒、单克隆抗体等）、其他生物药物（微生态制剂、核酸制剂等）。

二、药品生物检定方法

药品生物检定方法是利用药物对生物体的作用，把供试品（T）和标准品（S）在同等条件下进行比较，计算出供试品效价的方法，因此它属于对比检定法。根据测定方法不同，生物检定方法可分为质反应的直接测定法和量反应的平行线测定法。

质反应的直接测定法就是在较短的时间内准确地测得各个动物对 S 和 T 的最小有效量的方法。某些药物注入动物体内后，反应指标（如死亡、心跳停止、痉挛、血液或血浆的凝结等）明确可靠，能清楚地分辨并记录达到该特定反应指标的最小有效量。该法的优点是可使用较少量的动物直接测得 T 和 S 的等反应剂量，比较简单，但受药物性质及给药方法的限制，在生物检定中应用不多，如洋地黄效价测定（鸽法）。

量反应的平行线测定法系指药物对生物体所引起的反应（如血压、血糖的变化值）随着药物剂量的增加而产生变化。量反应的平行线测定法要求在一定剂量范围内，S 和 T 的对数剂量 x 和反应或反应的特定函数 y 呈直线关系，当 S 和 T 的活性组分基本相同时，两直线平行。

生物检定又可分为体内测定（in vivo）、体外测定（in vitro）。

体内测定的受试对象一般是整体动物，给药后观察规定时间内的反应，此时的反应代表了药物对整个动物的反应，例如绒促性素的生物检定法（幼小鼠子宫增重法）。具体操作过程为：于小鼠皮下注入一种浓度的标准品或供试品稀释液，每日 1 次，连续注入 3 次，于最后一次注入 24 小时后将动物处死，称体重，解剖，于阴道和子宫交接处剪断，摘除子宫，剥离附着的组织，去掉卵巢，压干子宫内液，直接称重并换算成每 10g 体重的子宫重，照生物检定统计法中的量反应平行线测定法计算效价及实验误差。

体外测定的受试对象一般指细胞、酶、受体等，例如细胞毒性试验。系指利用体外法检测医疗器械或药物等供试品对细胞生长和增殖的影响，以判断其对细胞的潜在毒性作用。试验用的细胞株为小鼠成纤维细胞 L-929。

生物检定作为常规方法应用较广泛，所用试剂、动物都已经标准化，方法的选择性和可靠性都经过反复系统研究，在文献、教材、《中国药典》中都有详细记载，其反应指标基本上与临床相一致。但是与其他方法比较，生物检定方法相对精密度低、专业性强，并且费用较高。

点滴积累

1. 生物检定法是利用生物体包括整体动物、离体组织、器官、细胞和微生物等评估药物生物活性（包括药效和毒性）的一种方法。

2. 药品生物检定方法是利用药物对生物体的作用，把供试品(T)和标准品(S)在同等条件下进行比较，计算出供试品效价的方法，属于对比检定法。

3. 生物检定方法可分为质反应的直接测定法和量反应的平行线测定法。

4. 生物检定又可分为体内测定、体外测定。

第二节　药品生物检定的任务和应用

一、药品生物检定的任务

生物检定之所以能存在，往往是由于某些品种目前尚无替代它的理化检验方法，或在医药研究过程中必须采用的方法。生物检定客观上起着其他方法无法替代的补充作用，例如量化生物反应；深层次地揭示药物的疗效与毒性；探索药物作用机制；更好地为许多领域的基础研究和应用研究服务。

生物检定在医药学方面的主要任务有：

(一) 药品的效价测定

药品的效价测定是生物检定法的基本任务。2010 年版《中国药典》规定了各种激素药品的生物检定法、各种抗生素的微生物效价测定法，还收载了菌苗、疫苗、抗毒素、类毒素等效力测定法。

除《中国药典》收载的生物检定品种外，有些新药经系统的理化特性和药理学、毒理学研究后，被推荐到临床试用，但一时尚未找到合适的理化检验方法来控制质量，则可根据生物检定的原理，从系统的药理作用中选择一种能代表临床疗效或毒性反应的指标，建立能控制质量的生物检定方法。一些天然药物、血清、疫苗和血液制品等，由于结构复杂或其中包含着不定比例的多种成分，难以用理化检验方法测定其中单一成分，只能用生物检定法。如天然的缩宫素和加压素是已知结构的多肽化合物(八肽)，而合成的缩宫素和加压素则混杂有极微量的戊肽，要控制其内在质量就不能依靠理化检验，而必须采用生物检定。即便一些理化性质清楚、结构已知的药物，由于构型不同，在生物体上呈现出不同的活性，也可采用生物检定来控制质量。

(二) 药品安全性的检查

药品安全性检查是保证药品质量的重要手段之一。2010 年版《中国药典》规定有多种药品要进行安全性检查，以保证用药安全。例如，无菌制剂(各种注射剂、眼用及创伤用制剂、植入剂、可吸收的止血剂、外科用敷料、器材等)均不得含有活菌。很多药品需进行有害物质的检查，如降压物质、升压物质检查，异常毒性或特性毒性检查，热原、细菌内毒素检查，过敏物质的过敏反应检查，葡萄糖锑钠毒力检查，溶血与凝集检查等。非无菌制剂(口服片剂、液体制剂等)需进行微生物限度检查，药品中不得含有控制菌，且染菌量不得超过一定限度。

(三) 检验方法的核对

有些药品理化性质虽然已经阐明，也建立了较为灵敏的理化检验方法，但这些方法是否可靠却要用生物检定法来核对。这是因为药品生物检定反映出的生物活性在很大程度上与临床疗效是一致的，而某些理化检验方法却只反映出药品的某一方面的理化性质,它并不一定与临床的疗效相平行。

例如,肝素的测定可以利用肝素使天青 A 变色进行比色法测定,这种方法虽然灵敏、快速而稳定,但一些已失去抗凝血作用的肝素也保留了使天青 A 变色的性质,却不能反映其抗凝血的活性,因此天青 A 比色法只能作为参考。2010 年版《中国药典》仍采用生物检定法,即比较肝素标准品(S)与供试品(T)延长新鲜兔血或兔、猪血浆凝结时间的作用,以测定供试品的效价。

又如,激肽释放酶(一种血管舒缓素)的效力测定可采用以苯甲酸-L-精氨酸乙酯(BAEE)为底物的分光光度法,灵敏度和稳定性都很好,但在考核该指标与药理性质是否一致时,仍需用动物血压下降为指标的生物检定法来核对。

再如,采用高效液相色谱法(HPLC)测定胰岛素及其制剂中胰岛素的效价,具有灵敏度高、专属性强、准确、可靠等优点,较生物检定法(小鼠血糖法)更为方便,但考察两者的相关性时,仍需以生物检定法作为参照依据。

(四)神经介质、激素及其他微量生理活性物质的测定

在活体组织中测定某些神经介质、激素或其他微量生理活性物质的浓度是生理学和药理学研究中常用的手段。对于这些微量生理活性物质的测定,近年来虽然也发展了很多理化检验方法,但由于这些物质具有微量、生理活性强的特点,生物检定方法往往具有更高的灵敏度和专一性。此外,生物检定法一般对样品的纯化要求不高,在样品处理上较理化方法的要求更低,甚至组织液亦可直接测定而不受干扰,有的还可以用专一的拮抗剂阻断其他类似物的作用,使测定更具有专一性,因此在一些作用机制研究中往往采用生物检定法。

例如,用大鼠离体子宫测定缓激肽的效价,灵敏度可达 0.2mg/ml;测定前列腺素$F_2\alpha$,灵敏度可达 5mg/ml;用豚鼠离体回肠测定慢反应物质,灵敏度可达 1ng;测定脑啡肽、组胺等的灵敏度也很高。

有些生物药物含有多种分子形式不均一的复合物,如代谢产物、蛋白结合物、酶异构体、血清多克隆抗体,其生物效应是这些复合物的反应集合,难以用单一分子结构准确表示。这类药物的生物活性测定方法宜采用生物检定法,即建立相似的标准物质,以标准物质所产生的生物活性作为指标,以标示药品的效价或毒性。目前,各国药典对这类生物药品基本都采用生物检定法控制其质量。2010 年版《中国药典》亦收载了激素、菌苗、疫苗、抗毒素、类毒素及部分生物技术产品、部分抗生素的生物检定方法作为生物活性测定的法定方法。

二、药品生物检定的应用

生物检定法是生物学、医学、药学(包括毒理学)的重要内容和基础,在药品质量控制、新药研究及中药研究的过程中,生物检定法均起到了关键性的作用。

(一)药品质量的控制

药品质量的特性包含有效性、安全性、稳定性、均一性和方便性。其中前三项为关键的质量特性,不具备这三种特性,便不能成为合格的药品。生物检定在检查药品有效性和安全性方面发挥着重要作用。2010 年版《中国药典》规定的需要进行生物检定的药品包括:

1. 激素类　胰岛素、肝素、绒促性素、缩宫素、卵泡刺激素、黄体生成素、升压素、生长激素、降钙素等。

2. 细菌类疫苗　百日咳疫苗，吸附白喉疫苗，吸附破伤风疫苗，伤寒、副伤寒甲和副伤寒乙疫苗，霍乱类毒素、全菌体疫苗，钩端螺旋体疫苗，卡介苗，鼠疫活疫苗，布氏杆菌减毒活疫苗、炭疽活疫苗，口服福氏、宋内菌痢疾双价活疫苗等。

3. 病毒类活疫苗　乙型脑炎灭活疫苗，人用狂犬病疫苗，重组乙型肝炎疫苗，Ⅰ、Ⅱ型肾综合征出血热灭活疫苗，流行性感冒灭活疫苗，森林脑炎灭活疫苗，乙型脑炎减毒活疫苗，甲型肝炎减毒活疫苗，麻疹减毒活疫苗，风疹减毒活疫苗，腮腺炎减毒活疫苗，黄热减毒活疫苗，口服脊髓灰质炎减毒活疫苗，口服轮状病毒减毒活疫苗等。

4. 免疫血清及毒素　白喉抗毒素、破伤风抗毒素、多价气性坏疽抗毒素、肉毒抗毒素、抗蛇毒血清、抗狂犬病血清、抗坏疽血清、注射用A型肉毒素、抗人T淋巴细胞免疫球蛋白、抗人T淋巴细胞免疫球蛋白中红细胞及血小板抗体。

5. 人免疫球蛋白及凝血因子　人免疫球蛋白中白喉抗体及抗HBs效价测定，人乙型肝炎免疫球蛋白中抗HBs效价测定，人狂犬病免疫球蛋白效价测定，人破伤风免疫球蛋白效价测定，静脉注射用人免疫球蛋白中抗A及抗B血凝素、静脉注射用人免疫球蛋白抗补体活性，人凝血因子Ⅷ效价测定，人凝血因子Ⅸ、Ⅱ、Ⅶ、Ⅹ效价测定。

6. 细胞因子　干扰素、人红细胞生成素、白细胞介素-2、粒细胞集落刺激因子、重组人粒细胞巨噬细胞刺激因子、碱性成纤维细胞生长因子、表皮生长因子、链激酶、组织型纤溶酶原激活剂。

7. 抗生素类　主要包括氨基苷类、大环内酯类及其他类多组分抗生素等。

8. 其他类　如洋地黄。

课堂活动

讨论：你知道有哪些药物需要进行生物检定吗？

（二）新药研究

目前寻找新药的一个重要途径是利用动植物为原料，在获得天然活性物质的基础上，用人工方法合成一系列类似物，比较各类似物的生物活性，以决定各种类似物的取舍及合成方向，然后进一步研究以阐明其构效关系。在比较生物活性强弱及毒副作用大小的过程中，就可以采用生物检定方法。

例如，蛋白同化激素是从雄激素的结构中分化出来的，临床上要求分化得越专一越好，这就要求运用生物检定方法，从一系列合成的衍生物中找出哪些是蛋白同化作用最强而雄激素作用最弱的化合物，从而得到疗效强而副作用弱的药物。

又如，多肽激素是一类具有很强生理活性的重要药物，目前除了从天然动植物中提取分离外，已能利用生化方法合成，但这些多肽中氨基酸的组成及其排列顺序对生理活性影响很大，可以用生物检定法进行筛选。

（三）中药研究

中药的成分复杂，其有效成分很多尚未明确，加之中药材的质量受到产地、采收季节、加工炮制等影响，因此难以用理化的方法检验，但可选择一些与其疗效相平行的药理指标作为基础，研究建立生物检定的方法，以控制其质量。

此外，对于中药注射剂尤其应该加强安全性检查，包括无菌检查、热原及内毒素、异常毒性、溶血与凝集检查等，以减少药害事件的发生。

点滴积累

1. 生物检定的任务包括药品的效价测定、药品安全性的检查、检验方法的核对，以及神经介质、激素及其他微量生理活性物质的测定。
2. 生物检定法在药品质量控制、新药研究及中药研究的过程中均起到了关键性的作用。

目标检测

一、选择题

（一）单项选择题

1. （ ）是利用生物体包括整体动物、离体组织、器官、细胞和微生物等评估药物生物活性（包括药效和毒性）的一种方法。
   A. 理化性质检测法　B. 生物检定法　C. 微生物检测法
   D. 色谱法　E. 光谱法
2. 以下不属于生物检定法的是（ ）
   A. 铁盐的检查　B. 内毒素的检查　C. 无菌检查
   D. 微生物限度检查　E. 抗生素残留量检查
3. 下列哪些药物的含量测定需要生物检定法（ ）
   A. 硫酸镁口服液　B. 阿司匹林肠溶片　C. 复方硫酸软骨素滴眼液
   D. 肝素钠注射液　E. 布洛芬缓释胶囊
4. 生物检定主要用于（ ）
   A. 有合适的理化方法进行检定的药物
   B. 没有合适的理化方法进行检定的药物
   C. 药品一般杂质的检查
   D. 药品特殊杂质的检查
   E. 用理化方法能反映出临床实际疗效的药物

（二）多项选择题

1. 生物检定方法可分为（ ）
   A. 直接测定法　B. 量反应平行线测定法　C. 微生物限度检查法
   D. 无菌检查法　E. 热原检查法
2. 生物检定的任务包括（ ）
   A. 一般杂质的检查
   B. 药品安全性的检查
   C. 检验方法的核对
   D. 神经介质、激素及其他微量生理活性物质的测定
   E. 效价测定

3. 下列需要进行生物检定的有( )
   A. 疫苗　　B. 缩宫素　　C. 硫酸庆大霉素
   D. 狂犬病疫苗　　E. 人血清蛋白
4. 以下不属于生物药品的是( )
   A. 细菌类疫苗　　B. 细胞因子　　C. 微生态制剂
   D. 微量元素　　E. 中药注射剂

二、简答题

1. 什么是生物检定法?
2. 药品生物检定的具体方法包括哪几种?
3. 在什么情况下药品需要进行生物检定?
4. 举例说明药品生物检定的任务有哪些?

(杨元娟)

第二章　药品生物检定技术基础知识

要掌握药品的生物检定原理和具体操作方法，就必须首先了解生物检定技术相关的基础知识。本章主要介绍生物检定用的标准物质和供试品、药品微生物检查的程序和相关操作技术，以及动物实验相关的操作技术。

第一节　生物检定用的标准物质和供试品

一、标准物质

（一）药品标准物质的概念

在药品检验工作中我们常会用到一种用来检查药品质量的特殊参照物——药品标准物质（标准品或对照品），以它作为确定药品真伪的对照标准。如在抗生素微生物测定中，管碟法就是通过比较标准品与试供品两者对接种的试验菌产生抑菌圈的大小。

1. 药品标准物质　有些药品的定性、定量及其在生产、供应、贮存、使用过程中所发生的变化，往往难以单纯用某些参数加以确认和控制。当没有合适的参数评定药品的质量，或者单凭一些参数不能保证药品的有效性和安全性时，就需要实物对照，这个实物就是药品标准物质。

药品标准物质是药品检验中使用的实物对照物质，具有确定特性量值，用于校准设备、评价测量方法或者给供试药品赋值的物质，包括标准品、对照品、对照药材、参考品等。在药品检验中，它是确定药品真伪优劣的对照，是控制药品质量必不可少的工具。

根据测定方法和使用对象不同，药品标准物质可分为生物标准物质和化学标准物质两大类。由于使用要求不同，上述两类又分为国际、国家、工作用3级标准物质。

2. 生物标准物质　生物标准物质是用于那些不能用化学或物理量表示强度，而只能用生物方法测定效价的品种。它是在用生物方法进行检验时，使其表示的效价或活性在不同地点、不同条件、不同操作者得出相对一致性结果的一种工具。只有当被测物质纯度高，结构清楚，用理化方法控制质量分析的条件成熟后，该品种的化学测定用标准物质才应建立，生物标准物质才因完成其使命而被停用。

（二）生物标准物质效价单位的含义与效价的表示方法

目前生物标准品的生物活性统一采用世界卫生组织通用的国际单位（IU）或单位（U）表示方法。效价单位是生物检定中表达药物效力强弱或活性物质含量的一种公认的计量单位，每种对比用的标准品都有法定的效价单位的含义，以资统一。最初用动物单位即在规定的实验条件下，把对于某种动物产生一定程度的药理反应的药量作为该药品的效价单位。如胰岛素的 1 个国际单位仍沿用过去“动物单位”的原始含义，定义为能使一定条件的实验家兔血糖下降到 45mg/100ml 血所需胰岛素的最少量。而有些则经专家协议规定一定质量作为 1 个效价单位，如脑神经垂体缩宫素的效价定为每 0.5mg 相当于 1 个国际单位(IU)。

以上效价单位的定义，无论是用何种方法确定，凡一经确定，以后就不再变更，且原来确定单位的定义亦不再起作用，这时所谓 1IU 仅有生物效价上的相对意义，即供试品与标准品对于某些生物体产生相同反应时，供试品的用量就可以用相应标准品的效价单位数来标示。1IU 的供试品有产生 1IU 标准品相同的特定生物反应的含义。

(三) 标准品与对照品

标准品是指用于生物检定、抗生素或生化药品中含量测定或效价测定的标准物质，以效价单位(U)或微克(μg)表示，如硫酸链霉素标准品、胰岛素标准品等。

对照品是指用于鉴别、检查、含量测定和校正检定仪器性能的标准物质，包括杂质对照品、鉴别对照品等，不包括色谱法中的内标物质，如水杨酸对照品、地高辛对照品等。

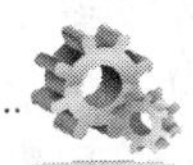

知 识 链 接

标准品分类

由于使用和要求不同，标准品可分为国际、国家及工作用 3 级标准。

1. 国际标准品　国际标准品(IS)是由世界卫生组织(WHO)邀请有条件的国家检定机构或药厂协作标定后，由生物检定专家委员会最后通过决定的标准品。国际标准品供各国检定国家标准品时做对照用，不用于常规检查。

2. 国家标准品　国家标准品是各国指定的机构选定一批性质完全相同的药物与国际标准品进行比较，定出它的效价，统一向全国的检定、科研、教育、生产单位分发，作为检定产品效价时使用。我国是由中国食品药品检定研究院统一组织制备、研究、标定、确定效价后，向全国各使用单位分发。

3. 工作标准品　工作标准品是由产品的研制、生产单位自己制备，仅供地区内部使用。

二、供试品

供试品是供检定用的样品，可以是制剂，也可以是原料药或半成品，它的活性组分应与标准品基本相同。按存在状态不同，供试品可分为固体供试品、半固体供试品和液体供试品等，检定时都需配制或稀释成一定浓度的供试液。各供试品所含活性成分的性质及制剂类别不同，供试液的制备方法亦各异，一般都需制备成与标准品溶液浓度相当的供试液。不同药品、不同检定方法供试液的制备要求不尽相同，详细内容见本教材的相关章节。

点 滴 积 累

1. 药品标准物质是药品检验中使用的实物对照物质，它是确定药品真伪优劣的对照，是控制药品质量必不可少的工具。

2. 药品标准物质可分为生物标准物质和化学标准物质两大类。由于使用要求不同，上述两类又分为国际、国家、工作用3级标准物质。

3. 生物标准品的生物活性统一采用世界卫生组织通用的国际单位（IU）或单位（U）表示。

4. 供试品是供检定用的样品。

第二节 生物检定技术的基本操作

一、药品微生物检定技术的基本程序

药品微生物检定技术是指用微生物作为测定材料的生物检定技术，如药物效价的测定（用微生物作指示菌）、药品的微生物限度（检查细菌、真菌、酵母菌等）检查、药品的无菌检查等，它是生物检定中应用最多、最广泛的项目之一，在药品生物检定中占有很重要的地位。

药品微生物检定的基本程序与其他检定方法一样，包括采样、检验、记录和出具检验报告。

（一）采样

药品微生物检定的采样除了与理化分析法的抽样一样，遵循随机、客观、均匀、合理的抽样原则外，还必须对抽样过程实施有效防止微生物污染的措施，以保证微生物检测结果的代表性、真实性、有效性。为此，采样应由专门的无菌采样员或微生物检验员进行具体的采样工作或实施采样的监管工作。

（二）样品检验前处理

抽检的样品要注意保持完整性和有效性。完整性是指检测样品的最小包装应完好无缺，没有任何破损和污染，可以用消毒液对其外表进行消毒处理而不会影响其内在微生物状况。有效性是指检测样品编号的唯一性和可追溯性以及样品内在的微生物能保持其原始数量与原始状态。

样品送入无菌室前应用适宜的消毒溶液对其外表进行消毒处理，在物流中（传递窗）经紫外线照射30分钟后进入无菌室，检验中注意及时将样品的唯一性编号转移到最小包装及传递到每一步骤的容器上（可用适宜防水笔），保证实验结果的唯一性和正确性。

（三）检验记录和检验报告

检验记录是出具检验报告书的依据，是进行科学研究和技术总结的原始资料。检验记录必须真实、完整、齐全，不得随意涂改。若需要涂改，须用斜线将涂改部分划掉，并签上涂改者的名字或盖印章，不得使用涂黑方式，以保证错误部分清晰可见。微生物检验的记录中应给出实验环境检测情况，包括无菌室的温度、湿度；无菌室、工作台面的浮游菌、沉降菌数；培养基、稀释液、实验用品的配制或灭菌批号；阳性对照菌的编号、名称；所用耗材的批号等，以便必要时作为对实验结果分析的依据。

检验报告书是对药品质量作出的技术鉴定，药检人员应本着严肃负责的态度，根据

检验记录认真书写。检验报告应依据准确，数据无误，结论明确，文字简洁，书写清晰，格式规范。检验报告一般包括报告编号（是报告相对于样品的唯一性标识）、样品名称、批号、剂型、规格、包装、数量、来源、取样方法和取样日期、检验方法与依据、检验结果和结论等。检验报告上还须有检验者、复核者和质量部门负责人的签字或盖章。药品检验报告书（示例）见本书附录五。

检验记录和检验报告均须由专人、专柜进行保存，按 GMP 要求保存期限通常是该批药品有效期过期后 5 年。

二、常用仪器

药品微生物检定常用的检验设备和器材见本书附录一，其中常用的一些仪器由于污染微生物，需进行特殊处理。下面是一些仪器和用具的洗涤与清洁方法。

（一）玻璃仪器类

1. 新购的玻璃器皿　先用肥皂水洗刷，再用自来水冲洗，然后用 1%~2% 的盐酸（工业用）液浸泡 4 小时以上，除去游离碱质，再用流水冲洗，最后用蒸馏水或纯化水涮洗 2~3 次，待干备用。

2. 用过的玻璃器皿　未被病原微生物污染的器皿可直接按常规清洗。已被病原微生物污染的器皿需经过灭菌处理后再按常法洗涤，具体处理方法如下：

（1）试管及培养皿、培养瓶：先正放或直立于高压蒸汽灭菌器内，经 121℃ 灭菌 30 分钟，趁热倒出培养物，再以清水或用毛刷及肥皂水刷洗，最后以清水洗净。

（2）吸管：直立全部浸没于 3% 煤酚皂溶液的长筒形容器中，筒底应衬有棉或橡皮垫，以防管尖损坏。24 小时后，逐支用流水反复冲洗，干后包扎、灭菌，备用。

（3）载、盖玻片：分别浸泡于 3% 煤酚皂溶液 12~24 小时，取出后用流水冲洗，放入 3%~5% 肥皂水或 5% 碳酸钠溶液内煮沸 10~15 分钟，待自然冷却后，再用流水冲洗，沥干后置 95% 乙醇中浸泡，拭干备用。

（4）注射器：用后立即在盛有 2% 煤酚皂溶液的容器中反复抽吸洗涤，再煮沸 15 分钟，自然冷却后取出，用肥皂水及流水洗净，用纯化水涮洗，晾干，并检查针头配套与否、通畅与否，然后再按配套的标记将注射器筒及注射器芯、针头分开包扎，灭菌备用。

（5）含油脂的器皿：应与其他器皿分开，以免污染油脂，单独高压蒸汽灭菌后趁热倒去污物，倒置于铺有粗吸水纸的铁丝管筐内，置 100℃ 烤箱 0.5 小时，取出后再用 5% 的碳酸钠溶液连续煮两次，再用肥皂水涮洗干净，最后用清水冲洗，待干备用。

（二）橡胶类物品

未污染者用自来水洗干净，再用纯化水浸泡并煮沸、晾干后包装。

污染者先用自来水煮沸 15~20 分钟或高压蒸汽灭菌后，再按上法处理。

（三）金属器械

未污染者直接清洗，立即擦干。

污染者先用 2% 碳酸钠溶液煮沸或高压 121℃ 灭菌 20 分钟，急用时可采取乙醇烧灼。金属器械（包括针头）不宜干烤灭菌，更不能火焰直接烧灼，以免金属钝化，影响使用。

（四）塑料及有机玻璃器皿

除一次性用品外，凡需多次使用者，使用后浸泡在 2%~3% 盐酸溶液中过夜，取出除去污迹，用自来水冲洗，再用纯化水涮洗 2~3 次晾干。需灭菌者可用 ^{60}Co 照射

(12 000Gy),或置无菌罩内经紫外线近距离过夜照射。

三、无菌操作

无菌技术主要指在微生物检定中,控制或防止各类微生物污染及其干扰的一系列操作方法、手段、规则、程序等,其中包括无菌环境设施、无菌实验器材以及无菌操作等。无菌技术是一个完整的操作规程体系,若其中的任何一个环节被污染,即使其他环节是无菌操作,也将完全失去意义。

(一) 无菌和半无菌环境

1. 无菌环境　是指人们用物理或化学的方法在某一可控空间内使悬浮粒子、浮游菌数量达到最低限度,接近于"无菌"的一种空间。环境洁净度10 000级下局部洁净度100级的单向流空气区域内或隔离系统中即达到《中国药典》要求的这种"无菌"空间。无菌室、超净工作台、隔离系统、负压隔离系统、无菌操作柜等就是按无菌环境的要求创建的。其中隔离系统、负压隔离系统是目前现代化的较安全的无菌操作装置。单向流空气区域、工作台面及环境必须定期按国家标准GB/16292-2010《医药工业洁净室(区)悬浮粒子测试方法》、GB/16293-2010《医药工业洁净室(区)浮游菌测试方法》、GB/16294-2010《医药工业洁净室(区)沉降菌的测试方法》进行洁净度验证。隔离系统按相关要求进行验证。

2. 半无菌环境　抗生素微生物检定要求的环境是半无菌操作间。半无菌操作间要求设有紫外灯,在此基础上还应附设空气净化(空气净化级别为100~10 000级)及空调设备,控制室温在20~25℃,达到无菌或半无菌状态。操作台宜稳固,并保持水平。实验室内应光线明亮,并有控制温度、湿度的设备。实验室内应注意防止抗生素污染和微生物的交叉污染。

(二) 无菌器材

微生物检定用的器材可分为灭菌器材和消毒器材两类。

1. 灭菌器材　检定中使用的器材能灭菌处理的必须灭菌处理。如玻璃器皿、接种针、注射器、吸管、试管、培养基、稀释剂、无菌衣、口罩、称量纸等,使用前都必须经过适宜的方法灭菌处理。经灭菌处理的物品应放在适宜的储存器(包装)或洁净的环境中保存备用。

2. 消毒器材　检定中用的样品、器材无法灭菌处理的,使用前必须经消毒处理。如检验样品的容器、包装材料、无菌室内的凳、试管架、天平、工作台面、工作人员的手等,可采用消毒剂浸泡或擦拭处理。

(三) 无菌操作

无菌操作一般是指在无菌环境下,使用无菌制品、无菌器材对药品及其他物品进行检验或实验的过程中,防止微生物污染与干扰的一种常规操作方法。无菌操作的目的:一是保证待检样品不被环境中的微生物污染;二是防止被检样品中的微生物或阳性对照菌等污染环境或感染操作人员。因此无菌操作在一定意义上讲又是安全操作。无菌操作涉及方方面面,下面仅介绍其主要的注意事项。无菌操作包括进入无菌室前的准备、检验过程的操作及操作结束后的清场三部分。

1. 进入无菌室前的准备　无菌室应定期检查无菌环境的空气质量是否符合规定,进入无菌室前,先开启无菌空气过滤器及紫外灯杀菌1小时,操作人员进入无菌室后不应再外出取物，因此要将每次实验过程中所用的物品计划好。

2. 检验过程中的操作　①所有的操作应在近火焰区操作，轻拿轻放，不应大幅度或快速操作；②开启菌种管或其他供试品瓶塞及安瓿之前，应用碘酒或75%乙醇棉球消毒容器外部，刻痕用的砂轮、锯刀也应消毒，截断时要防止污染；③灭菌瓶塞或试管塞掉落在工作台上，一般不宜再用，应另换无菌塞，或通过火焰处理后再用，但该管应做标记；④接种真菌、放线菌或做孢子菌液稀释时，建议最好在有负压的生物安全柜内操作，以防孢子散落传播。如在超净工作台上操作，此时应先关闭高效过滤层流空气，稍后再操作。

课堂活动

为何所有操作都要在近火焰区操作？消毒器材与灭菌器材有何区别？

3. 操作结束后的清场　操作结束后，应将无菌室内彻底清理，恢复使用前的状态。污染微生物的吸管、注射器、玻片等仪器使用完毕应立即放入消毒液缸或消毒桶内浸泡，盖盖，过夜，取出，按要求洗净灭菌。

四、消毒与灭菌

（一）消毒

消毒是指杀灭病原微生物的繁殖体但不能杀死全部微生物的过程。消毒的方法一般都是用化学试剂浸泡或擦拭，这些化学试剂称为消毒剂。常用的消毒剂有75%乙醇溶液、3%~5%苯酚（石炭酸）溶液、2%甲酚皂（来苏尔）溶液、0.1%苯扎溴铵（新洁尔灭）溶液、1%高锰酸钾溶液等。用于消毒的药液染菌量 <100cfu，不得有致病菌；用于浸泡无菌器材的消毒液不得有菌。

（二）灭菌

灭菌是用适当的物理或化学方法将物品中的微生物杀灭或除去的方法。灭菌可杀灭物体中所有的微生物。物理方法是最常用的灭菌方法，如热力灭菌、气体灭菌（环氧乙烷、气态过氧化氢、甲醛、臭氧等）、辐射灭菌（紫外线、^{60}Co）、物理阻留过滤除菌（细菌过滤器）等。下面主要介绍热力灭菌法。

1. 干热灭菌法　利用热辐射及干热空气进行灭菌的方法称干热灭菌法。常用仪器是恒温干燥箱及干热灭菌箱。不同物品仪器灭菌的温度和时间不同：①玻璃器皿、瓷器、金属等于160~170℃持续灭菌2小时，不宜超过170℃，以免包装用纸张或棉花焦化；②注射器、安瓿等器皿于180℃灭菌45分钟；③纸张、棉花、凡士林等于140℃持续灭菌3小时。

2. 湿热灭菌法　通过热蒸汽或沸水使细菌蛋白质变性而杀灭微生物的方法称湿热灭菌法。高压蒸汽灭菌法是彻底而迅速的灭菌法，在微生物检验室广泛使用。常用仪器为高压蒸汽灭菌器，分为小型手提式、立式或卧式，可用于培养基、衣物、敷料、玻璃器材等的灭菌，接种及培养后的培养基也需高压蒸汽灭菌后再弃去。灭菌温度为121.3℃，持续20分钟，可达较好的灭菌效果。不能耐受121℃的含糖培养基或注射液可用115℃，持续30分钟或更长时间灭菌。

灭菌器皿在灭菌前必须正确包扎，灭菌之后取出才不会被污染，只有在使用之前才能按要求拆开包扎物。

五、培养基及制备方法

培养基是人工配制的生物营养物质，即用人工方法将多种物质按各种微生物生长繁殖的需要配制成的一种混合营养物质，用于细菌的培养、分离、鉴定、研究和保存。常用培养基的配方、制法及用途见附录二，下面只论述有关培养基的一些共性问题。

（一）培养基的分类及用途

1. 按物理性状划分　分为液体、流体、固体、半固体4种。常用固体培养基有平板、斜面两种。液体培养基一般供增菌培养和生化试验。在液体培养基中加0.05%~0.07%的琼脂粉（即流体），熔化后增加培养基的黏度，降低空气中氧进入培养基的速度，有利于一般厌氧菌的生长繁殖。固体培养基一般供分离、纯化、研究菌落形态、计数及制作菌苗等。半固体培养基常用于观察微生物的生长状态、运动及生化反应等。

2. 按用途划分　分为基础培养基、分离培养基、选择培养基、增菌培养基、生化培养基和鉴别培养基等；或分为细菌检查用培养基、真菌检查用培养基、酵母菌检查用培养基、厌氧菌检查用培养基等。

基础培养基适合大多数细菌的生长，多用于细菌计数和纯培养。

增菌培养基是根据待检菌的特征和营养要求配制，专一性强，有时为防止其他菌生长，加入选择菌抑制剂，使目的菌优势生长。

选择培养基和鉴别培养基是根据各种细菌的生化特征鉴别属种的培养基。可根据细菌在培养基上的生长情况、菌落特征、动力、产硫化氢、产酸、产气及生化反应等，进行细菌分类及鉴别属种。

（二）培养基的制备方法及注意事项

培养基的制备可按处方配制，也可使用按处方生产的符合规定的脱水培养基。化学试剂要求使用化学纯（chemically pure，CP）以上的规格。

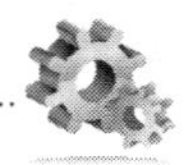

知识链接

化学试剂纯度的分级

纯度等级	优级纯	分析纯	化学纯	实验试剂
英文代号	GR	AR	CP	LR
瓶签颜色	绿色	红色	蓝色	黄色
适用范围	用作基准物质，主要用于精密的科学研究和分析实验	用于一般科学研究和分析实验	用于要求较高的无机和有机化学实验，或要求不高的分析检验	用于一般的实验和要求不高的科学实验

1. 容器要求 应使用玻璃器皿或搪瓷器皿配制，禁用金属容器，以免金属离子与培养基成分结合成有害物质，影响细菌生长。仪器使用前应洗净，纯化水涮洗，烘干后再用。

2. 校正pH 不同的培养基要求的pH不同，故培养基配制后，如与所需的pH不符，在分装灭菌前可用酸液（盐酸、硫酸等）或碱液（氢氧化钠）进行校正。干燥培养基也必须对pH进行验证，高压灭菌前的pH应比最终pH高0.2~0.3。校正pH后的培养基应加热、过滤，使培养基澄清。

3. 分装 根据需要可把培养基分装于锥形瓶、试管等容器中，或倾注平皿、制备斜面等。各种培养基的分装要求如下：

（1）液体培养基：一般灭菌前根据试验需要的培养基量分装，制备菌悬液的一般分装于试管，装量约为试管容积的1/3。因灭菌过程水分蒸发，若装量要求精确或灭菌后还要加入其他成分，应在灭菌后再分装于灭菌容器中。

（2）半固体培养基：一般灭菌前根据试验需要的培养基量分装于试管，装量约为试管容积的1/3，若灭菌后还要加入其他成分，应在灭菌后再分装于灭菌容器中。

（3）固体培养基：一般分装于250、500ml的锥形瓶中，分装量不得超过容器的2/3，以免灭菌时溢出。包装时，塞子必须塞紧，以免松动或脱落造成染菌。灭菌后根据需要倾注于平皿中，倾注时培养基的温度应不超过45℃，温度太高能杀灭微生物或使琼脂平板表面产生冷凝水。

课 堂 活 动

培养基的pH校正在灭菌前还是灭菌后？装培养基的锥形瓶为何用棉塞或透气塞？

4. 灭菌 培养基配制后应在2小时内灭菌，避免细菌繁殖。不同培养基灭菌方法不同，多用高压蒸汽灭菌(121℃ 20分钟或115℃ 30分钟)。

5. 储存 干燥培养基应保存于阴冷干燥处，避免培养基因热或潮湿造成含水分过高、结块、生霉，直接影响培养基的质量。制备好的培养基应保存在2~25℃、避光环境，且放置时间不宜过长，以免水分散失及染菌。需氧菌、厌氧菌培养基半个月内用完，其他培养基1个月内用完，保存于密闭容器中的培养基可在1年内使用。

六、菌种的保存与管理

（一）菌种的保存方法

1. 培养基保存法 根据所保存菌种的特殊需要，分别选用各自适宜的培养基进行保存。由于微生物在适宜的培养基、培养温度下生长良好，而在低温下则生长缓慢甚至停止，因此可通过控制保存条件延长菌种的存活期。该方法是各实验室使用普遍又简易的保存方法。这类方法往往需要定期传代，保存时间相对较短。

（1）琼脂斜面保存法：琼脂斜面保存是一种短期、过渡的保存方法，用新鲜斜面接种后，置最适条件培养18~24小时，置4℃冰箱保存。一般保存期为3~6个月。各种菌种斜面培养物保存的条件及时限见表2-1。

表2-1 各类菌种斜面培养物保存的条件及时限

菌种	培养基	保存温度	传种时间
细菌	普通肉汤培养基或根据菌种选定培养基	4~6℃或室温	芽孢杆菌3~6个月1次，其他细菌每个月1次
放线菌	高氏合成Ⅰ号琼脂、察氏琼脂或根据需要	4~6℃	3个月1次
酵母菌	麦芽汁琼脂或麦芽汁酵母琼脂	4~6℃	一般4~6个月1次，某些酵母菌4个月1次
丝状真菌	PDA琼脂、察氏琼脂或麦芽汁琼脂	4~6℃或20℃	2个月1次

(2)半固体穿刺法：将细菌穿刺接种于半固体琼脂或半固体血清琼脂内，经36℃ ± 1℃培养18~24小时后，置4℃冰箱保存。本法适用于大多数普通细菌的保存。

(3)石蜡油封存法：向培养成熟的菌种斜面上倒入一层无菌石蜡油，油面高出斜面1cm左右，置4℃冰箱保存。此法可适用于不能利用石蜡油作碳源的细菌、真菌、酵母菌等微生物的保存。保存期约1年。

2. 载体干燥保存法 原理是将微生物菌体附着在某种载体上，去除菌体内的水分，使微生物处于休眠和代谢停滞状态，从而达到长期保存菌种的目的。

常用的保存载体有沙土、明胶、硅胶、滤纸、麦麸或陶器等。将培养好的菌种制成菌悬液，与载体混合均匀，用真空泵抽干后封口保存。一般保存期为1年左右，在低温下有的可以保存数年至数十年。

这类保存法适合于产孢子或芽孢的微生物，如芽孢杆菌、酵母菌、放线菌和丝状真菌等。

3. 真空冷冻干燥保存法 原理是含水物质首先经过冷冻，然后在真空中使水分升华，物质干燥，在这种低温、干燥、缺氧的环境下，微生物的生长和代谢都暂时停止。菌种保存期一般为3~5年，有的可保存数十年，且便于运输。

该方法需要冻干机等设备，并需要保护剂。保护剂一般采用10%脱脂牛奶或血清等。保护剂的作用机制可能是在冷冻干燥的脱水过程中稳定细胞膜，防止细胞膜受冷冻或干燥而造成损伤。保护剂还可以起支持作用，使微生物疏松地固定在上面。真空冻干菌种比较稳定，可于室温保存，4~8℃保存效果更好。

4. 低温及超低温保存法 用低温(-60~-25℃)、超低温(-70℃以下)冰箱或液氮罐(-196~-150℃)保存菌种，是适用范围最广的微生物保存法，也是目前保存菌种最理想的方法。

在低温条件下保存菌种可降低变异率和长期保持原种的性状。温度越低，保存时间越长。尤其是液氮，温度可达-196℃，该温度远远低于各种微生物新陈代谢作用停止的温度(-130℃)，所以此时菌种的代谢处于完全停滞状态，化学作用亦随之消失。用该法保存微生物菌种，-60~-25℃的低温冰箱可保存3个月，-70℃以下的超低温冰箱可保存1年，液氮则能保存十几年甚至更长。

这种方法也需要一定的保护剂，常用的保护剂有10%甘油、10%二甲基亚砜、10%脱脂牛奶溶液、50%甘油营养肉汤溶液。用保护剂配制菌液，无菌分装，然后置低温冰箱或液氮罐中保存。

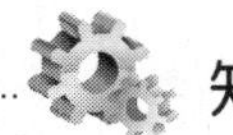

知识链接

微生物菌种保藏的分工和机构

菌种保藏可按微生物各分支学科的专业性质分为普通、工业、农业、医学、兽医、抗生素等保藏中心，也可按微生物类群进行分工，如沙门菌、弧菌、根瘤菌、乳酸杆菌、放线菌、酵母菌、丝状真菌、藻类等保藏中心。

菌种是一个国家的重要资源，世界各国都对菌种极为重视，设置了各种专业性的菌种保藏机构。目前，世界上约有550个菌种保藏机构，其中著名的有美国菌种保藏中心(简称ATCC，马里兰)，是世界上最大的、保藏微生物种类和数量最多的机构；荷兰真菌保藏中心(简称CBS，得福特)；日本大阪发酵研究所(简称IFO，大阪)。1970年8月在墨西哥城举行的第10届国际微生物学代表大会上成立了世界菌种保藏联合会(简称WFCC)，我国于1979年成立了中国微生物菌种保藏管理委员会(简称CCCCM，北京)。

(二) 菌种的保存管理

为保证菌种的保存安全有效，必须遵守以下管理要求：

1. 应针对保存菌种确定适宜的保存方法。
2. 同一菌株应选用两种或两种以上保存方法进行保存。
3. 只能采取一种保存方法的菌株必须备份并存放于两个以上的保存设备中。
4. 菌种的保存方法参照相应的标准操作规程。
5. 菌种的入库和出库应记录入档，实行双人负责制管理。
6. 高致病性病原微生物和专利菌种应由国家指定的保存机构保存。
7. 菌种保存设施应确保正常运行，设专人负责管理，定期检修维护。
8. 菌种保存设备应有备用电源，防止断电事故发生。
9. 应定期检查菌种保存效果，有污染或退化迹象时，要及时分离纯化复壮，每次检查要有详细记录。
10. 废弃物的处置参照GB19489《实验室生物安全通用要求》的有关规定执行。

点滴积累

1. 药品微生物检定的基本程序包括采样、检验、记录和出具检验报告。
2. 无菌技术包括无菌环境设施、无菌实验器材以及无菌操作，其中的任何一个环节被污染，即使其他环节是无菌操作，也将完全失去意义。
3. 消毒是部分杀死和抑制微生物，灭菌是全部杀死微生物。
4. 培养基是人工配制的生物营养物质。
5. 在抗生素效价测定中，装有培养基和试验菌的玻璃培养皿称为双碟。双碟中的培养基一般分底层(不含菌)和菌层。

第三节　动物实验技术

一、常用实验动物及分类

常用实验动物包括小鼠、大鼠、豚鼠(又名荷兰猪)、家兔、犬、猫、小型猪、猕猴等。

(一) 实验动物的遗传学分类

根据动物群的遗传基因纯合程度的不同,通常将实验动物群分为以下4类:

1. 近交系　是指经过连续20代以上全同胞或亲子交配培育而成的品系。

2. 远交系　又称封闭群。是指一个不从外界引入新的血缘,采用非近亲交配方式进行繁殖一定代次的实验动物生产群体。

3. 突变系　是指由于遗传基因发生突变而表现具有某些特殊性状的动物,如肥胖症小鼠、糖尿病小鼠、肌肉营养障碍症小鼠、侏儒症小鼠等。不同的突变系各有特点。突变系动物因其突变多为病态,其生活力较差,对饲养管理要求严格,繁殖保种较为困难。

4. 杂交群　又称异系杂交,是由不同的品系杂交所产生的后代。由两个近交系之间交配产生的动物称为杂交一代。

(二) 实验动物的微生物学分类

动物体内外存在着许多微生物,其中一部分是动物生存所必需的,一部分对动物体是有害的,而实验动物所带的一些病原体不但影响动物本身,更重要的是影响了试验的准确性。为了保证实验的准确性、可重复性,必须对实验动物所携带的微生物加以控制。根据控制范围的不同,通常将实验动物分为以下4类:

1. 普通动物　又称一级动物。是微生物控制要求中最低的一个级别的动物,要求不带有动物烈性传染病和人兽共患病病原。普通动物对实验的反应性较差,实验结果不可靠,仅可供教学示范及作为预备试验之用。

2. 清洁动物　又称二级动物。除不带有普通动物应排除的病原体外,还不应携带对动物危害大和对科学实验干扰大的病原体。清洁动物外观健康无病,主要器官组织无病理组织学病变。这类动物适宜作短期和部分科研实验,其敏感性和重复性好。

3. SPF动物　又称三级动物。除不带有一、二级动物应排除的病原外,还应排除潜在感染或条件性致病的病原,以及对科研实验干扰大的病原。这类动物是目前国际公认的标准级别的实验动物,适合于所有级别科研实验。

4. 无菌动物和悉生动物　它们属于四级动物。无菌动物是指采用当前的手段无法检出一切其他生命体;悉生动物又称已知菌动物,是将已知菌植入无菌动物体内,根据植入的种类可分为单菌动物、双菌动物、多菌动物。无菌动物和悉生动物适合于作一些特殊的科研实验,如病原研究、微生物之间关系的研究、宿主与微生物之间关系的研究、营养与代谢、抗肿瘤研究等。

二、基本操作技术

(一) 动物实验前的准备

1. 动物的购入　购入或领取实验动物时,实验人员应向供应部门索取所用动物相应等级的由国家主管部门所颁发的质量合格证书，以及动物的遗传背景资料、动物微生物检查资料及动物年龄和健康等方面的资料。

若是购入或领取清洁级以上实验动物，应采用带有空气过滤膜的无菌运输罐或带过滤帽的笼盒运输，并严格检查其密封状况。

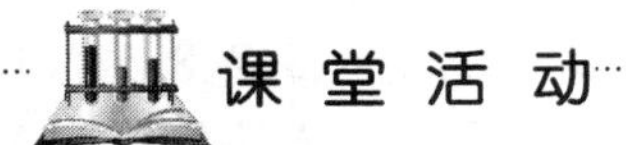

课 堂 活 动

实验动物的健康检查

动物健康检查以外观为主。主要内容包括：①皮毛：有无光泽、出血、干燥；②眼：有无眼屎、流泪、白内障、角膜损伤等；③耳：有无创伤、耳壳曲折、中耳炎等；④四肢：有无弯曲、脱臼、创伤、关节炎；⑤肛门：有无下痢、血便、脱肛等。

2. 动物饲养室及饲养器具准备　饲养室面积应根据所购入动物的数量来确定。面积太小，室内氨浓度很易超过 20mg/L，对所实验的动物疾病控制将产生较大的影响。

饲养器具、垫料、饲料的数量和规格应根据动物的品种、每笼收养动物数与分组情况而定。各笼箱的编号及卡片、饲喂动物所用器材，如给饵器、粪便托盘、搬运车、台秤、饲料桶、电源插板等也应准备好。

动物饲养室的环境应根据所计划使用动物的微生物控制级别来进行准备，不同的实验动物级别应配备相应的实验条件。动物饲养室在启用前，应对设施、笼具及用具等统一进行彻底消毒。

（二）实验动物随机分组方法

统计学要求对照组与给药组除给药与否外，其他条件都完全相同，但事实上不可能完全做到，就是对同一种动物而言，即使品系、窝别、年龄、性别、生活条件完全一致，对药物的反应仍不可能完全一致。差异是绝对的，一致是相对的。减少差异的办法除精选实验动物（或材料）外，就是实行严格的随机原则，采用严格按照机遇的顺序进行安排，使正性和负性影响随机地分配到各组，得到平衡，而不受任何主观愿望的影响。

实验动物随机分组的方法有很多，如抽签、拈阄等形式，但最好的方法是使用随机数字表。随机数字表上所有的数字是按随机抽样原理编制的，表中任何一个数字出现在任何一个地方都是完全随机的。随机数字表使用简单，假设从某群体中要抽 10 个个体作为样本，那么可以先闭目用铅笔在随机数字表上定一点。假设落在第 16 行 17 列的数字 76 上，那么可以向上（向下、向左、向右均可）依次找到 42、22、98、14、76、52、51、86 和 39，把包括 76 在内的这 10 个号的个体按号作为样本，作为研究总体的依据。

随机数字产生后，随机分组要根据组数来进行，具体较为复杂。下面以分为两组和 3 组为例介绍使用随机数字表进行随机分组的方法。

1. 当分为两组时　假设有雄性大鼠 12 只，按体重大小依次编为 1、2、3…号，试用完全随机的方法分为甲、乙两组。

分组方法：假设所产生的点是随机数字表上第 21 行 31 列的 78，则从 78 开始向下抄 12 个随机数字，如表 2-2。

表 2-2　随机分为两组

动物编号	1	2	3	4	5	6	7	8	9	10	11	12
随机数字	78	38	69	57	91	0	37	45	66	82	65	41
组别	乙	乙	甲	甲	甲	乙	甲	甲	乙	乙	甲	甲

现在以随机数字的奇数代表甲组,偶数代表乙组,则编号为3、4、5、7、8、11和12号入甲组,而1、2、6、9和10号入乙组。因两组数字不等,继续用随机方法将甲组多余的1只调整给乙组,从上面最后一随机数字41接下去再抄1个随机数字为62,以7除之(因甲组原分配7只)得6,即把原分配在甲组的第6个甲(即11号大鼠)调入乙组。如果甲组多两只,则接下去抄两个数,分别以8、7除之,余数即指要调入乙组的第几个甲,以此类推。最后各组的鼠数就相等了,调整后各组鼠的编号为:

甲组:3、4、5、7、8、12;乙组:1、2、6、9、10、11。

2. 当分为3组时　假设有雄性大鼠12只,按体重大小依次编为1、2、3…号,试用完全随机的方法分为A、B、C三组。

分组方法:假设所产生的点是随机数字表上第40行17列的08,则从08开始自左向右抄12个随机数字,如表2-3。

表 2-3　随机分为 3 组

动物编号	1	2	3	4	5	6	7	8	9	10	11	12
随机数字	08	27	01	50	15	29	39	39	43	79	69	10
除3余数	2	0	1	2	0	2	0	0	1	1	0	1
组别	B	C	A	B	C	B	C	C	A	A	C	A

调整组别:B、C。

以3除各随机数字,若余数为1,则归入A组;余数为2,则归入B组;余数为0,则归入C组。结果A组4只,B组3只,C组5只。C组多1只,应调入B组,方法同上。仍采用随机法,从最后一个随机数字10接着抄一个随机数字为61,除以5,余数为1,则将第一个C,即2号鼠调入B组,调整后各组鼠的编号如下:

A组:3、9、10、12;B组:1、2、4、6;C组:5、7、8、11。

对于将实验动物随机分为4组或更多组别的原理基本一致。

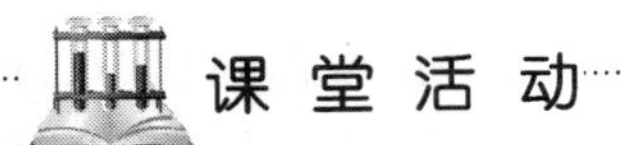

假设有6只大鼠,如何把它们随机分成6组?

(三)实验动物编号的标记方法

动物实验分组时,为使动物个体间或组间区别开来,需要进行编号与标记。标记的方法有很多,应根据不同的动物、不同的实验需要和不同的实验方法选择合适的标记方法。不论采取何种标记方法,应遵循的基本原则是号码清楚、持久、简便、易认和适用。

1. 大白鼠、小白鼠　一般采用颜料涂擦被毛的方法标记。常用的涂染化学药品有：

(1)红色:0.5%中性红或品红溶液。

(2)黄色:3%~5%苦味酸溶液或80%~90%苦味酸乙醇饱和液。

(3)咖啡色:2%硝酸银溶液。

(4)黑色:煤焦油的乙醇溶液。

最常使用的是3%~5%苦味酸溶液。用毛笔或棉杆蘸此溶液,在动物体表不同部位涂上苦味酸黄色斑点,来表示不同号码。编号的原则是先左后右,从前到后。如左前腿上为1,左腰部为2,左后腿为3,头部为4,背部为5,尾基部为6,右前腿为7,右腰部为8,右后腿为9。若动物编号超过10或更大数字时,可使用两种不同颜色的溶液,如把黄色定为个位数,红色定为十位数。例如在左前腿上标记红色和黄色斑点,表示为11;又头顶红色斑点,右后腿黄色斑点,则表示49号,以此类推。

小白鼠还可用剪耳法来标记号码,即在耳朵不同部位剪一小口表示一定号码。

小白鼠还有一种方法为足趾切断法来标号码,将左右前后的足趾按不同排列代表不同数字。一般习惯从左向右第一趾为1,第二趾为2,第三趾为4,第四趾为7。一并剪去第一、二趾为3,若剪去第一、四趾则为8号,以此类推。右脚表示个位数,左脚则表示十位数,按此法可剪成1~99号。

2. 兔、豚鼠　常采用的方法有烙印法、染色法和耳孔法。

(1)烙印法:用号码烙印钳将号码烙印在兔、豚鼠的耳朵上。烙印前用乙醇棉球消毒耳朵,烙印后在烙印部位用棉球蘸上溶在乙醇里的黑墨或煤烟涂抹。

(2)染色法:染色剂同上述大、小白鼠,常用2%硝酸银溶液。方法是用毛笔蘸取硝酸银液,在动物右侧背部涂写上号码,注意涂抹硝酸银液后,需在日光下暴露10分钟左右才能见到清晰的咖啡色号码。

(3)耳孔法:用动物专用的打孔机在兔耳一定位置打一小孔来代表一定的号码。打孔法应注意防止孔口愈合,可使用滑石粉抹在打孔局部。

3. 犬　将号码烙压在金属牌上。实验前,用铁丝穿过金属牌上的小孔,固定在犬链条上。在犬右侧背部的被毛上剪出号码。此法编号清楚、可靠,便于观察。

(四)实验动物被毛的去除方法

1. 剪毛法　剪毛法是急性实验中最常用的方法。动物固定后,剪毛部位可用生理盐水予以湿润,用弯头手术剪紧贴动物皮肤,按序将被毛剪去。注意千万不能用手提起被毛剪以免剪破皮肤。

2. 拔毛法　拔毛法适用于各种动物作后肢皮下静脉注射或取血,家兔耳缘静脉注射或采血时最常用。将动物固定后,用拇指和示指将所需部位的被毛拔去。若涂上一层凡士林油,可更清楚地显示血管。

3. 剃毛法　大动物慢性手术时采用。先用刷子沾湿肥皂水将需去毛的被毛充分浸润透,然后用剃毛刀顺被毛进行剃毛。若采用电动剃刀,则须逆被毛方向剃毛。

4. 脱毛法　采用化学脱毛剂将动物的被毛脱去。此方法常用于大动物作无菌手术,观察动物局部血液循环或其他各种病理变化。

(五)实验动物的抓取与固定

抓取与固定动物的目的是为了便于操作,使其保持在安静状态下,顺利地进行各项实验。抓取与固定动物的原则是保证实验人员的安全、防止动物意外损伤,禁止对动物采取突然、粗暴的动作。

1. 小白鼠的抓取与固定 在小白鼠较安静时，取走盒盖，用右手将鼠尾部抓住并提起，放在表面较粗糙的台面或笼具盖上，轻轻地用力向后拉鼠尾。当小白鼠向前挣脱时，用左手拇指和示指抓住小白鼠头颈部皮肤，使其头部不能动弹，然后将鼠体置于左手心中，翻转左手，右手拉住小白鼠尾部，将后肢拉直，再用左手无名指和小指夹紧尾巴与后肢，以掌心包住小白鼠的背部皮肤，使头、身、尾呈一条直线，即可作注射和其他操作。

需取尾血或进行尾静脉注射时，可将小白鼠装入有机玻璃、木制或金属制的小白鼠固定盒内，使其尾巴露在固定器外。目前有市售固定器。

在进行外科手术时，一般使用固定板。固定板材料可用木板、有机玻璃。在固定板前方边缘楔入1个钉子，左右两边各楔入2个钉子，消毒后即可使用。使用时，将小白鼠麻醉后，用长20~30cm的线绳分别捆住其四肢，然后将绳线系到钉子上，并在头部上颚切齿上牵一根线绳等系在前方钉子上，达到完全固定。

2. 大白鼠的抓取与固定 在抓取大白鼠时要小心，可戴上纱手套。4~5周龄内大白鼠同小白鼠一样抓住尾部提起来。周龄较大的大白鼠尾部皮肤因为容易被剥脱，所以用左手从背部中央到胸部捏起来抓住。用左手抓的时候把示指放在其颈背部，拇指及其余3指放在肋部，示指和中指夹住左前肢，分开两前肢举起来，右手按住后肢固定。给受试动物给药时，用左手的拇指和示指抓住其颈背部皮肤，其余3指抓住其背部皮肤，小指和无名指夹住尾部固定。

如需进行尾静脉取血或注射时，可将大白鼠置于固定器内，使鼠尾留在外面进行操作。若要解剖或行外科手术，则将鼠固定于固定板。固定器有市售，固定板同小白鼠。

3. 豚鼠的抓取与固定 抓取幼小豚鼠时，用两手捧起来；成熟豚鼠则用左手大把抓起来，用手固定。在抓的时候，把左手的示指和中指放在其颈背部的两侧，拇指和无名指放在肋部，分别用手指夹住其左右前肢抓起来。反转左手，用右手的拇指和示指夹住其左右后肢，使鼠体伸直呈一条直线。

其他方法可参考大白鼠的操作。

4. 家兔的抓取和固定 家兔抓取时用一只手抓住颈背部将其皮肤提起来，另一只手托住其腰部把兔子从笼子里拿出来。移动兔子时，同时抓住将其颈部抱着运送。注意不能抓兔子的两耳将其提起来，因家兔会挣扎，易造成抓不稳而落地摔伤。

经口给药时，用手固定的方法是坐在椅子上用一只手抓住兔颈背皮肤，另一只手抓住其两后肢将其夹在大腿之间。大腿夹住兔的下半身，用空着的手抓住两前肢将兔固定。抓住颈背部的手，同时捏着两个耳朵，不让其头部活动，即可操作。

对兔作注射、采血或做热原试验时，可用市售的兔用固定器固定。

5. 犬的抓取与固定 在麻醉和固定犬时，为避免犬咬伤人，可用绷带或布条将其嘴捆住，在腭下打结后，再绕到颈后部缠绕打结，以求牢固，也可用网口将犬口套住。在进行前肢静注和采血时，可将犬放在操作台上，助手一只手固定颈部，另一只手握牢前肢。麻醉后的犬可用粗棉带捆住四肢，固定于手术台两侧的木钩上进行手术操作。

（六）实验动物的麻醉方法

1. 全身麻醉药

（1）乙醚：乙醚的特点是安全范围大，肌肉能完全松弛，对肝和肾的毒性较小，麻醉的诱导期和苏醒期较长。但它的不良反应是对呼吸道黏膜刺激性强，胃肠道反应率较高。

准备一玻璃缸，该缸应有一个密封性较好的盖，在缸底放入少量脱脂棉。将大白鼠、小白鼠或家兔放入缸内，将乙醚倒在棉花上，在室温下乙醚逐渐变成气体挥发，将缸内动物麻醉。动物倒下后，立即取出动物。此时动物肌肉松弛，角膜反射迟钝，皮肤痛觉消失，可以进行实验操作。

(2)戊巴比妥钠：一次给药的麻醉时间可维持2~4小时。给药后对动物循环和呼吸系统无显著抑制作用。同时配制成1%~3%生理盐水溶液，在常温下置1~2个月不失效。使用剂量及方法为犬、猫、兔静脉注射30~35mg/kg，腹腔注射40~45mg/kg；鼠类静脉或腹腔注射35~50mg/kg。

2. 局部麻醉药

(1)普鲁卡因（奴佛卡因）：普鲁卡因为对氨苯甲酸酯。本药对皮肤和黏膜的穿透力较弱，需注射给药才能产生局麻作用。注射后1~3分钟内产生麻醉，可维持30~45分钟。它可使血管轻度舒张，容易被吸收入血而失去药效。为延长其作用时间，常在溶液中加入少量肾上腺素（每100ml加0.1%肾上腺素0.2~0.5ml），能使局麻时间延长至1~2小时。常使用2%盐酸普鲁卡因，剂量依手术范围和麻醉深度而定。

(2)丁卡因（地卡因）：丁卡因的化学结构与普鲁卡因相似，局麻作用比普鲁卡因强10倍，吸收后的毒性作用也相应加强。本药能穿透黏膜，1~3分钟发生作用，持续60~90分钟。

（七）实验动物的给药方法

实验动物常用的给药方法有摄入法给药（用于消化道）和注射法给药两种方法。此外，还有涂抹法给药（用于皮肤）、吸入法给药（用于呼吸道）等。

1. 摄入法给药

(1)自动口服给药：把药物放入饲料或溶于饮水中让动物自动摄取。但因动物状态和嗜好的不同，饮水和饲料的摄取量不同，不能保证给药的准确。该方法一般适用于动物疾病的防治、药物的毒性观察、某些与食物有关的人类疾病动物模型的复制等。

(2)强制灌胃给药：此法一般能准确掌握给药量。操作前，将灌胃针或管安装在注射器上，先大致测试一下从口腔至胃内的位置（最后一根肋骨后边）的长度，根据此距离估计灌胃针头插入的深度。成年动物插入食管的深度是小白鼠3cm，大白鼠或豚鼠5cm，兔约15cm，犬约20cm。

操作时，先固定动物头部，强迫其张开口腔，将灌胃针头的前端放进动物口腔，灌胃针压在舌根部，顺着上腭部插入咽部，沿咽后壁慢慢插入食管，动物应取垂直体位。经口给药应注意动物的反应，插的时候动作不要太猛，需轻轻拿着注射器安静、认真地操作。若动物挣扎得厉害，应拔出胃管，检查动物食管是否有损伤。一般每次灌胃量为小白鼠1ml，大白鼠4~7ml，兔80~150ml，犬200~500ml。

2. 注射法给药

(1)皮内注射：皮内注射是将药液注入皮肤的表皮与真皮之间的方法。此法可用于观察皮肤血管的通透性变化，或观察皮内反应，多用于接种、过敏试验等。操作时，先将动物注射部位及周围的被毛剪净，然后用乙醇棉球消毒。用左手将皮肤捏成皱襞，右手持带4号细针头的卡介苗注射器，将针头与皮肤呈30°角，让针头的横断面朝上，沿皮肤表浅层刺入皮肤内，进针一定要浅，避免进入皮下。慢慢注入药液，会感到有很大阻力。当溶液注入皮内时,可见注射部位皮肤马上会鼓起一小丘疹状隆起的小泡,同时因注射部位局部缺血,皮肤上的毛孔极为明显。如小泡不很快消失,则说明注射正确。注射完后不要马上拔针,需过5分钟后再拔,以免药液从针孔漏出。

(2)皮下注射:皮下注射较好掌握,一般取颈背、侧腹或后腿皮下。小白鼠皮下注射常在颈背部皮肤处。先用乙醇棉球消毒注射部位的皮肤,再将皮肤提起,针头取一钝角角度穿刺入皮下。活动针尖(如果刺入皮下容易活动)确认刺入皮下,方可注射。完毕后拔出针头,稍微用手指按压一下注射部位。

一般犬、猫多在大腿外侧进行注射,豚鼠在后大腿内侧,大白鼠可在左侧下腹部。

(3)腹腔注射:给小白鼠腹腔注射时,左手抓取固定好动物,将其腹部朝上,头部略低于尾部,右手持注射器将针头在其下腹部腹白线稍向左的位置,从下腹部朝头方向几乎平行地刺入皮肤,针头到达皮下后再向前进针3~5mm,针尖能自由活动则说明已刺到皮下,再把针竖起,使注射针与皮肤呈45°角斜刺入腹肌,进入腹腔内,针尖穿过腹肌进入腹腔后抵抗感消失;固定针头,回抽针栓,如无回血或尿液,以一定的速度慢慢注入药液。其他动物腹腔注射可参照此法进行。

(4)肌内注射:动物肌内注射时,应选择肌肉发达、血管丰富的部位。注射时,先将动物固定,右手持注射器使注射器与肌肉呈60°角,一次刺入肌肉中。大、小白鼠及豚鼠可注射入大腿外侧肌肉,用5~6号针头注射。

(5)静脉注射:因为静脉注射是通过血液内给药,所以只限于液体。

1)大、小白鼠尾静脉注射:一般用4号针头注射,在操作台上用专用固定器固定动物,使其尾部露在容器外,转动尾部使其侧面朝上,用玻璃容器压住尾部;尾部侧面的静脉由于玻璃容器的重压而扩张。给药时用拇指夹住尾端部,用示指托住其尾部下方,固定动物尾部;注射前用乙醇棉球反复擦拭尾部以达到消毒和使血管扩张的目的;玻璃容器固定时由于容器的重压使血管充分扩张,如果还不行可用台灯照射尾部。选择靠近尾端扩张部位,角度为30°,对准血管中央,针尖抬起与血管平行刺入。不要拔注射器和注射针确认有无回血。确认刺入血管后,慢慢注入药液。如果针头没有完全刺入血管内,不仅注射有抵抗感,局部也会隆起。注射完后立即拔出注射针,用脱脂棉用力压注射部位,达到止血的目的。有的实验需连日反复尾静脉注射给药时,应尽可能从尾端开始,按次序向尾根部移动更换血管位置注射。

2)兔耳缘静脉注射:先将兔放入固定盒内固定好,用乙醇棉球反复涂擦耳部边缘静脉,并用手指弹动兔耳,使其静脉充盈。然后用左手示指和中指夹住静脉近心端,大拇指和小指夹住耳边缘部分,以左手无名指、小指放在耳下作垫,右手持注射器尽量从静脉末端刺入,并顺血管平行方面刺入1cm,回一下血,放松对耳根处血管的压迫,推入药物。拔去针头,用棉球压住针眼,数分钟后即可。

3)前肢皮下头静脉或后肢小隐静脉注射:主要用于犬、豚鼠等。给犬注射前,先将注射部位毛剪去,用碘酒和乙醇消毒皮肤,在静脉向心端处用橡皮带绑紧,使血管充血。将针头向血管旁的皮下先刺入,然后与血管平行刺入静脉,回抽针栓,如有回血,放松对静脉近端的压迫,尽量缓慢地注入药液。

(八)实验动物体液及内脏器官的采集方法

1. 血液采集

(1)小白鼠、大白鼠尾静脉采血:对小白鼠、大白鼠进行尾静脉采血时,将鼠固定,用乙醇棉球对尾部消毒。待乙醇干后，从尾尖部向上数厘米处用拇指和示指抓住，与尾静脉呈直角用安全剃刀切开，注射针刺入后即拔出或用剪刀剪断鼠尾采血。采血后可用局部压迫、烧烙等方法止血。

(2)小白鼠、大白鼠眼眶静脉丛采血：左、右眼交替使用可以反复采血。因而此法可用于做定时定期血液检查用，一般3~7天采血部位可以修复。

用乙醚将动物浅麻醉，采血眼眶向上固定体位。泪腺区域内，用特制采血器具(内径4~5mm的玻璃管加热后拉长至10~20mm，前端外径1.4~1.8mm)向眼眶和眼球之间刺入，达到蝶骨深度，然后稍稍转动，达到一定深度血液就自动流出来了。采血后，用消毒纱布压迫眼球止血30秒。

小、大白鼠还有眼球摘除法、断头法等多种采血方法，可根据所需血量进行选择。

(3)豚鼠心脏采血：豚鼠固定后，胸部用乙醇棉球消毒，用手指找出心脏搏动的位置，定位；从确定好的位置正中经左侧肋间进针，穿刺针稍倾斜刺入2cm左右；轻轻回吸注射器即有血液流出。如一次抽血量不多，豚鼠可继续饲养使用。

(4)兔耳缘静脉采血：采集少量血液可用此法。操作步骤基本同兔耳缘静脉注射方法。待耳缘静脉充血后，将靠耳尖部的血管用一针头刺破，血即由破口流出，亦可用针头插入耳缘静脉取血。取血结束后用棉球压迫止血。

(5)兔耳中央动脉采血：将兔固定，用手揉擦或用灯泡烤兔耳，由于兔耳中央动脉易发生痉挛性收缩，因此要使兔耳充分充血。在其中央有一条较粗、色较鲜红的中央动脉。在中央动脉的末端，沿着动脉平行向正方持针头刺入，即可见动脉血进入针筒。此法一次可抽15ml兔血。

也可待兔耳中央动脉充血后，在靠耳尖中央动脉分支处，用锋利的小刀轻轻切一小口，把血管切破，兔血即由血管破口处流出。取血后应注意压迫止血。

另外，还有心脏采血法、颈动脉采血法等，可根据需要采用。

2. 消化液采集

(1)胃液的采集：通过刺激，使胃液分泌增加，再用插胃管的办法抽取胃液。

(2)胆汁的采集：采集胆汁需要施行手术。将动物麻醉后仰卧于手术台上，自剑突下及正中线做3~5cm的切口，切开腹膜，暴露腹腔，将肝脏向上翻起，找出胆囊，并分离胆囊或胆总管，再用注射器抽取胆汁。

(3)胰液的采集：胰液的采集基本同胆汁的采集。操作方法是在胆总管和十二指肠交界处分离出胆总管，小心操作勿刺激胰腺，以免影响胰液分泌。分离后在靠肠端结扎，作为牵引线，用眼科剪在管壁上斜开一小口，插入准备好的胰液收集管(一般用聚乙烯塑料软管，内径2mm，长10cm，并将其拉成内径0.05mm的细管，剪成一端斜口，在粗细交界处绕3圈，用0号缝合线)于小口内，并用容器收集胰液。

3. 尿液采集

(1)代谢笼：将动物放在特制的代谢笼内饲养。动物排便时，可通过笼子底部的大、小便分离漏斗，将尿液与粪便分开，达到采集尿液的目的。

(2)压迫膀胱(强制排尿)：将动物固定，按压骶骨两侧的腰背部或轻轻压迫膀胱的体表部位，使其排尿。另有输尿管插管导尿等方法，可根据实验需要而定。

4. 内脏器官的采集　一般取仰卧位，先切断肩胛骨内侧和髋关节周围肌肉，使四肢摊开(仅以部分皮肤与体躯相连)。

(1)腹腔脏器采出:沿腹壁正中线切开剑状软骨至肛门之间的腹壁,再沿左右最后肋骨和腹侧壁至脊柱部切开,这样腹腔脏器就全部暴露出来。

(2)胸腔脏器采出:用镊子夹住胸骨剑状突,剪断横膈膜与胸骨的连接,然后提起胸骨,在靠近胸椎基部剪断左右胸壁的肋骨,将整个胸壁取下,打开胸腔。

(九)实验动物的处死方法

1. 脱颈椎法　脱颈椎法是啮齿类动物无痛苦处死最常用的方法。工作人员一只手的拇、示指向下按住头部(拇指放在颈部),另一只手抓住尾根用力向后拉,使脊髓与脑髓断离,致动物无痛苦死亡。

2. 物理和化学药物法　除啮齿类动物外,物理和化学药物法是其他各种实验动物常采用的方法,如空气栓塞法、放血法、断头法等。目前在非毒理学研究中常用过量麻醉法处死,即给动物吸入过量乙醚或在腹腔内注射过量非挥发性麻醉剂致动物无痛苦死亡。常用的动物处死种类及方法可根据需要选择应用。

点 滴 积 累

1. 实验动物可按遗传学和微生物学分类。
2. 常用的实验动物有小鼠、大鼠、豚鼠、家兔、犬、猫、小型猪、猕猴。
3. 实验动物的分组不管采用什么方法,重要的是不要受到主观愿望的影响。
4. 实验动物的标记应遵循的基本原则是号码清楚、持久、简便、易认和适用。
5. 动物实验应根据不同的动物、不同的实验需要和不同的实验方法选择适当的方法,操作要小心谨慎,实验态度应严谨认真。

目 标 检 测

一、选择题

(一)单项选择题

1. 供检定用的样品称(　　)
   A. 供试品　B. 工作标准品　C. 国际标准品
   D. 国家标准品　E. 参考品
2. 用于生物检定、抗生素或生化药品中含量测定或效价测定的标准物质称为(　　)
   A. 对照品　B. 标准品　C. 参考品
   D. 供试品　E. 以上都可以
3. 药品微生物检验抽样区别于理化检验的特点是(　　)
   A. 防止微生物污染　B. 随机　C. 精确
   D. 均匀　E. 客观
4. 被微生物污染了的吸管的洗涤方法是(　　)
   A. 浸没于3%煤酚皂溶液24小时—流水反复冲洗—纯化水涮洗—包扎灭菌备用

B. 流水反复冲洗—浸没于3%煤酚皂溶液24小时—纯化水涮洗—包扎灭菌备用
C. 浸没于3%煤酚皂溶液24小时—纯化水涮洗—流水反复冲洗—包扎灭菌备用
D. 纯化水涮洗—浸没于3%煤酚皂溶液24小时—流水反复冲洗—包扎灭菌备用
E. 以上都不正确

5. 制备好的一般培养基在(　　)内使用。
A. 半个月　B. 1个月　C. 半年
D. 1年　E. 2年

6. 培养基配制后应在(　　)小时内灭菌,避免细菌繁殖。
A. 1　B. 2　C. 3　D. 4　E. 5

7. 倾注时培养基的温度应不超过(　　),以免杀灭微生物或使琼脂平板表面产生冷凝水。
A. 36℃　B. 45℃　C. 50℃
D. 60℃　E. 65℃

8. 下面哪种药物常用于动物的全身麻醉(　　)
A. 三氯甲烷　B. 戊巴比妥钠　C. 普鲁卡因
D. 利多卡因　E. 乙醇

9. 下面哪种染色剂为黄色(　　)
A. 2%硝酸银溶液　B. 0.5%中性品红　C. 煤焦油的乙醇溶液
D. 3%~5%苦味酸溶液　E. 以上都不是

10. 实验动物局麻时常采用的药物有(　　)
A. 1%硫喷妥钠　B. 2%戊巴比妥钠　C. 盐酸氯胺酮
D. 1%盐酸普鲁卡因　E. 尼可刹米

11. 小鼠灌胃一次能耐受的最大容量是(　　)
A. 0.9ml　B. 0.5ml　C. 0.3ml
D. 1.5ml　E. 2ml

12. 大、小鼠最常用的反复多次采血方法(　　)
A. 眼眶静脉丛采血法　B. 尾静脉采血法　C. 断头取血法
D. 心脏取血法　E. 眼球摘除采血法

(二)多项选择题

1. 微生物检验记录应有(　　)
A. 无菌室的温度、湿度,无菌室、工作台面的浮游菌、沉降菌数
B. 培养基、稀释液、实验用品的配制或灭菌批号
C. 阳性对照菌的编号、名称
D. 所用耗材的批号
E. 以上都不是

2. 下列属于消毒器材的是(　　)
A. 试管架　B. 板凳　C. 天平

D. 试管　　E. 吸管

3. 下列属于消毒的是(　　)
   A. 75%乙醇擦拭　　B. 160℃保温2小时
   C. 3%~5%苯酚溶液浸泡　　D. 2%甲酚皂溶液浸泡
   E. 140℃保温3小时
4. 关于培养基,下列说法错误的是(　　)
   A. 配制培养基禁用金属容器
   B. 使用干燥(脱水)培养基不再校正pH
   C. 校正pH后再灭菌
   D. 配制好的培养基不能有沉淀,如有沉淀必须过滤
   E. 灭菌后再校正pH
5. 下面关于灌胃给药的描述哪种是错误的(　　)
   A. 是指借助器械将药物直接灌入动物胃内的方法
   B. 这种方法能够准确控制给药剂量
   C. 灌胃针头用普通注射器针头即可
   D. 如果操作不当容易使动物损伤或死亡
   E. 动物应取平卧体位
6. 下面关于兔子抓取的方法哪种是不正确的(　　)
   A. 家兔两耳较长,可直接抓取
   B. 可直接拖拉家兔的四肢
   C. 用手抓住家兔的腰部直接提起
   D. 右手抓住家兔颈部皮肤,左手托起兔子的臀部
   E. 以上均可

二、简答题

1. 试比较消毒与灭菌的区别,分别介绍3种常用的消毒和灭菌方法。
2. 简述培养基的分类。
3. 简述实验动物分类。
4. 简述大鼠和家兔的抓取与固定方法。

(姜　源)

第二单元　药品安全性检查

第三章　无菌检查法

由细菌及微生物污染药品导致的药害事件使人们认识到对药品制剂进行无菌检查的重要性。无菌检查法作为药品微生物检验的最早要求，在20世纪20年代就被列为必检项目。新中国的第一部药典（1953年版）就收载了无菌检查法的项目，并且在每一版药典的修订过程中，不断修订无菌检查的范围、方法、检验量及检验材料等质控内容，使无菌检查结果更能反映无菌产品的质量。

第一节　概　　述

一、无菌检查法的概念和意义

（一）概念

无菌检查法系用于检查药典要求无菌的生物制品、医疗器具、原料、辅料及其他品种是否无菌的一种方法。它是根据试验的培养基中是否有微生物生长来判断样品的无菌性，液体培养基浑浊一般表明样品受到微生物污染。无菌检查的项目包括需氧菌、厌氧菌及真菌检查。

由于无菌试验检验样本数的局限性，从理论上讲，污染的检出率要比实际产品的污染率低得多。因此，当供试品符合无菌检查法的规定，表明了供试品在该检验条件下未发现微生物污染。也就是无菌试验并不能用于保证整批产品的无菌性，但是它可用于确定批产品不符合无菌要求。

（二）意义

无菌检查法的目的是为了保证药品的卫生质量，保证药品在临床上的使用安全。被微生物污染的药品会直接或间接地危害人类健康，一些国家曾出现过因服用或注射药品引起使用者发热、感染、致癌甚至死亡的现象。几乎全部剂型都有过受微生物污染的记录，甚至灭菌制剂也有受到污染的报道。药品的微生物污染来源之一是生产环境，因此必须按照生产工艺和产品质量的要求控制生产车间的净化级别，对于无菌制剂的生产设备和生产工艺必须进行灭菌认证。

任何药品在出厂前都要按照国家药品卫生标准进行卫生学检查。药品的卫生学检查包括药品无菌检查、微生物总数检查、控制菌检查及螨类检查。所有药品必须符合国家药品卫生标准才能出厂，无菌注射剂、眼用及创伤用制剂、植入剂等必须不含任何微生物；而非规定灭菌制剂如片剂、丸剂、散剂、水剂、冲服剂及原辅料等必须限制微生物的数量，并保证不含有特定的控制菌。

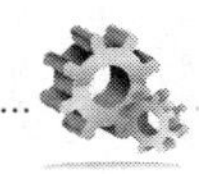

知识链接

我国的卫生学标准

我国于1972年开始进行药品的微生物污染检查，并于1978年颁发了第一部“药品卫生标准”。1980年版的《药品卫生检验方法》建立了我国药品微生物检查法及限度标准的基本框架。1986年卫生部颁发了新的“药品卫生标准”，1989年又下发了“药品卫生标准补充规定和说明”，这一标准收载于1990年版《中国药典》（第二增补本）。1995年版《中国药典》只收载了微生物限度检查法和少数剂型的限度标准。2000年版对丸、片、散、胶囊剂、以发酵类药材为原料的制剂的微生物限度标准进行了修订。2005年版增加了方法验证试验，2010年版《中国药典》微生物限度检查修订为按给药途径要求。

二、无菌检查法的基本原理和方法

无菌检查是利用无菌操作的方法，将被检查的药品分别加入适合需氧菌、厌氧菌和真菌生长的液体培养基中，置于适宜温度下培养一定时间后，观察有无微生物生长，以判断药品是否合格。由于该试验是通过观察培养基中是否有微生物生长来判断样品的无菌性的，从理论上来讲，污染的检出率要比实际产品的污染率低得多，因此，当供试品符合无菌检查法的规定，只表明了供试品在该检验条件下未发现微生物污染，也就是说无菌检查法并不能用于保证整批产品的无菌性，但是它可以用来确定整批产品是否符合无菌要求。

三、无菌检查法的基本原则

无菌检查是根据某批产品中部分样品的抽检结果，推断整体的灭菌情况，涉及统计学方法的应用。

例如，在一批药品中，染菌部分占10%，任抽取一份样品，其染菌概率为$P=0.1$，未染菌概率$q=1-0.1=0.9$；任抽取两份样品，都染菌的概率为$P^2=0.01$，均未染菌的概率为$q=(1-P)^2=0.81$。检查时，若取n个样品，则均无菌的概率为$q=(1-P)^n$。

因此，在少量染菌（即P很小时）时，无菌检查法就不能检验出来。所以，无菌检查必须按照2010年版《中国药典》规定的步骤进行。

四、无菌检查的环境要求

无菌检查的环境应在洁净度10 000级下的局部洁净度100级的单向流空气区域内或隔离系统中进行，其全过程应严格遵守无菌操作，防止微生物污染，防止污染的措施不得影响供试品中微生物的检出。单向流空气区、工作台面及环境应定期按《医药工业洁净室（区）悬浮粒子、浮游菌和沉降菌的测试方法》的现行国家标准进行洁净度验证。隔离系统应按相关的要求进行验证,其内部环境的洁净度须符合无菌检查的要求。

无菌试验前应用0.1%苯扎溴铵或2%甲酚液或其他适宜消毒液擦拭无菌操作台面及可能的死角,开启无菌空气过滤器及紫外灯杀菌不得少于半个小时。无菌试验后,同样用上述消毒液擦拭无菌操作台面,除去室内湿气,紫外灯杀菌不得少于半个小时。日常检验还需对试验环境进行监控。

无菌检查人员必须具备微生物专业知识,并经过无菌技术培训,在确认他们可以承担某项试验前,不能独立从事该项微生物试验,应保证所有人员在上岗前接受胜任工作所必需的设备操作、微生物检验技术和实验室生物安全等方面的培训,经考核合格后方可上岗。在进入无菌室前,除按要求更换工作服外,还应严格按照无菌室有关规定进行操作,保持环境的无菌状态。将所需已灭菌或消毒的用品按无菌操作技术要求移至无菌操作室。操作前,先用乙醇棉球消毒手,再用乙醇棉球擦拭供试品开口处周围,待干后用无菌的手术剪将其启封。

点 滴 积 累

1. 无菌检查法系用于检查药典要求无菌的生物制品、医疗器具、原料、辅料及其他品种是否无菌的一种方法。
2. 无菌检查的项目包括需氧菌、厌氧菌及真菌培养。
3. 无菌检查是利用无菌操作的方法,将被检查的药品分别加入适合需氧菌、厌氧菌和真菌生长的液体培养基中,置于适宜温度下培养一定时间后,观察有无微生物生长,以判断药品是否合格。

第二节　无菌检查法的基本步骤

一、试验前准备

(一) 无菌检查法的检查材料

1. 无菌器材　无菌器材可分为灭菌器材和消毒器材两类。

(1)灭菌器材:玻璃器皿(如试管、锥形瓶、量筒、量杯、载玻片、刻度吸管)、注射器、培养皿、输液瓶、酒精灯、手术剪、镊子、各种型号的注射器针头、接种针(环)、白金耳、橡皮塞、橡皮管、纱布、棉花、脱脂棉、乳胶手套、无菌衣、裤、帽、口罩、鞋、开放式及封闭式滤器、微孔滤膜等。

(2)消毒器材:无菌室内的凳子、试管架、工作台,检验样品容器或包装以及操作人员的手等。

2. 试剂与培养基

(1)消毒剂:0.2%苯扎溴铵溶液、75%乙醇溶液(制乙醇棉球用)、3%~5%甲酚溶液、5%甲醛、高锰酸钾等。

(2)稀释剂:0.1%蛋白胨水溶液、pH7.0氯化钠-蛋白胨缓冲液,或根据供试品的特性,可选用其他经验证过的适宜的溶液作为稀释液。

(3)灭活剂:无菌青霉素酶溶液。

(4)染色剂:革兰染色液。

(5)各类培养基:详见附录二。

(二) 无菌检查法的检查设备

1. 恒温培养箱(室)或生化培养箱　温度可调至23~28℃、30~35℃等所需温度。

2. 高压蒸汽灭菌器　种类很多,有手提式、立式和卧式3类,有单扉和双扉之分,可根据需要选购。培养基、器械及细菌污染物等均可用高压蒸汽灭菌器灭菌。

3. 电热恒温干燥箱　又称烤箱或烘箱,是实验室干热灭菌的基本设备,适用于玻璃器皿和金属器物的灭菌,亦可作为烘干物品用。微生物实验室常用50~250℃控温规格,容积按工作量大小选用。

4. 生物学显微镜(1500×)。

二、操作过程

(一) 培养基

1. 培养基的制备　培养基应适合需氧菌、厌氧菌或真菌的生长,其配方和制备方法应严格按照2010年版《中国药典》来执行。硫乙醇酸盐流体培养基用于培养需氧菌、厌氧菌;改良马丁培养基用于培养真菌。将上述培养基分别按10、40、100和200ml(或其他适宜体积)分装于试管或其他容器中(装量为试管或容器高度的2/5),随后采用验证合格的灭菌程序灭菌。目前,药厂、药检所及科研机构一般使用按附录处方生产的符合规定的脱水培养基,即按照所需培养基的量称取脱水培养基,加水溶解,分装。配制后再采用验证合格的灭菌程序灭菌。灭菌后,培养基需经无菌检查合格。制备好的培养基应保存在2~25℃、避光的环境,若保存于非密闭容器中,一般在3周内使用;若保存于密闭容器中,一般可在1年内使用。各种培养基的处方组成及配制方法参见附录二。

2. 培养基的适用性检查　无菌检查用的硫乙醇酸盐流体培养基及改良马丁培养基应符合培养基的无菌性检查及灵敏度检查的要求。本检查可在供试品的无菌检查前或与供试品的无菌检查同时进行。

无菌性检查:每批培养基随机抽取不少于5支(瓶),培养14天,应无菌生长。

灵敏度检查:用已知的标准菌种来检定培养基的敏感度,检定培养基敏感度的菌种是由国家药品检定机构分发的标准菌种。

(1)菌种的要求:培养基灵敏度检查所用的菌株传代次数不得超过5代(从菌种保存中心获得的冷冻干燥菌种为第0代),试验用菌种应采用适宜的菌种保存技术进行保存,以保证试验菌株的生物学特性。1代是指将活的培养物接种到微生物生长的新鲜培养基中,任何亚培养的形式均被认为是转种或传代1次。试验菌液的纯度和特性应得到保证。实验室菌种的处理和保藏程序应标准化,使尽可能减少菌种污染和生长特性的改变。

金黄色葡萄球菌(*Staphylococcus aureus*)[CMCC(B)26 003]

铜绿假单胞菌(*Pseudomonas aeruginosa*)[CMCC(B)10 104]

枯草芽孢杆菌(*Bacillus subtilis*)[CMCC(B)63 501]

生孢梭菌(*Clostridium sporogenes*)[CMCC(B)64 941]

白色念珠菌(*Candida albicans*)[CMCC(F)98 001]

黑曲霉(*Aspergillus niger*)[CMCC(F)98 003]

(2)菌液的制备:接种金黄色葡萄球菌、铜绿假单胞菌、枯草芽孢杆菌的新鲜培养物至营养肉汤培养基或营养琼脂培养基上,接种生孢梭菌的新鲜培养物至硫乙醇酸盐流体培养基中,30~35℃培养18~24小时;接种白色念珠菌的新鲜培养物至改良马丁培养基中或改良马丁琼脂培养基上,23~28℃培养24~48小时,上述培养物采用液体培养物直接稀释法或细菌标准浓度比浊法,用0.9%氯化钠溶液制成每1ml含菌数小于100cfu(菌落形成单位)的菌悬液。

接种黑曲霉的新鲜培养物至改良马丁琼脂培养基上,23~28℃培养5~7天至产生大量孢子,加入3~5ml无菌的含0.05%(*V/V*)聚山梨酯80的0.9%氯化钠溶液,将孢子洗脱。然后,用适宜的方法吸出孢子悬液至无菌试管内,用无菌的含0.05%(*V/V*)聚山梨酯80的0.9% NaCl溶液制成每1ml含孢子数小于100cfu的孢子悬液。

菌悬液在室温下放置应在2小时内使用,若保存在2~8℃可在24小时内使用。黑曲霉孢子悬液可保存在2~8℃,在验证过的贮存期内使用。

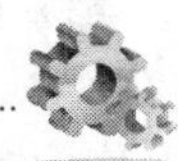

知识链接

菌液的制备方法

新鲜菌液制备常用的方法有两种。

(1)液体培养物直接稀释法:取试验菌的新鲜培养物少许接种于9~10ml的液体培养基中,按要求的温度和时间培养后作为原液。取原液1ml用适宜的稀释剂做10倍系列稀释至每1ml含菌数小于100cfu。测定活菌数采用平皿计数法。

(2)细菌标准浓度比浊法:取试验菌的新鲜培养物少许接种于琼脂培养基或液体培养基中,按要求的温度和时间培养后备用。取琼脂培养基上的培养物于适宜的稀释剂中制成均匀的菌悬液;液体培养物一般要比标准比浊管的浓度稀,同时培养基的颜色也影响比浊的结果,可采取离心集菌,去掉上清液,底部培养物再用适宜的稀释剂制成均匀的菌悬液。将上述菌悬液稀释至与标准比浊管相同之浓度,此时的菌悬液作为原液。比较浊度时,应注意光线的强度,并从各个角度比较,以保证测定的菌数是在要求的范围内,然后根据标准比浊管的说明书,取原液1ml用适宜的稀释剂做10倍系列稀释至每1ml含菌数小于100cfu。采用平皿计数法测定活菌数。

(3)培养基接种:取每管装量为12ml的硫乙醇酸盐流体培养基9支,分别接种小于100cfu的金黄色葡萄球菌、铜绿假单胞菌、枯草芽孢杆菌、生孢梭菌各2支,另1支不接种作为空白对照,培养3天;取每管装量为9ml的改良马丁培养基5支,分别接种小于100cfu的白色念珠菌、黑曲霉各2支,另1支不接种作为空白对照,培养5天。逐日观察结果。

(4)结果判断:空白对照管应无菌生长,若加菌的培养基管均生长良好,判定该培养基的灵敏度检查符合规定。

(二)稀释液、冲洗液及其制备方法

无菌检查法用到的稀释液、冲洗液包括0.1%蛋白胨水溶液和pH7.0氯化钠-蛋白胨缓冲液，其具体制备方法详见附录三。稀释液、冲洗液配制后应采用验证合格的灭菌程序灭菌。根据供试品的特性，可选用其他经验证过的适宜的溶液作为稀释液、冲洗液。如需要，可在上述稀释液或冲洗液的灭菌前或灭菌后加入表面活性剂或中和剂等。

（三）方法验证试验

当建立药品的无菌检查法时，应进行方法的验证，以证明所采用的方法适合于该药品的无菌检查。若药品的组分或原检验条件发生改变时，检查方法应重新验证。验证时，按"供试品的无菌检查"的规定及下列要求进行操作。对每一试验菌应逐一进行验证。

1. 菌种及菌液制备　除大肠埃希菌外，金黄色葡萄球菌、枯草芽孢杆菌、生孢梭菌、白色念珠菌、黑曲霉同培养基灵敏度检查。大肠埃希菌的菌液制备同金黄色葡萄球菌。

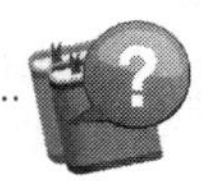

难点释疑

无菌操作中方法验证试验用到的菌种新增加了大肠埃希菌，并删除了铜绿假单胞菌。

这是2010版《中国药典》在无菌检查方面的修改内容之一。这是由于作为革兰阴性杆菌代表的铜绿假单胞菌在验证试验中对大部分抗生素不敏感，而大肠埃希菌对于抗革兰阴性杆菌为主的抗生素敏感性较好。

2. 薄膜过滤法　取每种培养基规定接种的供试品总量按薄膜过滤法过滤，冲洗，在最后一次的冲洗液中加入小于100cfu的试验菌，过滤。取出滤膜接种至硫乙醇酸盐流体培养基或改良马丁培养基中，或将培养基加至滤筒内。另取一装有同体积培养基的容器，加入等量试验菌，作为对照。置规定温度培养3~5天。各试验菌同法操作。

3. 直接接种法　取符合直接接种法培养基用量要求的硫乙醇酸盐流体培养基8管，分别接入小于100cfu的金黄色葡萄球菌、大肠埃希菌、枯草芽孢杆菌、生孢梭菌各2管；取符合直接接种法培养基用量要求的改良马丁培养基4管，分别接入小于100cfu的白色念珠菌、黑曲霉各2管。其中1管接入每支培养基规定的供试品接种量，另1管作为对照，置规定的温度培养3~5天。

4. 结果判断　与对照管比较，如含供试品各容器中的试验菌均生长良好，则说明供试品的该检验量在该检验条件下无抑菌作用或其抑菌作用可以忽略不计，照此检查方法和检查条件进行供试品的无菌检查。如含供试品的任一容器中微生物生长微弱、缓慢或不生长，则说明供试品的该检验量在该检验条件下有抑菌作用，应采用增加冲洗量、增加培养基的用量；使用中和剂或灭活剂、更换滤膜品种等方法，消除供试品的抑菌作用，并重新进行方法验证试验。

方法验证试验也可与供试品的无菌检查同时进行。

（四）供试品的检验数量和接种量

供试品的检验数量是指一次试验所用供试品最小包装容器的数量（支或瓶）。除另有规定外，出厂产品按表3-1规定，上市产品监督检验按表3-2、3-3规定。表3-1、3-2、3-3中最少检验数量不包括阳性对照试验的供试品用量。一般情况下，供试品无菌检查若采用薄膜过滤法，应增加 1/2 的最小检验数量作为阳性对照用；若采用直接接种法，应增加供试品无菌检查时每个培养基容器接种的样品量作阳性对照用。

检验量是指一次试验所用的供试品总量。除另有规定外，每份培养基接种的供试品量按表 3-2、3-3 规定。若每支（瓶）供试品的装量按规定足够接种两份培养基，则应分别接种至硫乙醇酸盐流体培养基和改良马丁培养基中。若采用薄膜过滤法，检验量应不少于直接接种法的供试品总接种量，只要供试品特性允许，应将所有容器内的全部内容物过滤。

表 3-1　批出厂产品最少检验数量

供试品	批产量 N（个）	最少检验数量
注射剂	≤100	10% 或 4 个（取较多者）
	$100 < N \leqslant 500$	10 个
	>500	2% 或 20 个（取较少者）
大体积注射液（>100ml）		2% 或 10 个（取较少者）
眼用及其他非注射产品	≤200	5% 或 2 个（取较多者）
	>200	10 个
桶装固体原料	≤4	每个容器
	$4 < N \leqslant 50$	20% 或 4 个容器（取较多者）
	>50	2% 或 10 个容器（取较多者）
抗生素原料药（≥5g）		6 个容器
医疗器具	≤100	10% 或 4 件（取较多者）
	$100 < N \leqslant 500$	10 件
	>500	2% 或 20 件（取较少者）

注：若供试品每个容器中的装量不够接种两种培养基，那么表中的最少检验数量加倍

表 3-2　液体制剂最少检验用量及上市抽验样品的最少检验数量

供试品装量 V（ml）	每支供试品接入每种培养基的最少量	供试品最少检验数量（瓶或支）
≤1	全量	10*
$1 < V < 5$	半量	10
$5 \leqslant V < 20$	2ml	10
$20 \leqslant V < 50$	5ml	10
$50 \leqslant V < 100$	10ml	10
$50 \leqslant V < 100$（静脉给药）	半量	10
$100 \leqslant V \leqslant 500$	半量	6
>500	500ml	6*

注：* 若供试品每个容器中的装量不够接种两种培养基，那么表中的最少检验数量加倍

表 3-3　固体制剂最少检验用量及上市抽验样品的最少检验数量

供试品装量 M	每支供试品接入每种培养基的最少量	供试品最少检验数量（瓶或支）
$M<50mg$	全量	10①
$50mg \leq M<300mg$	半量	10
$300mg \leq M<5g$	150mg	10
$M \geq 5g$	500mg	10②
外科用敷料棉花及纱布	取 100mg 或 1cm×3cm	10
缝合线	整个材料③	10①
带导管的一次性医疗器具(如输液袋)		10
其他医疗器具	整个器具③(切碎或拆散开)	10①

注:①若供试品每个容器中的装量不够接种两种培养基,那么表中的最少检验数量加倍

②抗生素粉针剂(≥5g)及抗生素原料药(≥5g)的最少检验数量为 6 瓶(或支),桶装固体原料药的最少检验数量为 4 个包装

③如果医疗用器械体积过大,培养基用量可在 2000ml 以上,将其完全浸没

(五)阳性对照和阴性对照

1. 阳性对照　应根据供试品特性选择阳性对照菌:无抑菌作用及抗革兰阳性菌为主的供试品以金黄色葡萄球菌为对照菌;抗革兰阴性菌为主的供试品以大肠埃希菌为对照菌;抗真菌的供试品以白色念珠菌为对照菌。供试品用量同供试品无菌检查每份培养基接种的样品量。阳性对照试验的菌液制备同方法验证试验,加菌量小于 100cfu,供试品用量同供试品无菌检查每份培养基接种的样品量。阳性对照培养 48~72 小时应生长良好。

2. 阴性对照　供试品无菌检查时,应取相应溶剂、稀释液和冲洗液同法操作,作为阴性对照。阴性对照不得有菌生长。

无菌试验过程中,若需使用表面活性剂、灭活剂、中和剂等试剂,应证明其有效性,且对微生物生长无毒性。

(六)供试品的无菌检查

无菌检查法包括薄膜过滤法和直接接种法。只要供试品性状允许,应采用薄膜过滤法,供试品无菌检查采用的检验方法和检验条件应与验证的方法相同。

操作时,用适宜的消毒液对供试品容器表面进行彻底消毒。如果容器内有一定的真空度,可用适宜的无菌器材(如带有除菌过滤器的针头),向容器内导入无菌空气,再按无菌操作法启开容器取出内容物。

除另有规定外,供试品处理及接种培养基应按下列方法进行:

1. 薄膜过滤法　薄膜过滤法应优先采用封闭式薄膜过滤器,也可采用一般薄膜过滤器。无菌检查用的滤膜孔径应不大于 0.45μm,直径约为 50mm。根据供试品及其溶剂的特性选择滤膜材质。抗生素供试品应选择低吸附的滤器及滤膜。滤器及滤膜使用前应采用适宜的方法灭菌。使用时,应保证滤膜在过滤前后的完整性。

水溶性供试液过滤前先将少量的冲洗液过滤以润湿滤膜。油类供试品其滤膜和过滤器在使用前应充分干燥。为发挥滤膜的最大过滤效率,应注意保持供试品溶液及冲

洗液覆盖整个滤膜表面。供试液经薄膜过滤后，若需要用冲洗液冲洗滤膜，每张滤膜每次冲洗量一般为100ml，总冲洗量不得超过1000ml，以避免滤膜上的微生物受损伤。

采用封闭式薄膜过滤器的具体操作过程是：取一副三联式集菌器，将供试液通过集菌仪过滤，使通过每只培养管的量基本均匀。然后通过集菌仪一只加120ml改良马丁培养基，另两只分别加入120ml硫乙醇酸盐培养基（其中一只做阳性对照，内加规定的阳性对照菌菌液1ml）。另取一副二联集菌器，用同批的冲洗液或浸提介质120ml通过集菌仪过滤（每只约50ml），同法一只加硫乙醇酸盐培养基120ml，另一只加改良马丁培养基120ml分别作阴性对照。

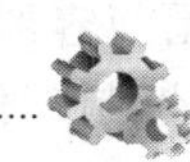

知识链接

滤膜孔径大小测试

新滤膜应进行孔径大小测试，符合规定的滤膜才能用于无菌检查。测试方法有3种：

1. 气泡法　其原理是利用气泡点测定装置或滤膜孔径测定仪观察水面上产生第一个气泡时压力表的压力，气泡点压力不应小于0.2MPa（$2.2kg/cm^2$）。

2. 水流量法　其原理是在一定的压力下，定量的水在单位时间内通过滤膜的流量与孔径及孔隙率有关。

3. 细菌过滤法　其原理是利用细菌细胞大小稳定的特性，可将标准菌株制备的菌液用待测滤膜过滤，其滤液经培养无菌生长，则该滤膜孔径符合规定。

（1）水溶液供试品：取规定量，直接过滤，或混合至含适量稀释液的无菌容器内，混匀，立即过滤。如供试品具有抑菌作用或含防腐剂，须用冲洗液冲洗滤膜，冲洗次数一般不少于3次，所用的冲洗量、冲洗方法同方法验证试验。冲洗后，如用封闭式薄膜过滤器，分别将100ml硫乙醇酸盐流体培养基及改良马丁培养基加入相应的滤筒内；如采用一般薄膜过滤器，取出滤膜，将其分成3等份，分别置于含50ml硫乙醇酸盐流体培养基及改良马丁培养基的容器中，其中1份作为阳性对照用。

（2）可溶于水的固体制剂供试品：取规定量，加适宜的稀释液溶解或按标签说明复溶，然后照水溶液供试品项下的方法操作。

（3）β-内酰胺类抗生素供试品：取规定量，按水溶液或固体制剂供试品的处理方法处理，立即过滤，用适宜的冲洗液冲洗滤膜，再用含适量β-内酰胺酶的冲洗液清除残留在滤筒、滤膜上的抗生素后接种培养基，必要时培养基中可加少量的β-内酰胺酶；或将滤膜直接接种至含适量β-内酰胺酶的培养基中。接种培养基照水溶液供试品项下的方法操作。

（4）非水溶性供试品：取规定量，直接过滤；或混合溶于含聚山梨酯80或其他适宜乳化剂的稀释液中，充分混合，立即过滤。用含0.1%~1.0%聚山梨酯80的冲洗液冲洗滤膜，冲洗次数一般不少于3次，滤膜于含或不含聚山梨酯80的培养基中培养。接种培养基照水溶液供试品项下的方法操作。

（5）可溶于十四烷酸异丙酯的膏剂和黏性油剂供试品：取规定量，混合至适量的无菌十四烷酸异丙酯［采用薄膜过滤法过滤除菌，选用孔径为0.22μm的脂溶性滤膜

(140℃干热灭菌2小时)过滤]中，剧烈振摇，使供试品充分溶解，如果需要可适当加热，但温度不得超过44℃，趁热迅速过滤。对仍然无法过滤的供试品，于含有适量的无菌十四烷酸异丙酯中的供试液中加入不少于100ml的稀释液，充分振摇萃取，静置，取下层水相作为供试液过滤。过滤后滤膜冲洗及加入培养基照非水溶性制剂供试品项下的方法操作。

(6)无菌气(喷)雾剂供试品：取规定量，将各容器置至少-20℃的冰室冷冻约1小时。以无菌操作迅速在容器上端钻一小孔，释放抛射剂后再无菌开启容器，并将供试液转移至无菌容器中，然后照水溶液或非水溶性制剂供试品项下的方法操作。

(7)装有药物的注射器供试品：取规定量，排出注射器中的内容物至无菌容器中，若需要可吸入稀释液或用标签所示的溶剂溶解，然后按照水溶性或非水溶性制剂供试品项下方法操作。同时应采用直接接种法进行包装中所配带的无菌针头的无菌检查。

(8)具有导管的医疗器具(输血、输液袋等)供试品：取规定量，每个最小包装用50~100ml冲洗液分别冲洗内壁，收集冲洗液于无菌容器中，然后照水溶液供试品项下的方法操作。同时应采用直接接种法进行包装中所配带的针头的无菌检查。

2. 直接接种法　直接接种法适用于无法用薄膜过滤法进行无菌检查的供试品。取规定量供试品，分别接种至各含硫乙醇酸盐流体培养基和改良马丁培养基的容器中。除另有规定外，每个容器中培养基的用量应符合接种的供试品体积不得大于培养基体积的10%，同时，硫乙醇酸盐流体培养基每管装量不少于15ml，改良马丁培养基每管装量不少于10ml。若供试品具有抑菌作用，可加入适量的无菌中和剂或灭活剂，或加大每个容器的培养基用量。供试品检查时，培养基的用量和高度同方法验证试验。

(1)供试品的接种：供试品根据品种的不同按下列方法进行接种。

1)混悬液等非澄清水溶液供试品：取规定量，分别接种至各管培养基中。

2)固体制剂供试品：取规定量，直接接种至各管培养基中，或加入适宜的稀释剂溶解，或按标签说明复溶后，取规定量接种至各管培养基中。

3)非水溶性供试品：取规定量，混合，加入适量的聚山梨酯80或其他适宜的乳化剂及稀释剂使其乳化，分别接种至各管培养基中。或分别直接接种至含聚山梨酯80或其他适宜乳化剂的各管培养基中。

4)敷料供试品：取规定数量，以无菌操作拆开每个包装，于不同部位剪取约100mg或1cm×3cm的供试品，接种于各管足以浸没供试品的适量培养基中。

5)肠线、缝合线等供试品：肠线、缝合线及其他一次性使用的医用材料按规定量取最小包装，无菌拆开包装，接种于各管足以浸没供试品的适量培养基中。

6)灭菌医用器具供试品：取规定量，必要时应将其拆散或切成小碎段，接种于各管足以浸没供试品的适量培养基中。

7)放射性药品：取供试品1瓶(支)，接种于装量为7.5ml的硫乙醇酸盐流体培养基和改良马丁培养基中，每管接种量为0.2ml。

(2)培养及观察：上述含培养基的容器按规定的温度培养14天。培养期间应逐日观察并记录是否有菌生长。如在加入供试品后或在培养过程中，培养基出现浑浊，培养14天后，不能从外观上判断有无微生物生长，可取该培养液适量转种至同种新鲜培养基中，细菌培养2天、真菌培养3天，观察接种的同种新鲜培养基是否再出现浑浊；或取培养液涂片，染色，镜检，判断是否有菌。

三、结果判断

空白对照管应无菌生长，若加菌的培养基管均生长良好，判定该培养基的灵敏度检查符合规定。阳性对照管应生长良好，阴性对照管不得有菌生长。否则，试验无效。

若供试品管均澄清，或虽显浑浊但经确证无菌生长，判定供试品符合规定；若供试品管中任何一管显浑浊并确证有菌生长，判定供试品不符合规定，除非能充分证明试验结果无效，即生长的微生物非供试品所含。

当符合下列至少1个条件时方可判试验结果无效：①无菌检查试验所用的设备及环境的微生物监控结果不符合无菌检查法的要求；②回顾无菌试验过程，发现有可能引起微生物污染的因素；③供试品管中生长的微生物经鉴定后，确证是因无菌试验中所使用的物品和（或）无菌操作技术不当引起的。

试验若经确认无效，应重试。重试时，重新取同量供试品，依法检查，若无菌生长，判定供试品符合规定；若有菌生长，判定供试品不符合规定。

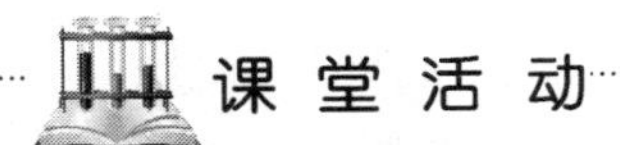
课堂活动

哪些因素会影响无菌检查结果的准确性？哪些情况出现时结果可判定为无效？

四、相关要求

1. 无菌检查法的应用

（1）各种注射剂：用于肌内、皮下和静脉的各种针剂，包括注射用的无菌水、溶剂、输液、注射剂原料等。

（2）眼用及创伤用制剂：用于眼科手术、角膜创伤及广泛创伤、溃疡和烧伤等外科用药品制剂。

（3）植入剂：用于包埋于人体内的药物制剂。

（4）可吸收的止血剂：如明胶发泡剂、凝血酶等用于止血并可被组织吸收的各种药物制剂。

（5）外科用敷料、器材：如外科手术用脱脂棉、纱布、结扎线、缝合线、可被组织吸收的肠线及一次性注射器与一次性无菌手术刀片、输血袋、输液袋、角膜接触镜等。

对上述各类制剂必须进行严格的无菌检查，应不得检出细菌、放线菌、真菌及酵母菌等活菌。

2. 无菌检查法的注意事项

（1）所有阳性菌的操作均不得在无菌区域进行，以防止交叉污染。

（2）无菌检查用培养基应每批进行灵敏度检查，合格后方可使用。培养基应进行适用性检查，包括灵敏度和无菌性检查两项。

（3）无菌检查所用的菌株应符合相关规定，并应采用适宜的菌种保存技术进行保存，以保证试验菌株的生物学特性。

（4）无菌检查法应进行方法学的验证，以证明所采用的方法适合于该药品的无菌检查。若药品的组分或原检验条件发生改变时，检查方法应重新验证。

(5)进入无菌操作室的所有培养基、供试品等的外表都应采用适用的方法进行消毒处理,以避免将外包装污染的微生物带入无菌检验室。例如:紫外灯照射不少于30分钟。

(6)用集菌仪进行薄膜过滤时,注意培养器的针头部分不要污染。

(7)供试品的抽验数量和接种量应符合规定。

(8)应正确判断检查结果(符合规定、不符合规定或无效需重试)。

(9)对不同种类和不同批次的产品,在拆包装及夹取样品时,应更换实验用具,以避免交叉污染。

(10)出具实验结果后,所有培养物须经121℃高压蒸汽灭菌30分钟的处理。

3. 无菌检查法的检验报告单　检验报告应当完整、简洁、结论明确。除无操作步骤外,其他内容应同原始记录。

点 滴 积 累

1. 培养基应适合需氧菌、厌氧菌或真菌的生长,其配方和制备方法应严格按照《中国药典》来执行。
2. 培养基的适用性检查包括无菌性检查及灵敏度检查。
3. 供试品的抽验数量和接种量必须符合2010年版《中国药典》的规定。
4. 供试品的无菌检查包括薄膜过滤法和直接接种法。
5. 无菌检查的结果应为空白对照管无菌生长,加菌的培养基管生长良好,阳性对照管生长良好,阴性对照管不得有菌生长,供试品管澄清或证明无菌生长。

目标检测

一、选择题

(一)单项选择题

1. 下列哪类药物不需要进行无菌检查(　　)
   A. 注射剂　　B. 大面积烧伤创面外用制剂
   C. 眼科创伤用药　　D. 口服药物
   E. 植入剂
2. (　　)培养基可用于培养真菌。
   A. 营养琼脂培养基　　B. 硫乙醇酸盐流体培养基
   C. 改良马丁培养基　　D. 葡萄糖肉汤培养基
   E. 胆盐乳糖培养基
3. 培养基的无菌性检查时,每批培养基随机抽取不少于(　　)支/瓶。
   A. 10　　B. 5　　C. 3　　D. 15　　E. 2
4. 无菌检查应在环境洁净度(　　)级下的局部洁净度(　　)级的单向流空气区域内或隔离系统中进行。
   A. 10 000,100　　B. 100 000,100　　C. 10 000,10 000
   D. 100,10 000　　E. 100,100

5. 注射剂批产量大于500支时,最少抽验量为(　　)
A. 10　B. 50　C. 5　D. 15　E. 20
6. 无菌检查法中薄膜过滤法的滤膜孔径应不大于(　　)μm。
A. 0.15　B. 0.22　C. 0.8　D. 0.45　E. 0.5
7. 直接接种法进行供试品无菌检查时,应培养(　　)天。
A. 10　B. 7　C. 14　D. 28　E. 21
8. 体积为20~50ml的液体制剂接种量为(　　)
A. 全量　B. 半量　C. 2ml　D. 5ml　E. 10ml
9. 培养基灵敏度检查所用的菌株传代次数不得超过(　　)代。
A. 1　B. 2　C. 3　D. 4　E. 5
10. 作为无菌检查用的稀释剂是(　　)
A. 营养琼脂　B. 0.9%无菌氯化钠溶液
C. 95%乙醇溶液　D. 3%过氧化氢溶液
E. 5%葡萄糖溶液

(二)多项选择题

1. 当符合下列哪些条件时可判无菌检查试验结果无效(　　)
A. 无菌检查试验所用的设备及环境的微生物监控结果不符合无菌检查法的要求
B. 回顾无菌试验过程,发现有可能引起微生物污染的因素
C. 供试品管中生长的微生物经鉴定后,确证是因无菌试验中所使用的物品不当引起的
D. 阴性对照管有菌生长的
E. 供试品管中生长的微生物由无菌操作技术不当引起
2. 培养基的适用性检查包括(　　)
A. 无菌性检查　B. 灵敏度检查　C. 选择性检查
D. 特异性检查　E. 方法学检查
3. 培养需氧菌可采用(　　)
A. 硫乙醇酸盐流体培养基　B. 改良马丁培养基
C. 营养琼脂培养基　D. 改良马丁琼脂培养基
E. 玫瑰红钠培养基

二、简答题

1. 简述薄膜过滤法进行药品无菌检查的过程。
2. 无菌检查法对培养基有何特殊要求?
3. 无菌检查法在控制药品安全性方面有何重要意义?

三、实例分析

某大型制药企业生产规格为100ml的0.9%氯化钠注射液,用薄膜过滤法做无菌检查,每批生产5万支,请问:

1. 每支样品接入每管培养基的最少样品量(ml)是多少?

2. 最少检验数量是多少？
3. 需要用到哪几种培养基？

（杨元娟）

实训项目一　注射剂的无菌检查

【实训目的】

1. 掌握常用注射剂的无菌检验及其结果判断与分析。
2. 熟悉无菌制剂进行无菌检验的几种常用培养基。
3. 了解不同类型的生物制品应采用的微生物学检查法。

【试验原理】

无菌检查是利用无菌操作的方法，将被检查的药品分别加入适合需氧菌、厌氧菌和真菌生长的液体培养基中，置于适宜温度下培养一定时间后，观察有无微生物生长，以判断药品是否合格。无菌制剂（包括注射剂）都应按药典规定经过严格的无菌检验，证明均无菌生长才算合格。具体方法按2010年版《中国药典》三部（附录）规定严格执行。

无菌检查操作过程包括培养基的制备、培养基的适用性检查（无菌检查和灵敏度检查）、稀释液和冲洗液的制备、方法验证试验、取样、供试品无菌检查。供试品无菌检查的方法有薄膜过滤法和直接接种法两种。只要供试品性状允许，应采用薄膜过滤法，供试品无菌检查采用的检验方法和检验条件应与验证的方法相同。本试验采用薄膜过滤法进行无菌检查。

【实训内容】

（一）材料

1. 菌种　从国家药品检定机构购买。

金黄色葡萄球菌（*Staphylococcus aureus*）[CMCC（B）26 003]

铜绿假单胞菌（*Pseudomonas aeruginosa*）[CMCC（B）10 104]

枯草芽孢杆菌（*Bacillus subtilis*）[CMCC（B）63 501]

生孢梭菌（*Clostridium sporogenes*）[CMCC（B）64 941]

白色念珠菌（*Candida albicans*）[CMCC（F）98 001]

黑曲霉（*Aspergillus niger*）[CMCC（F）98 003]

2. 培养基　需氧菌和厌氧菌培养基（硫乙醇酸盐液体培养基）、真菌培养基（改良马丁培养基）。

3. 供试品　0.9%氯化钠注射液。

4. 其他　无菌吸管、滴管、注射器、针头、小砂轮、碘酒、乙醇、棉签等。

（二）方法

1. 培养基的适用性检查

（1）无菌性检查：每批培养基随机抽取不少于5支（瓶），培养14天，应无菌生长。

（2）灵敏度检查

1）菌液的制备：接种金黄色葡萄球菌、铜绿假单胞菌、枯草芽孢杆菌的新鲜培养物至营养肉汤培养基或营养琼脂培养基上，接种生孢梭菌的新鲜培养物至硫乙醇酸盐流体培养基中，30~35℃培养18~24小时；接种白色念珠菌的新鲜培养物至改良马丁培养基中或改良马丁琼脂培养基上，23~28℃培养24~48小时，上述培养物采用液体培养物直接稀释法或细菌标准浓度比浊法，用0.9%氯化钠溶液制成每1ml含菌数小于100cfu（菌落形成单位）的菌悬液。接种黑曲霉的新鲜培养物至改良马丁琼脂培养基上，23~28℃培养5~7天至产生大量孢子，加入3~5ml无菌的含0.05%（*V/V*）聚山梨酯80的0.9%氯化钠溶液，将孢子洗脱。然后，用适宜的方法吸出孢子悬液至无菌试管内，用无菌的含0.05%（*V/V*）聚山梨酯80的0.9% NaCl溶液制成每1ml含孢子数小于100cfu的孢子悬液。

菌悬液在室温下放置应在2小时内使用，若保存在2~8℃可在24小时内使用。黑曲霉孢子悬液可保存在2~8℃，在验证过的贮存期内使用。

2）培养基接种：取每管装量为12ml的硫乙醇酸盐流体培养基9支，分别接种小于100cfu的金黄色葡萄球菌、铜绿假单胞菌、枯草芽孢杆菌、生孢梭菌各2支，另1支不接种作为空白对照，培养3天；取每管装量为9ml的改良马丁培养基5支，分别接种小于100cfu的白色念珠菌、黑曲霉各2支，另1支不接种作为空白对照，培养5天。逐日观察结果。

3）结果判断：空白对照管应无菌生长，若加菌的培养基管均生长良好，判定该培养基的灵敏度检查符合规定。

2. 方法验证试验

（1）菌种及菌液制备：除大肠埃希菌外，金黄色葡萄球菌、枯草芽孢杆菌、生孢梭菌、白色念珠菌、黑曲霉同培养基灵敏度检查。大肠埃希菌的菌液制备同金黄色葡萄球菌。

（2）取每种培养基规定接种的供试品总量按薄膜过滤法过滤，冲洗，在最后一次的冲洗液中加入小于100cfu的试验菌，过滤。取出滤膜接种至硫乙醇酸盐流体培养基或改良马丁培养基中，或将培养基加至滤筒内。另取一装有同体积培养基的容器，加入等量试验菌，作为对照。置规定温度培养3~5天。各试验菌同法操作。

3. 供试品的检验数量和接种量　按表3-1、3-2、3-3的规定执行。

4. 操作方法　取规定量，直接过滤，或混合至含适量稀释液的无菌容器内，混匀，立即过滤。如供试品具有抑菌作用或含防腐剂，须用冲洗液冲洗滤膜，冲洗次数一般不少于3次，所用的冲洗量、冲洗方法同方法验证试验。冲洗后，如用封闭式薄膜过滤器，分别将100ml硫乙醇酸盐流体培养基及改良马丁培养基加入相应的滤筒内；如采用一般薄膜过滤器，取出滤膜，将其分成3等份，分别置于含50ml硫乙醇酸盐流体培养基及改良马丁培养基的容器中，其中1份作为阳性对照用。

【实训报告】

无菌试验结果记录

品名：0.9%氯化钠注射液　　批　　号：＿＿＿＿＿＿

规格：＿＿＿＿＿＿　　检验日期：＿＿＿＿＿＿

检定依据：2010年版《中国药典》

检测环境：温度：＿＿＿＿＿＿　　湿度：＿＿＿＿＿＿

培养箱（Ⅰ）：＿＿＿＿＿＿　　培养箱（Ⅱ）：＿＿＿＿＿＿

培养基种类、温度及装量：

液体硫乙醇酸盐培养基（Ⅰ批号：________）：培养需养菌、厌养菌、阳性菌及阴性对照，温度30~35℃，装量100ml。

改良马丁培养基（Ⅱ批号：__________）：培养真菌，温度23~28℃，装量100ml。

营养肉汤培养基（Ⅲ批号：________）：培养对照菌，温度30~35℃，装量10ml。

对照菌：

菌液制备：取对照菌白金耳，接种于10ml（Ⅲ）培养基内，经30~35℃培养18~24小时后，用0.9%无菌氯化钠溶液10倍递增稀释至每毫升小于100个菌，备用。

样品处理：

取样 ________________，全量通过全封闭式薄膜过滤器过滤后，再分别注入上述培养基，置30~35℃（Ⅰ）及23~28℃（Ⅱ）培养。观察结果如下：

培养天数		1	2	3	4	5	6	7	8	9	10	11	12	13	14
硫乙醇酸盐培养基（30~35℃）	供试品														
	阴性对照														
	阳性对照														
改良马丁培养基（23~28℃）	供试品														
	阴性对照														
	阳性对照														

结论：　　□符合规定　　□不符合规定

检验人：　　复核人：

【实训注意】

1. 无菌检查法应用于各种注射剂、眼用及创伤用制剂、植入剂、可吸收的止血剂、外科用敷料、器材等。上述各类制剂必须进行严格的无菌检查，应不得检出细菌、放线菌、真菌及酵母菌等活菌。

2. 所有阳性菌的操作均不得在无菌区域进行，以防止交叉污染。

3. 无菌检查用培养基应每批进行灵敏度检查，合格后方可使用。

4. 培养基应进行适用性检查，包括灵敏度和无菌性检查两项。

5. 无菌检查所用的菌株应符合相关规定，并应采用适宜的菌种保存技术进行保存，以保证试验菌株的生物学特性。

6. 当建立药品的无菌检查法时，应进行方法学的验证，以证明所采用的方法适合于该药品的无菌检查。若药品的组分或原检验条件发生改变时，检查方法应重新验证。

7. 供试品的抽验数量和接种量应符合规定（表3-1、3-2、3-3）。

8. 应正确判断检查结果（符合规定、不符合规定或无效需重试）。

【实训检测】

1. 举例说明哪些生物制剂需要作无菌检验？出现怎样的实验结果可判断该供试

品为无菌检验合格的生物制剂？

2. 在上述实验中，为何要设阳性和阴性对照？若阳性对照出现了阴性结果，请分析其产生原因，又该如何处理？

【实训评价】

评价项目、内容及标准详见附录四。

（杨元娟）

第四章　微生物限度检查法

药品微生物限度检查标准是国家对药品生产的法规，对药品生产企业、医院制剂部门的文明生产、现代化管理及保证药品的卫生质量，保证人民的健康起着重要的促进作用。因此，根据微生物限度检查标准，药品在出厂前均应进行微生物限度检查，它是保证药物药剂质量的重要措施之一。

对于非规定灭菌制剂（如片剂、丸剂、散剂、水剂、冲服剂及原辅料等）必须限制微生物的数量在一定范围内，并保证不含有特定的控制菌（致病菌），否则将直接影响药品的质量和人民的健康。2010年版《中国药典》规定，药品微生物限度检查包括药品的细菌、真菌或酵母菌计数检查，控制菌（大肠埃希菌、沙门菌、铜绿假单胞菌、金黄色葡萄球菌、梭菌、白色念珠菌）的检查及螨类的检查。

第一节　概　　述

一、微生物限度检查法的概念和意义

微生物限度检查法系检查非规定灭菌制剂及其原料、辅料受微生物污染程度的方法。检查项目包括细菌、真菌、酵母菌数及控制菌、螨类检查。

药品是治病防病、关系患者生命健康的特殊商品，为保证药品质量，必须对微生物污染进行必要的控制和检验。微生物限度检查的意义在于：

1. 保证药品质量　已有许多实例表明，药品污染微生物不仅危及患者用药安全，而且也间接影响药品的有效性，所以药品的微生物检查是药品质量不可分割的一部分，药品在出厂前均应进行微生物限度检查，以保证药品的质量。

2. 评价药品卫生质量的重要指标之一　药品中污染的微生物越多，则反映药品的卫生质量越差，其受致病菌污染的可能性就越大。因此微生物限度检查已被作为药品生产企业管理和安全性评价（包括人员素质、设备、工艺、生产、原辅料、储藏等）的重要手段和依据之一。

二、微生物限度检查的内容

根据药品使用要求，把药品划分为两大类：第一类是规定灭菌药品，包括注射剂和输液剂，及体腔、严重烧伤、溃疡、出血及眼科用药等制剂；第二类是非规定灭菌药剂，包括常用口服制剂与一般外用制剂，对这一部分一般不要求绝对无菌，但必须控制微生物的数量在一定的范围内，并保证不含有特定的控制（致病）菌。由于致病菌的范围很

广,各国药典都规定了几种常见的致病菌作为指示菌。微生物限度检查的内容包括:

1. 微生物总数检查　包括细菌数、真菌数及酵母菌数检查。

2. 控制菌检查　包括大肠埃希菌、沙门菌、铜绿假单胞菌、金黄色葡萄球菌、白色念珠菌及梭菌的检查。

3. 螨类检查　螨类不属于微生物,但从微生物限度标准中规定"霉变、长螨者以不合格论"来讲,习惯将螨类归在微生物限度检查范围内。

三、微生物限度检查的环境要求

微生物限度检查应在环境洁净度为10 000级以下的局部洁净度100级的单向流空气区域内进行,检验全过程必须严格遵守无菌操作,防止再污染。单向流空气区域、工作台面及环境应定期按《医药工业洁净室(区)悬浮粒子、浮游菌和沉降菌的测试方法》的现行国家标准进行洁净度验证。

除另有规定外,本检查法中细菌及控制菌培养温度为30~35℃;真菌、酵母菌培养温度为23~28℃。

四、微生物限度标准

非无菌药品的微生物限度标准是基于药品的给药途径和对患者健康潜在的危害以及中药的特殊性而制定的。药品的生产、贮存、销售过程中的检验,中药提取物及辅料的检验,新药标准制定,进口药品标准复核,考察药品质量及仲裁等,除另有规定外,其微生物限度均以本标准为依据。

(一)制剂通则、品种项下要求无菌的制剂及标示无菌的制剂

应符合无菌检查法规定。

(二)口服给药制剂

1. 不含药材原粉的制剂

(1)细菌数:每1g不得过1000cfu;每1ml不得过100cfu。

(2)真菌和酵母菌数:每1g或1ml不得过100cfu。

(3)大肠埃希菌:每1g或1ml不得检出。

2. 含药材原粉的制剂

(1)细菌数:每1g不得过10 000cfu(丸剂每1g不得过30 000cfu);每1ml不得过500cfu。

(2)真菌和酵母菌数:每1g或1ml不得过100cfu。

(3)大肠埃希菌:每1g或1ml不得检出。

(4)大肠菌群:每1g应小于100个;每1ml应小于10个。

3. 含豆豉、神曲等发酵原粉的制剂

(1)细菌数:每1g不得过100 000cfu;每1ml不得过1000cfu。

(2)真菌和酵母菌数:每1g不得过500cfu;每1ml不得过100cfu。

(3)大肠埃希菌:每1g或1ml不得检出。

(4)大肠菌群:每1g应小于100个;每1ml应小于10个。

(三)局部给药制剂

1. 用于手术、烧伤或严重创伤的局部给药制剂　应符合无菌检查法规定。

（1）细菌数：每1g或10cm^2不得过1000cfu；每1ml不得过100cfu。

（2）真菌和酵母菌数：每1g、1ml或10cm^2不得过100cfu。

（3）金黄色葡萄球菌、铜绿假单胞菌：每1g、1ml或10cm^2不得检出。

2. 用于表皮或黏膜不完整的含药材原粉的局部给药制剂

（1）细菌数：每1g或10cm^2不得过1000cfu；每1ml不得过100cfu。

（2）真菌和酵母菌数：每1g、1ml或10cm^2不得过100cfu。

（3）金黄色葡萄球菌、铜绿假单胞菌：每1g、1ml或10cm^2不得检出。

3. 用于表皮或黏膜完整的含药材原粉的局部给药制剂

（1）细菌数：每1g或10cm^2不得过10 000cfu；每1ml不得过100cfu。

（2）真菌和酵母菌数：每1g、1ml或10cm^2不得过100cfu。

（3）金黄色葡萄球菌、铜绿假单胞菌：每1g、1ml或10cm^2不得检出。

4. 耳、鼻及呼吸道吸入给药制剂

（1）细菌数：每1g、1ml或10cm^2不得过100cfu。

（2）真菌和酵母菌数：每1g、1ml或10cm^2不得过10cfu。

（3）金黄色葡萄球菌、铜绿假单胞菌：每1g、1ml或10cm^2不得检出。

（4）大肠埃希菌：鼻及呼吸道给药的制剂每1g、1ml或10cm^2不得检出。

5. 阴道、尿道给药制剂

（1）细菌数：每1g、1ml或10cm^2不得过100cfu。

（2）真菌和酵母菌数：每1g、1ml或10cm^2应小于10cfu。

（3）金黄色葡萄球菌、铜绿假单胞菌、梭菌、白色念珠菌：每1g、1ml或10cm^2不得检出。

6. 直肠给药制剂

（1）细菌数：每1g不得过1000cfu；每1ml不得过100cfu。

（2）真菌和酵母菌数：每1g或1ml不得过100cfu。

（3）金黄色葡萄球菌、铜绿假单胞菌：每1g或1ml不得检出。

7. 其他局部给药制剂

（1）细菌数：每1g、1ml或10cm^2不得过100cfu。

（2）真菌和酵母菌数：每1g、1ml或10cm^2不得过100cfu。

（3）金黄色葡萄球菌、铜绿假单胞菌：每1g、1ml或10cm^2不得检出。

（四）含动物组织（包括脏器提取物）**及动物类原药材粉**（蜂蜜、王浆、动物角、阿胶除外）**的口服给药制剂**

每10g或10ml还不得检出沙门菌。

（五）有兼用途径的制剂

应符合各给药途径的标准。

（六）霉变、长螨者

以不合格论。

（七）中药提取物及辅料

参照相应制剂的微生物限度标准执行。

点 滴 积 累

1. 微生物限度检查法系检查非规定灭菌制剂及其原料、辅料受微生物污染程度的方法。

2. 微生物限度检查项目包括细菌、真菌、酵母菌数的检查和控制菌及螨类检查。

3. 微生物限度检查应在环境洁净度为10 000级以下的局部洁净度100级的单向流空气区域内进行，检验全过程必须严格遵守无菌操作。

第二节 微生物总数检查

一、试验前准备

（一）器材、设备

1. 设备 无菌室、超净工作台、恒温培养箱（室）或生化培养箱（温度可调至23~28℃、30~35℃等所需温度）、匀浆仪、恒温水浴箱、电热干燥箱、冰箱、高压蒸汽灭菌器、菌落计数器、天平（感量0.1g）。

2. 器材 无菌衣、裤、帽、口罩（也可用一次性物品替代）；橡皮乳头、称量纸及不锈钢药匙、酒精灯、乙醇棉球、乳胶手套、试管架、火柴、记号笔；锥形瓶、研钵（直径10~12cm）、量筒、试管及塞子、刻度吸管（1、10ml）、培养皿、玻璃或搪瓷消毒缸（带盖）。

玻璃器皿均于160℃干热灭菌2小时或高压蒸汽灭菌121℃ 20分钟，烘干备用。

（二）需配制的试剂及培养基

1. 供溶解药品用试剂 稀释剂（pH 7.0无菌氯化钠-蛋白胨缓冲液、pH 6.8磷酸盐缓冲液）、聚山梨酯80、无菌司盘80、单硬脂酸甘油酯。

2. 消毒剂 0.2%苯扎溴铵溶液、75%乙醇溶液（制乙醇棉球用）、3%~5%甲酚溶液、5%甲醛、高锰酸钾等。

3. 培养基 营养琼脂培养基、玫瑰红钠琼脂培养基、酵母浸出粉胨葡萄糖琼脂培养基（YPD）。

二、操作过程

（一）抽样量和检验量

检验量即一次试验所用的供试品量（g、ml或cm^2）。除另有规定外，一般供试品的检验量为10g或10ml；膜剂为$100cm^2$；贵重药品、微量包装药品的检验量可以酌减。要求检查沙门菌的供试品，其检验量应增加20g或20ml（其中10g或10ml用于阳性对照试验）。

检验时，应从2个以上最小包装单位中抽取供试品，大蜜丸还不得少于4丸，膜剂还不得少于4片。一般应随机抽取不少于检验用量（两个以上最小包装单位）的3倍量供试品。

（二）供试液的制备

根据供试品的理化特性与生物学特性，采取适宜的方法制备供试液。供试液制备若需加温时，应均匀加热，且温度不应超过45℃。供试液从制备至加入检验用培养基，不得超过1小时。除另有规定外，常用的供试液制备方法如下：

1. 液体供试品 取供试品10ml，加pH7.0无菌氯化钠-蛋白胨缓冲液至100ml，混匀，作为1∶10供试液。油剂可加入适量的无菌聚山梨酯80使供试品分散均匀。水溶性液体制剂也可用混合的供试品原液作为供试液。

2. 固体、半固体或黏稠性供试品　取供试品10g，加pH7.0无菌氯化钠-蛋白胨缓冲液至100ml，用匀浆仪或其他适宜的方法混匀，作为1∶10供试液。必要时可加入适量的无菌聚山梨酯80，并置水浴中适当加温使供试品分散均匀。

3. 需用特殊供试液制备方法的供试品

（1）非水溶性供试品

方法一：取供试品5g（或5ml），加至含溶化的（温度不超过45℃）5g司盘80、3g单硬脂酸甘油酯、10g聚山梨酯80无菌混合物的烧杯中，用无菌玻棒搅拌成团后，慢慢加入45℃的pH7.0无菌氯化钠-蛋白胨缓冲液至100ml，边加边搅拌，使供试品充分乳化，作为1∶20的供试液。

方法二：取供试品10g，加至含20ml无菌十四烷酸异丙酯和无菌玻璃珠的适宜容器中，必要时可增加十四烷酸异丙酯的用量，充分振摇，使供试品溶解。然后加入45℃的pH7.0无菌氯化钠-蛋白胨缓冲液100ml，振摇5~10分钟，萃取，静置使油水明显分层，取其水层作为1∶10的供试液。

（2）膜剂供试品：取供试品100cm^2，剪碎，加100ml的pH7.0无菌氯化钠-蛋白胨缓冲液100ml（必要时可增加稀释液），浸泡，振摇，作为1∶10的供试液。

（3）肠溶及结肠溶制剂供试品：取供试品10g，加pH6.8无菌磷酸盐缓冲液（用于肠溶制剂）或pH7.6无菌磷酸盐缓冲液（用于结肠溶制剂）至100ml，置45℃水浴中，振摇，使溶解，作为1∶10的供试液。

（4）气雾剂、喷雾剂供试品：取规定量供试品，置冷冻室冷冻约1小时，取出，迅速消毒供试品开启部位，用无菌钢锥在该部位钻一小孔，放至室温，并轻轻转动容器，使抛射剂缓缓全部释出。用无菌注射器吸出全部药液，加至适量的pH7.0无菌氯化钠-蛋白胨缓冲液（若含非水溶性成分，加适量的无菌聚山梨酯80）中，混匀，取相当于10g或10ml的供试品，再稀释成1∶10的供试液。

（5）贴剂供试品：取规定量供试品，去掉贴剂的保护层，放置在无菌玻璃或塑料片上，粘贴面朝上。用适宜的无菌多孔材料（如无菌纱布）覆盖贴剂的粘贴面以避免贴剂粘贴在一起。然后将其置于适宜体积并含有灭活剂（如聚山梨酯80或卵磷脂）的稀释剂中，用力振荡至少30分钟，或以其他方法制备成供试液。

（6）具抑菌活性的供试品：当供试品具有抑菌活性时，应尽量选择操作简便、快速的方法，避免损伤供试品中污染的微生物。在供试品溶液性状允许的情况下，应尽量选用薄膜过滤法。常用的方法如下。

1）培养基稀释法：取规定量的供试液，至较大量的培养基中，使单位体积内的供试品含量减少，至不含抑菌作用。测定细菌、真菌及酵母菌的菌数时，取同稀释级的供试液2ml，每1ml供试液可等量分注多个平皿，倾注琼脂培养基，混匀，凝固，培养，计数。每1ml供试液所注的平皿中生长的菌数之和即为1ml的菌落数，计算每1ml供试液的平均菌落数，按平皿法计数规则报告菌数；控制菌检查时，可加大增菌培养基的用量。

2）离心沉淀法：取一定量的供试液，500r/min离心，不超过3分钟，取全部上清液用于细菌检查。

3）薄膜过滤法：适用于各种抑菌、抗菌、防腐等成分的供试品。取规定量的供试液，摇匀，以无菌操作加入装有直径约50mm、孔径不大于0.45μm ±0.02μm微孔滤膜的过滤器内，减压抽干后，用冲洗液冲洗滤膜3次，每次50~100ml，取出滤膜备检。

4）中和法：凡含汞、砷或防腐剂等具有抑菌作用的供试品，可用适宜的中和剂或灭活剂消除其抑菌成分。中和剂或灭活剂可加在所用的稀释液或培养基中。

（三）计数检查

1. 计数培养基的适用性检查　细菌、真菌及酵母菌计数用培养基应进行培养基的适用性检查，成品培养基、由脱水培养基或按培养基处方配制的培养基均应检查。

（1）菌种：试验用菌株的传代次数不得超过5代（从菌种保存中心获得的冷冻干燥菌种为第0代），并采用适宜的菌种保藏技术，以保证试验菌株的生物学特性。

大肠埃希菌（*Escherichia coli*）[CMCC（B）44 102]

金黄色葡萄球菌（*Staphylococcus aureus*）[CMCC（B）26 003]

枯草芽孢杆菌（*Bacillus subtilis*）[CMCC（B）63 501]

白色念珠菌（*Candida albicans*）[CMCC（F）98 001]

黑曲霉（*Aspergillus niger*）[CMCC（F）98 003]

（2）菌液制备：接种大肠埃希菌、金黄色葡萄球菌、枯草芽孢杆菌的新鲜培养物至营养肉汤培养基或营养琼脂培养基中，培养18~24小时；接种白色念珠菌的新鲜培养物至改良马丁培养基或改良马丁琼脂培养基中，培养24~48小时。上述培养物用0.9%无菌氯化钠溶液制成每1ml含菌数为50~100cfu的菌悬液。接种黑曲霉的新鲜培养物到改良马丁琼脂斜面培养基中，培养5~7天，加入3~5ml含0.05%（*V/V*）聚山梨酯80的0.9%无菌氯化钠溶液，将孢子洗脱。然后，吸出孢子悬液至无菌试管内，用含0.05%（*V/V*）聚山梨酯80的0.9%无菌氯化钠溶液制成每1ml含孢子数50~100cfu的孢子悬液。

菌悬液在室温下放置应在2小时内使用，若保存在2~8℃可在24小时内使用。黑曲霉孢子悬液可保存在2~8℃，在验证过的贮存期内使用。

（3）适用性检查：取大肠埃希菌、金黄色葡萄球菌、枯草芽孢杆菌各50~100cfu，分别注入无菌平皿中，立即倾注琼脂培养基，每株试验菌平行制备2个平皿，混匀，凝固，置30~35℃培养48小时，计数；取白色念珠菌、黑曲霉各50~100cfu，分别注入无菌平皿中，立即倾注玫瑰红钠培养基，每株试验菌平行制备2个平皿，混匀，凝固，置23~28℃培养72小时，计数；取白色念珠菌各50~100cfu，分别注入无菌平皿中，立即倾注酵母浸出粉胨葡萄糖琼脂培养基，平行制备2个平皿，混匀，凝固，置23~28℃培养72小时，计数；同时，用相应的对照培养基替代被检培养基进行上述试验。

（4）结果判定：被检培养基上菌落平均数与对照培养基上菌落平均数比值大于70%，且菌落形态大小应与对照培养基上的菌落一致，判定该培养基的适用性检查符合规定。

2. 计数方法的验证　当建立药品的微生物限度检查法时，应进行细菌、真菌及酵母菌计数方法的验证，以确认所采用的方法适合于该药品的细菌、真菌及酵母菌数的测定。若药品的组分或原检验条件发生改变可能影响检验结果时，计数方法应重新验证。验证时，按供试液的制备和细菌、真菌及酵母菌计数所规定的方法及相关要求进行。对各试验菌的回收率应逐一进行验证。

（1）菌种及菌液制备：同计数培养基的适用性检查。

(2)验证方法:验证试验至少应进行3次独立的平行试验,并分别计算各试验菌每次试验的回收率。

1)试验组:采用平皿法计数法,取试验可能用的最低稀释级供试液1ml和50~100cfu试验菌,分别注入平皿中,立即倾注琼脂培养基,每株试验菌平行制备2个平皿,按平皿法测定其菌数;采用薄膜过滤法汁数时,取规定量试验可能用的最低稀释级供试液,过滤,冲洗,在最后一次的冲洗液中加入50~100cfu试验菌,过滤,按薄膜过滤法测定其菌数。

2)菌液组:测定所加的试验菌数。

3)供试品对照组:取规定量供试液,按菌落计数方法测定供试品本底菌数。

4)稀释剂对照组:若供试液制备需要分散、乳化、中和、离心或薄膜过滤等特殊处理时,应增加稀释剂对照组,以考察供试液制备过程中微生物受影响的程度。试验时,可用相应的稀释液替代供试品,加入试验菌,使最终菌浓度为每1ml供试液含50~100cfu,按试验组的供试液制备方法和菌落计数方法测定其菌数。

(3)结果判断:在3次独立的平行试验中,稀释剂对照组的菌回收率(稀释剂对照组的平均菌落数占菌液组的平均菌落数的百分率)应均不低于70%,若试验组的菌回收率(试验组的平均菌落数减去供试品对照组的平均菌落数的值占菌液组的平均菌落数的百分率)均不低于70%,照该供试液制备方法和计数法测定供试品的细菌、真菌及酵母菌数;若任一试验组的菌回收率低于70%,应采用培养基稀释法、离心沉淀法、薄膜过滤法、中和法等方法或联合使用这些方法消除供试品的抑菌活性,并重新进行方法验证。

若没有适宜的方法消除供试品的抑菌作用,那么验证试验中微生物回收的失败可看成因供试品的抗菌活性引起的,同时表明该供试品不能被试验菌污染。但是,供试品也可能仅对试验用菌株具有抑制作用,而对其他菌株没有抑制作用。因此,根据供试品须符合的微生物限度标准和菌落数报告规则,在不影响检验结果判断的前提下,应采用能使微生物生长的更高稀释级的供试液进行方法验证试验。若验证试验符合要求,应以该稀释级供试液最为最低稀释级的供试液进行供试品检验。

计数方法验证时,采用上述方法若还存在一株或多株试验菌的回收率达不到要求,那么选择回收情况最接近要求的方法和试验条件进行供试品的检验。

验证试验也可与供试品的细菌、真菌及酵母菌计数同时进行。

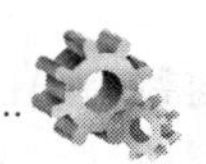

知识链接

无菌及微生物限度检查方法学验证的必要性

药品无菌检查及微生物限度检查时,应进行方法学的验证,以证明所采用的方法适合于该产品的无菌及微生物限度检查。若该产品的组分或原检验条件发生改变时,检查方法应重新验证。

(1)方法学验证的目的是提高检验方法的可靠性和科学性,对所有进行无菌、微生物限度检查的品种,药品生产企业必须采用经过验证的方法检验,以保障得出可靠的结论。

(2)对所用的检验方法进行验证是分析测量科学的基本要求,通过验证试验,可对每种药品的具体检验方法的可靠度及结果准确性予以确认,从而形成标准化的操作。

(3)通过微生物学验证比较,可以发现产品所用原料质量或工艺流程中是否存在污染抑菌物质的问题,对药品质量控制具体实际意义。

3. 供试品检查 计数方法包括平皿法和薄膜过滤法。

(1)平皿法:本法采用的是倾注平皿计数法。

1)稀释(10倍递增稀释法):取2~3支灭菌试管,分别加入9ml稀释液,并取1支1ml灭菌吸管吸取1:10均匀供试液1ml,加入已装有9ml灭菌稀释剂的试管中,混匀即成1:100的供试液。以此类推,稀释至1:1000或1:10 000。

2)注平板、倒培养基:用灭菌移液管(每一稀释度用1支)分别吸取不同稀释度的稀释液1ml,置于每一无菌平皿中(每一稀释度做2~3个平皿),再于每一平皿中倾注15~20ml的温度不超过45℃的细菌、真菌或酵母菌计数用培养基(细菌计数用营养琼脂培养基;真菌及酵母菌计数用玫瑰红钠琼脂培养基;酵母菌计数用酵母浸出粉胨葡萄糖琼脂培养基),快速转动平皿使稀释液与培养基均匀混合,放置,待凝。

3)阴性对照试验:取试验用的稀释液1ml,置无菌平皿中,注入培养基,均匀混合,凝固。每种计数用的培养基各制备2个平板,均不得有菌生长。

4)培养:将已经凝固的平板倒置,营养琼脂培养基放入30~35℃培养箱中培养3天,玫瑰红钠琼脂培养基和酵母浸出粉胨葡萄糖琼脂培养基放入23~28℃培养箱中培养5天。

(2)薄膜过滤法:采用薄膜过滤法,滤膜孔径应不大于0.45μm,直径一般为50mm,若采用其他直径的滤膜,冲洗量应进行相应的调整。选择滤膜材质时应保证供试品及其溶剂不影响微生物的充分被截留。滤器及滤膜使用前应采用适宜的方法灭菌。使用时,应保证滤膜在过滤前后的完整性。水溶性供试液过滤前先将少量的冲洗液过滤以润湿滤膜。油类供试品其滤膜和过滤器在使用前应充分干燥。为发挥滤膜的最大过滤效率,应注意保持供试品溶液及冲洗液覆盖整个滤膜表面。供试液经薄膜过滤后,若需要用冲洗液冲洗滤膜,每张滤膜每次冲洗量不超过100ml,总冲洗量不得超过1000ml,以避免滤膜上的微生物受损伤。

取相当于每张滤膜含1g、1ml或10cm^{2}供试品的供试液,加至适量的稀释剂中,混匀,过滤。若供试品每1g、1ml或10cm^{2}所含的菌数较多时,可取适宜稀释级的供试液1ml,过滤。用pH7.0无菌氯化钠-蛋白胨缓冲液或其他适宜的冲洗液冲洗滤膜,冲洗方法和冲洗量同“计数方法的验证”。冲洗后取出滤膜,菌面朝上贴于营养琼脂培养基或玫瑰红钠琼脂培养基平板上培养。每种培养基至少制备1张滤膜。

阴性对照试验:取试验用的稀释液1ml照上述薄膜过滤法操作,作为阴性对照。阴性对照不得有菌生长。

培养条件和计数方法同平皿法,每片滤膜上的菌落数应不超过100cfu。

三、结果判断

（一）计数

除另有规定外，细菌培养3天，真菌、酵母菌培养5天，逐日点计菌落数，必要时可适当延长培养时间至7天进行菌落计数并报告。菌落蔓延生长成片的平板不宜计数。点计菌落数后，计算各稀释级供试液的平均菌落数，按菌数报告规则报告菌数。若同稀释级两个平板的菌落平均数不小于15，则两个平板的菌落数不能相差1倍或以上。

一般营养琼脂培养基用于细菌计数；玫瑰红钠琼脂培养基用于真菌及酵母菌计数；酵母浸出粉胨葡萄糖琼脂培养基用于酵母菌计数。在特殊情况下，若营养琼脂培养基上长有真菌和酵母菌、玫瑰红钠琼脂培养基上长有细菌，则应分别点计真菌和酵母菌、细菌菌落数。然后将营养琼脂培养基上的真菌和酵母菌数或玫瑰红钠琼脂培养基上的细菌数与玫瑰红钠琼脂培养基中的真菌和酵母菌数或营养琼脂培养基中的细菌数进行比较，以菌落数高的培养基中的菌数为计数结果。

含蜂蜜、王浆的液体制剂用玫瑰红钠琼脂培养基测定真菌数，用酵母浸出粉胨葡萄糖琼脂培养基测定酵母菌数，合并计数。

（二）菌数报告规则

细菌、酵母菌选取平均菌落数小于300cfu，真菌宜选取平均菌落数小于100cfu的稀释级作为菌数报告（取两位有效数字）的依据。以最高的平均菌落数乘以稀释倍数的值报告1g、1ml或$10cm^2$供试品中所含的菌数。

如各稀释级的平板均无菌落生长，或仅最低稀释级的平板有菌落生长，但平均菌落数小于1时，以<1乘以最低稀释倍数的值报告菌数。

四、相关要求

1. 药物在检验前，应保持包装的原有状态，不得开启，防止再污染。药物需放置于阴凉干燥处，防止微生物污染，以免影响检验结果。凡已将原包装启开者，应另行取样。

2. 供试品检验全过程必须符合无菌技术要求，使用灭菌用具时，不能接触可能污染的任何器物，灭菌吸管不能用口吹吸。

3. 供试品从制备至加入检验用培养基不得超过1小时，否则可能导致微生物繁殖或死亡而影响计数结果。

4. 供试品稀释及注皿时应取均匀的供试液，以免造成实验误差。

5. 为避免细菌菌落蔓延生长宜采用开盖干燥（倒置斜放超净工作台1~2小时后合盖再培养）、换陶瓦盖、加TTC[1000ml培养基加入1% TTC（三苯四唑氯化物）1ml，最终浓度为0.001%。TTC可抑制菌大量生长，同时长出粉红色的菌落]的方法处理。

点 滴 积 累

1. 微生物总数检查方法包括平皿法和薄膜过滤法。

2. 一般营养琼脂培养基用于细菌计数；玫瑰红钠琼脂培养基用于真菌及酵母菌计数；酵母浸出粉胨葡萄糖琼脂培养基用于酵母菌计数。

第三节 控制菌及螨类的检查

控制菌检查包括大肠埃希菌、沙门菌、金黄色葡萄球菌、梭菌、铜绿假单胞菌、白色念珠菌和螨类的检查。

一、控制菌检查用培养基的适用性检查及检查方法的验证

(一) 控制菌检查用培养基的适用性检查

控制菌检查用培养基应进行培养基的适用性检查,成品培养基、由脱水培养基或按培养基处方配制的培养基均应检查。检查项目包括培养基的促生长、指示和抑制特性能力。

1. 菌种 对试验菌种的要求同计数培养基的适用性检查。

大肠埃希菌(*Escherichia coli*)[CMCC(B)44 102]

金黄色葡萄球菌(*Staphylococcus aureus*)[CMCC(B)26 003]

乙型副伤寒沙门菌(*Salmonella paratyphi* B)[CMCC(B)50 094]

铜绿假单胞菌(*Pseudomonas aeruginosa*)[CMCC(B)10 104]

生孢梭菌(*Clostridium sporogenes*)[CMCC(B)64 941]

白色念珠菌(*Candina albicans*)[CMCC(F)98 001]

2. 菌液制备 接种大肠埃希菌、金黄色葡萄球菌、乙型副伤寒沙门菌、铜绿假单胞菌的新鲜培养物至营养肉汤培养基或营养琼脂培养基中,生孢梭菌的新鲜培养物接种至硫乙醇酸盐流体培养基中,培养18~24小时;接种白色念珠菌的新鲜培养物至改良马丁培养基或改良马丁琼脂培养基中,培养24~48小时,用0.9%无菌氯化钠溶液制成每1ml含菌数为10~100cfu的菌悬液。

菌悬液在室温下放置应2小时内使用,若保存在2~8℃可在24小时内使用。

3. 适用性检查 控制菌检查用培养基的适用性检查所用的菌株及检测项目见表4-1。

表4-1 控制菌检查用培养基的促生长、抑制和指示能力检查

控制菌检查	培养基	特性	试验菌株
大肠埃希菌	胆盐乳糖培养基	促生长能力	大肠埃希菌
		抑制能力	金黄色葡萄球菌
	MUG培养基	促生长能力+指示能力	大肠埃希菌
	曙红亚甲蓝琼脂或麦康凯培养基	促生长能力+指示能力	大肠埃希菌
大肠菌群	乳糖胆盐发酵培养基	促生长能力	大肠埃希菌
		抑制能力	金黄色葡萄球菌
	乳糖发酵培养基	促生长能力+指示能力	大肠埃希菌
	曙红亚甲蓝琼脂或麦康凯培养基	促生长能力+指示能力	大肠埃希菌

续表

控制菌检查	培养基	特性	试验菌株
沙门菌	营养肉汤	促生长能力	乙型副伤寒沙门菌
	四硫磺酸钠亮绿培养基	促生长能力	乙型副伤寒沙门菌
		抑制能力	金黄色葡萄球菌
	胆盐硫乳琼脂或沙门、志贺属琼脂培养基	促生长能力+指示能力	乙型副伤寒沙门菌
	曙红亚甲蓝琼脂或麦康凯培养基	促生长能力+指示能力	乙型副伤寒沙门菌
	三糖铁琼脂培养基	指示能力	乙型副伤寒沙门菌
铜绿假单胞菌	胆盐乳糖培养基	促生长能力	铜绿假单胞菌
		抑制能力	金黄色葡萄球菌
	溴化十六烷基三甲胺琼脂	促生长能力	铜绿假单胞菌
		抑制能力	大肠埃希菌
	绿脓菌素培养基	促生长能力+指示能力	铜绿假单胞菌
金黄色葡萄球菌	亚碲酸盐肉汤培养基	促生长能力	金黄色葡萄球菌
		抑制能力	大肠埃希菌
	卵黄氯化钠琼脂培养基或甘露醇盐琼脂	促生长能力+指示能力	金黄色葡萄球菌
		抑制能力	大肠埃希菌
梭菌	梭菌增菌培养基	促生长能力	生孢梭菌
	哥伦比亚琼脂	促生长能力	生孢梭菌
白色念珠菌	沙氏葡萄糖肉汤	促生长能力	白色念珠菌
	沙氏葡萄糖琼脂	促生长能力+指示能力	白色念珠菌
	念珠菌显色培养	促生长能力+指示能力	白色念珠菌
		抑制能力	大肠埃希菌
	吐温80玉米琼脂培养物	促生长能力+指示能力	白色念珠菌

(1)增菌培养基促生长能力检测:分别接种于不大于100cfu的试验菌于被检测培养基和对照培养基中,在相应控制菌检查规定的培养温度及最短培养时间下培养。与对照培养基比较,被检测培养基试验菌应生长良好。

(2)固体培养基促生长能力检测:取试验菌0.1ml(含菌数50~100cfu)分别涂布于被检培养基和对照培养基平板上,在相应控制菌检查规定的培养温度及最短培养时间下培养。被检培养基和对照培养基生长的菌落大小、形态特征应一致。

(3)培养基抑制能力检查:接种不少于100cfu的试验菌于被检测培养基中,在相应控制菌检查规定的培养温度及最长培养时间下培养。试验菌应不得生长。

(4)固体培养基指示能力检查:取试验菌各0.1ml(含菌数不大于100cfu)分别涂布于被检培养基和对照培养基平板上,在相应控制菌检查规定的培养温度及最短培养时间下培养。被检培养基中试验菌生长的菌落大小、形态、指示剂反应情况等应与对照培养基一致。

(5)液体培养基指示能力检查:分别接种不大于100cfu的试验菌于被检培养基和对照培养基平板上,在相应控制菌检查规定的培养温度及最短培养时间下培养。被检培养基中试验菌生长的菌落大小、形态、指示剂反应情况等应与对照培养基一致。

(二) 控制菌检查方法的验证

当建立药品的微生物限度检查法时,应进行控制菌检查方法的验证,以确认所采用的方法适合于该药品的控制菌检查。若药品的组分或原检验条件发生改变可能影响检验结果时,检查方法应重新验证。

验证时,依各品种项下微生物限度标准中规定检查的控制菌选择相应验证的菌株,验证大肠菌群检查法时,应采用大肠埃希菌作为菌株。验证试验按供试液的制备和控制菌检查法的规定及下列要求进行。菌种及菌液的制备同控制菌检查用培养基的适用性检查。

1. 菌种及菌液制备　同控制菌检查用培养基的适用性检查。

2. 验证方法　取规定量供试液及10~100cfu试验菌加入增菌培养基中,依相应控制菌检查法进行检查。当采用薄膜过滤法时,取规定量供试液,过滤,冲洗,试验菌应加在最后一次冲洗液中,过滤后注入增菌培养基或取出滤膜接入增菌培养基中。

3. 结果判断　若上述试验检出试验菌,按此供试液制备法和控制菌检查法进行该控制菌检查;若试验组未检出试验菌,应采用培养基稀释法、离心沉淀集菌法、薄膜过滤法、中和法等方法或联合使用这些方法消除供试品的抑菌活性,并重新进行方法验证。验证试验也可与供试品的控制菌检查同时进行。

二、大肠埃希菌的检查

大肠埃希菌是肠杆菌科埃希菌属细菌,是人和温血动物肠道内栖居菌,在肠道中可合成维生素B和维生素K。但有些菌株可感染人和动物,引起腹泻、化脓或败血症。本菌随粪便排出体外,可直接或间接污染药物及药品生产的各个环节。服用后有可能被粪便中存在的肠道致病菌或寄生虫卵等病原体感染。因此,大肠埃希菌被列为粪便污染指示菌,是非规定灭菌口服药品的常规必检项目。眼部给药制剂、鼻及呼吸道给药的制剂也不得检出大肠埃希菌。

(一) 试验前准备

1. 器材、设备

(1)设备:无菌室、净化工作台、培养箱、高压蒸汽灭菌器、显微镜(1500×)、恒温水浴(45℃±1℃)、冰箱、365nm紫外灯。

(2)器材:无菌衣、裤、帽、口罩(也可用一次性物品替代);大、小橡皮乳头、称量纸及不锈钢药匙、酒精灯、乙醇棉球、乳胶手套、试管架、火柴、记号笔;锥形瓶、研钵(直径10~12cm)、量筒、试管及塞子、刻度吸管(1、10ml)、培养皿、载玻片、玻璃或搪瓷消毒缸(带盖)。

玻璃器皿均于160℃干热灭菌2小时或高压蒸汽灭菌121℃ 20分钟,烘干备用。

2. 需配制的试剂及培养基

(1)需配制的试剂:0.9%无菌氯化钠溶液、无菌磷酸盐缓冲液(pH7.2)、无菌氯化钠-蛋白胨缓冲液(pH7.0);靛基质试液、甲基红指示液、伏-普试液、革兰染色液。

(2)需配制的培养基:乳糖胆盐培养基、4-甲基伞形酮葡糖苷酸(4-methylumbelliferyl-β-D-glucuronide,MUG)培养基、曙红亚甲蓝琼脂培养基(EMB)、麦康凯琼脂培养基、营养琼脂培养基、蛋白胨水培养基、磷酸盐葡萄糖胨水培养基、枸橼酸盐培养基。

3. 对照用菌液　每1ml含50~100cfu的大肠埃希菌的菌悬液。

(二)操作过程

1. 检验程序　进行大肠埃希菌检验时,供试液先经增菌培养,然后利用MUG-indole法对增菌培养物进行快速检查,如果这两项检查都为阳性结果或都为阴性结果,可以直接报告结果。如果出现一阴一阳的结果,还需进行分离培养,无菌落生长,可以直接报告结果;出现疑似菌落生长时,进行纯培养、生化鉴定试验(图4-1)。

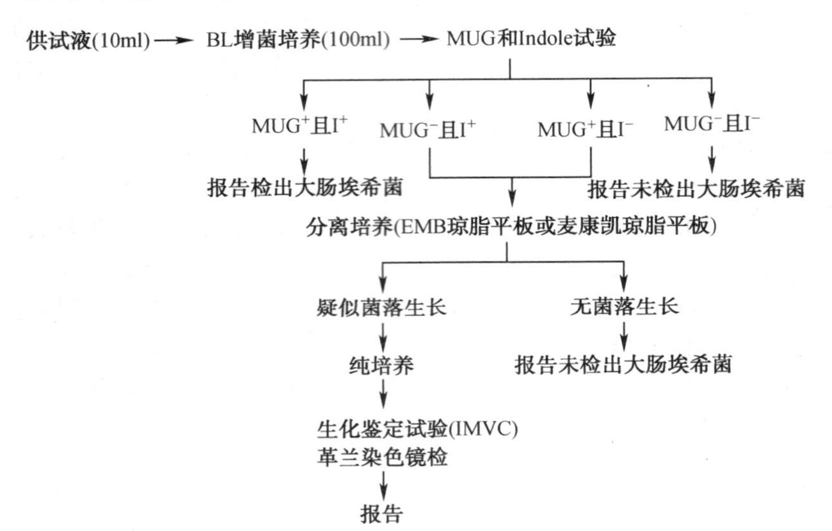

图4-1　大肠埃希菌菌检程序图

2. 增菌培养　供试品在检验时,首先需先进行增菌培养。增菌培养可选用乳糖胆盐(BL)培养基,其中的胆盐(或去氧胆酸钠)具有抑制革兰阳性细菌生长的作用。

取乳糖胆盐培养基3瓶,每瓶100ml,2瓶分别加入规定量的供试液(1∶10的待检供试液10ml),其中1瓶加入50~100个对照菌作阳性对照,第3瓶加入10ml稀释剂作阴性对照,30~35℃培养18~24小时(必要时可延长至48小时)。阴性对照应无菌生长。

难点释疑

控制菌的培养温度由2005年版《中国药典》的35~37℃修改为2010版的30~35℃,这和细菌培养的温度是一致的。

原因是30~35℃适合所有中温菌的生长,某些高温菌在此条件下也可以生长。

当阴性对照呈阴性，阳性对照正常生长，供试液乳糖胆盐增菌液澄明，并证明无菌生长，判定为未检出大肠埃希菌。若供试液增菌液浑浊，并证明有菌生长，做如下检查。

3. MUG-indole 快速检查　取增菌培养后的 3 瓶培养物各 0.2ml，分别接种至含 5ml MUG 的培养基试管内培养，分别于 5、24 小时在 365nm 紫外线下观察，同时用未接种的 MUG 培养基作本底对照。阳性对照管应呈现蓝白色荧光，为 MUG 阳性。供试液的 MUG 管呈现荧光，为 MUG 阳性；不呈现荧光，为 MUG 阴性。观察后，沿培养管的管壁加入数滴靛基质试液，观察液面颜色，液面呈玫瑰红色，为靛基质阳性；呈试剂本色，为靛基质阴性。本底对照应为 MUG 阴性和靛基质阴性。

如供试液 MUG 阳性、靛基质阳性，判定供试品检出大肠埃希菌；如供试液 MUG 阴性、靛基质阴性，判定供试品未检出大肠埃希菌；如 MUG 阳性、靛基质阴性，或 MUG 阴性、靛基质阳性，则均应取乳糖胆盐培养物划线接种于曙红亚甲蓝琼脂培养基（eosin methylene blue agar，简称 EMB）或麦康凯琼脂培养基的平板上，作进一步的检查。

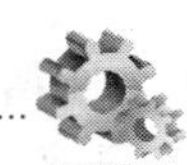

知识链接

金黄色葡萄球菌检查原理

2010 年版《中国药典》采用 MUG-indole 法检查大肠埃希菌。94% 的大肠埃希菌中含有 β-葡萄糖醛苷酶，它可以分解 4-甲基伞形酮-β-D-葡萄糖醛酸苷（4-methylumbelliferyl-β-D-glucuronide，MUG）产生荧光物质。将 MUG 作为大肠埃希菌的基本营养物加入培养基中，培养一段时间后，在 365nm 紫外线下呈现蓝白色荧光。但是用单一 MUG 鉴别大肠埃希菌，其漏检率达 6%，鉴于 98% 的大肠埃希菌靛基质试验为阳性，故将 MUG 与 indole 试验结合，再辅以曙红亚甲蓝琼脂（EMB）平板分离，IMVC 试验理论上可使大肠埃希菌检出率达到 99%。

4. 分离培养　取供试液增菌液在曙红亚甲蓝琼脂平板或麦康凯琼脂平板上进行划线分离，30～35℃ 培养 18～24 小时，观察菌落特征，如上述平板上无菌落生长，或生长的菌落与表 4-2 所列的菌落特征不符，判定为供试品未检出大肠埃希菌。如平板上生长的菌落与表 4-2 所列的菌落特征相符或疑似，应对可疑菌落进行生化反应试验。

表 4-2　大肠埃希菌的菌落形态特征

培养基	菌落形态
曙红亚甲蓝琼脂平板（EMB 平板）	呈紫黑色、浅紫色、蓝紫色或粉红色，菌落中心呈深紫色或无明显暗色中心，圆形，稍凸起，边缘整齐，表面光滑、湿润，常有金属光泽
麦康凯琼脂平板	鲜桃红色或微红色，菌落中心呈深桃红色，圆形，扁平，边缘整齐，表面光滑、湿润

5. 纯培养　从平板上选择与典型菌落特征相符或疑似的 2～3 个菌落，分别接种于营养琼脂培养基斜面上，培养 18～24 小时，然后取营养琼脂斜面培养物做如下试验。

6. 生化试验确认

（1）靛基质试验（indole test，I）：将斜面培养物接种于蛋白胨水培养基中，30～35℃

培养 24～48 小时，沿管壁加入靛基质试液数滴，液面呈玫瑰红色，呈试剂本色为阴性。大肠埃希菌应有阳性反应。

（2）甲基红试验（methyl red test，M）：将斜面培养物接种于磷酸盐葡萄糖胨水培养基中，30～35℃培养 24～48 小时，于管内加入甲基红指示剂数滴，观察结果，呈鲜红色或橘红色为阳性，呈黄色为阴性。大肠埃希菌应是阳性。

（3）伏-普试验（Voges-Prokauer test，V-P）：将斜面培养物接种于磷酸盐葡萄糖胨水培养基中，30～35℃培养 24～48 小时，加入 V-P 试剂甲液 1ml，混匀，再加入 V-P 试剂乙液 0.4ml，充分振摇，观察结果，4 小时出现红色为阳性，无色反应为阴性。大肠埃希菌应是阴性。

（4）枸橼酸盐利用试验（citrate test，简称 C）：将斜面培养物接种于枸橼酸盐琼脂培养基中，30～35℃培养 24～48 小时，观察结果，培养基由绿色变成蓝色时为阳性，培养基颜色无改变为阴性。大肠埃希菌应是阴性。

（三）结果判断

进行 MUG-indole 试验时，阳性对照增菌培养物应该呈阳性结果，阴性对照增菌培养物应该呈阴性结果，供试品增菌培养物结果如表 4-3 所示。当供试品增菌液 MUG-indole 试验结果出现一阴一阳时，应采用曙红亚甲蓝琼脂平板或麦康凯琼脂平板进行划线培养；当平板上出现典型菌落或疑似菌落时，还需进行 IMVC 生化试验进行确认，结果判断如表 4-3 所示。

表 4-3　大肠埃希菌检查结果的判定

MUG-indole	曙红亚甲蓝琼脂	靛基质	甲基红	V-P	枸橼酸	结果
+　+						检出大肠埃希菌
−　−						未检出大肠埃希菌
+　−	无菌生长					未检出大肠埃希菌
+　−	有菌生长	−	+	−	−	2 检出大肠埃希菌
−　+	有菌生长	+	+	−	−	1 检出大肠埃希菌

注：如出现 1（+、+、−、−）或 2（−、+、−、−），均应重新分离菌株，再作 MUG-indole 和 IMVC 试验

（四）相关要求

1. 配制 MUG 培养基　务必校正 pH，灭菌后 pH 不得超过 7.4，否则 pH 偏高，MUG 分解，本身则显荧光；分装 MUG 培养基的试管应挑选，试管、蛋白胨不得显荧光。

2. 培养时间　供试品培养液接种于 MUG 培养基中的培养时间，一般在 5、24 小时观察是否产生荧光。如荧光很微弱，不能准确判断时，该延长培养至 48 小时再观察结果。由于大肠埃希菌各菌株间的 MUG 的属性不完全相同，对底物和底物浓度反应的差异、培养基中选择因子的影响、培养时间、温度、pH 的改变、大量竞争菌和样品本身物质成分的干扰等对结果的判断亦有影响。

3. 结果观察　取供试品的 MUG 管、阳性对照管同时在 365nm 紫外灯下观察，阳性对照管应有较强蓝白色荧光，阴性对照管无荧光。供试品 MUG 管是否有荧光，应仔细观察比较，或将各管调换位置（阴性管居中），适当倾斜试管。阳性对照管荧光强烈，影响供试品管与阴性对照管的观察时，亦该移去阳性对照管。

4. 药品中污染的大肠埃希菌易受生产工艺及药物的影响。在曙红亚甲蓝琼脂或

麦康凯琼脂平板上的菌落形态特征时有变化，挑取可疑菌落往往凭经验，主观性较大，务必挑选2~3个以上菌落分别作IMVC试验鉴别，挑选菌落越多，挑选阳性菌的概率较高。如仅挑选1个菌落IMVC试验的鉴别，则易漏检。

5. 在IMVC试验中，蘸取菌苔后按C盐、I、M、VI次序接种，勿将培养基带入C盐斜面上，以免产生阳性结果，同时培养时间改为2~4天。

6. 阳性对照试验可以检查供试品是否有抑菌作用及培养条件是否适宜。阳性对照菌液的制备、计数及加入含供品的培养基中等操作不能在检测供试品的无菌室或超净工作台上进行，必须在单独的隔离间或超净工作台操作，以免污染供试品及操作环境。

7. 检测大肠埃希菌及其他控制菌按一次检出结果为准，不再复检。检出的大肠埃希菌及其他控制菌培养物须保留1个月，备查。

三、沙门菌的检查

沙门菌为肠杆菌科沙门菌属细菌，广泛分布于自然界，是人畜共患的肠道病原菌，常引起伤寒、肠炎、肠热症和食物中毒，危害人类健康。沙门菌可通过人、畜、禽的粪便或带菌者直接或间接地污染药品原料、辅料及生产的各个环节，特别是以动物、脏器为来源的药物，污染概率更高。因此，2010年版《中国药典》药品微生物限度标准规定，含动物组织（包括提取物）来源的口服给药制剂、动物类原药材粉（蜂蜜、王浆、动物角、阿胶除外）不得检出沙门菌。

（一）试验前准备

1. 器材和设备

（1）设备：无菌室、净化工作台、培养箱、高压蒸汽灭菌器、恒温水浴锅。

（2）器材：无菌衣、裤、帽、口罩（也可用一次性物品替代）；大、小橡皮乳头、称量纸及不锈钢药匙、酒精灯、乙醇棉球、乳胶手套、试管架、火柴、记号笔；锥形瓶、研钵（直径10~12cm）、量筒、试管及塞子、刻度吸管（1、10ml）、培养皿、载玻片、玻璃或搪瓷消毒缸（带盖）。

玻璃器皿均于160℃干热灭菌2小时或高压蒸汽灭菌121℃ 20分钟，烘干备用。

2. 需配制的试剂及培养基

（1）试剂：0.9%无菌氯化钠溶液、无菌聚山梨酯80-氯化钠溶液、无菌磷酸盐缓冲液（pH7.2）、无菌氯化钠-蛋白胨缓冲液（pH7.0）；靛基质试液、沙门菌属A~F“O”多价血清。

（2）需配制的培养基：营养肉汤培养基、四硫磺酸钠亮绿培养基、胆盐硫乳琼脂（DHL）培养基、沙门、志贺菌属琼脂（SS）培养基、曙红亚甲蓝琼脂（EMB）培养基、麦康凯琼脂培养基、三糖铁琼脂培养基斜面、脲琼脂培养基斜面、营养肉汤培养基、氰化钾培养基、赖氨酸脱羧酶培养基、半固体营养琼脂培养基。

（二）操作过程

1. 检查程序　检验沙门菌时，供试液先进行增菌培养，然后对增菌液进行分离培养，如果无特征菌落生长，直接报告结果；出现疑似菌落生长时，采用三糖铁琼脂培养基进行初步鉴别，未见典型特征，直接报告结果；有疑似菌株时，进行生化试验，报告结果（图4-2）。

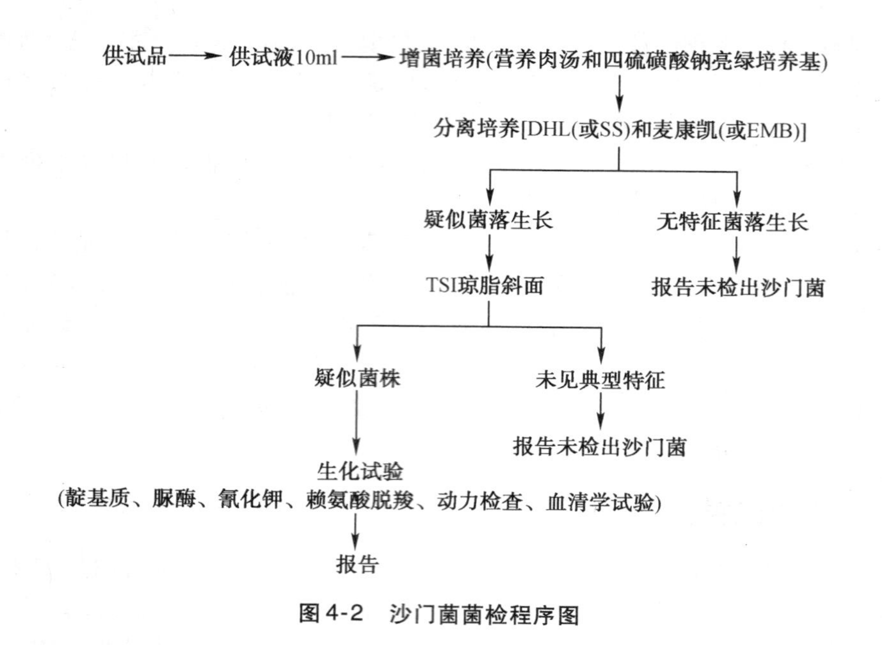

图 4-2　沙门菌菌检程序图

2. 增菌培养　选用营养肉汤培养基和四硫磺酸钠亮绿培养基进行。先用营养肉汤培养基进行预培养(因污染细菌在药品生产过程中受损或呈休眠状态而使其活性修复),然后用四硫磺酸钠亮绿培养基进行增菌,因四硫磺酸钠亮绿增菌液中的碘可氧化硫代硫酸钠而形成四硫磺酸钠,对大肠埃希菌有抑制作用,而有利于沙门菌的生长。并且碳酸钙有缓冲作用,可使沙门菌不致因培养液 pH 改变而死亡。

(1)预培养:取营养肉汤培养基 3 瓶,每瓶 100ml,2 瓶分别加入 1∶10 的待检供试液 10ml,其中 1 瓶加入 50~100 个对照菌作阳性对照,第 3 瓶加入 10ml 稀释剂作阴性对照,30~35℃培养 18~24 小时。阴性对照应无菌生长。

(2)增菌培养:取上述供试品预培养液及阳性对照液各 1ml,分别接种于 10ml 四硫磺酸钠亮绿培养基中,30~35℃培养 18~24 小时。

3. 分离培养　取上述供试品增菌液及阳性对照液分别划线接种于 DHL(或 SS)和麦康凯(或 EMB 琼脂)培养基的平板上,置 30~35℃培养 18~24 小时,必要时延长至 40~48 小时。当阳性对照的平板呈现阳性菌落,供试品的平板无菌落生长,或生长的菌落不同于表 4-4 所列的特征,判定供试品未检出沙门菌。

表 4-4　沙门菌的菌落特征

培养基	菌落形态
胆盐硫乳琼脂	无色至浅橙色,半透明,菌落中心黑色或全部黑色或无黑色
沙门、志贺菌属琼脂	无色至淡红色,半透明或不透明,菌落中心有时带黑褐色
曙红亚甲蓝琼脂	无色至浅橙色,透明或半透明,光滑湿润的圆形菌落
麦康凯琼脂	无色至浅橙色,透明或半透明,菌落中心有时为暗色

4. 三糖铁琼脂培养基初步鉴别试验　若供试品在上述分离培养基上生长的菌落与表 4-4 所列的菌落特征相符或疑似,用接种针挑选 2~3 个菌落划线接种于三糖铁琼

脂培养基斜面上进行斜面和高层穿刺接种，阳性对照同时接种该培养基，置30~35℃培养18~24小时。阳性对照的斜面应为红色（呈碱性）、底层为黄色（呈酸性）、硫化氢阳性（底层黑色）或阴性（无黑色），而供试品的疑似菌斜面未见红色、底层未见黄色；或斜面黄色、底层无黑色，判定供试品未检出沙门菌。否则，应取三糖铁琼脂培养基斜面的培养物进行适宜的生化试验和血清凝集试验，确认是否为沙门菌。

5. 生化试验　取沙门菌疑似菌株的三糖铁琼脂斜面培养物，作如下试验：

（1）靛基质试验：按照大肠埃希菌靛基质试验操作并判断结果。

（2）脲酶试验：取疑似菌斜面培养物接种于脲琼脂培养基斜面，培养24小时观察结果，培养基由黄色变成红色者为阳性反应，不变色为阴性。沙门菌应为阴性反应。

（3）氰化钾试验：取培养20~24小时的疑似菌株营养肉汤培养液，分别用接种环蘸取培养液1环，接种至氰化钾培养基及不含氰化钾的基础培养基（对照管）各1管，接种后立即塞紧胶塞，置30~35℃培养24~48小时。对照管内应有菌生长，试验管有菌生长者为阳性，无菌生长者为阴性。沙门菌应为阴性反应。

（4）赖氨酸脱羧酶试验：用接种环蘸取疑似菌斜面培养物分别接种于赖氨酸脱羧酶培养基及不含赖氨酸的基础培养基（对照管），置30~35℃培养24~48小时，观察结果。对照管应为黄色，试验管呈紫色为阳性（赖氨酸脱羧产碱），呈黄色为阴性。沙门菌应为阳性反应。

（5）动力检查：用接种针蘸取疑似斜面培养物穿刺接种于半固体营养琼脂培养基中，培养24小时，细菌沿穿刺向外周扩散生长，使培养基呈现混浊蔓延现象，为动力阳性；仅沿穿刺线生长，周围培养基清晰的为动力阴性。阴性培养物应在室温保留2~3天后再观察，沙门菌除少数例外，均具有周身鞭毛，能运动。

6. 血清凝集试验　在洁净载玻片一段，以白金耳蘸取沙门菌属A~F"O"多价血清2~3环，再取斜面上部的培养物少许，与血清混合，将玻片前后测动，对出现凝集现象的待检菌培养物，应以0.9%无菌氯化钠溶液与同株培养物作对照试验，对照试验无凝集现象时，方可判定为血清凝集阳性。有时反应迟缓，需将玻片与湿棉球置平皿内，约过20分钟再观察，仍未出现凝集时，应取斜面培养物，置含少量0.9%无菌氯化钠溶液的试管中，制成浓菌悬液，在100℃水浴中保温30分钟，待冷，再作凝集试验。如出现凝集，则判定为阳性，否则为阴性。

（三）结果判断

上述各项试验，沙门菌一般为硫化氢阳性（或阴性），靛基质阴性，脲酶阴性，氰化钾阴性，赖氨酸脱羧酶阳性，动力阳性，A~F"O"多价血清凝集试验阳性。各鉴定结果按表4-5判定。

表4-5　沙门菌检查结果的判定

序号	血清凝集反应（A~F"O"多价血清）			生化试验	结果
	凝集反应	100℃ 30分钟凝集反应	0.9%氯化钠溶液对照		
1	阳性		阴性	符合	检出沙门菌
2	阴性	阳性	阴性	符合	检出沙门菌
3	阴性	阴性		不符合	未检出沙门菌

上述各项试验任何一项不符合或有可以反应的培养物，均应进一步鉴定后作出结论。

（四）相关要求

1. 试验用培养基需经过质量鉴定，用已知典型反应菌株进行测验，其灵敏度及特征性反应符合要求。培养基需在规定条件保存，在规定时间内使用。分离平板在使用前应置36℃温箱内倒置培养1~2小时，使其表面温暖湿润，利于分离。

2. 用于生化试验、血清学试验的菌种要是纯培养物，否则结果有误，如血清阳性而生化试验不符合时，应首先检查培养物的纯度。对污染的培养物，不应丢弃，因为可能掩盖沙门菌，故应重新分离再进行试验。

3. 检测控制菌按一次检出结果为准，不再复检。检出的控制菌培养物须保留1个月，备查。

四、铜绿假单胞菌的检查

铜绿假单胞菌为假单胞菌属细菌，又称绿脓杆菌。本菌对人类有致病力，并对许多药物具有天然的耐药性。烧伤、烫伤、眼科疾患和其他创伤常因铜绿假单胞菌引起激发感染，是常见的化脓性感染菌，可造成眼角膜溃疡、失明，引起败血症等严重疾患。本菌在自然界分布广泛，土壤、空气、水以及人和动物的皮肤、肠道、呼吸道均有存在，因此可通过生产的各个环节污染药品。因此，一般眼科用制剂和外用药品规定不得检出铜绿假单胞菌。

（一）试验前准备

1. 器材和设备

（1）设备：无菌室、净化工作台、培养箱、高压蒸汽灭菌器、显微镜（1500×）、恒温水浴锅。

（2）器材：无菌衣、裤、帽、口罩（也可用一次性物品替代）；大、小橡皮乳头、称量纸及不锈钢药匙、酒精灯、乙醇精棉球、乳胶手套、试管架、火柴、记号笔；锥形瓶、研钵（直径10~12cm）、量筒、试管及塞子、刻度吸管（1、10ml）、培养皿、载玻片、滤纸片、玻璃或搪瓷消毒缸（带盖）。

玻璃器皿均于160℃干热灭菌2小时或高压蒸汽灭菌121℃ 20分钟，烘干备用。

2. 需配制的试剂及培养基

（1）试剂：0. 9%无菌氯化钠溶液、无菌聚山梨酯80-氯化钠溶液、无菌磷酸盐缓冲液（pH7. 2）、无菌氯化钠-蛋白胨缓冲液（pH7. 0）；革兰染色液、三氯甲烷、1mol/L盐酸试液、1%二盐酸二甲基对苯二胺试液。

（2）需配制的培养基：乳糖胆盐培养基（BL）、溴化十六烷基三甲胺琼脂培养基、营养琼脂斜面、PDP培养基（绿脓菌素测定用培养基）、硝酸盐胨水培养基、明胶培养基。

（二）操作过程

1. 检查程序　检验铜绿假单胞菌时，供试液先进行增菌培养，然后对增菌液进行分离培养，如果无特征菌落生长，直接报告结果；出现疑似菌落生长时，进行纯培养、革兰染色镜检和氧化酶试验；出现非革兰阴性无芽孢杆菌或氧化酶试验阴性结果时，判断未检出铜绿假单胞菌。否则进行绿脓菌素试验，绿脓菌素试验阳性，报告检出铜绿假单胞菌；绿脓菌素试验结果阴性时，进行41℃生长试验、硝酸盐还原产气试验、明胶液化试验，报告结果（图4-3）。

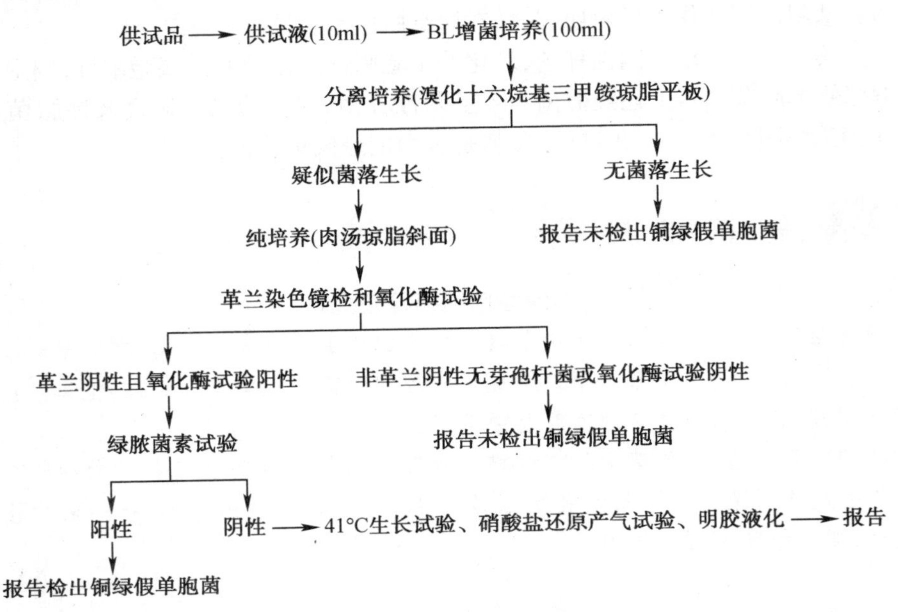

图4-3　铜绿假单胞菌菌检程序图

2. 增菌培养　取乳糖胆盐培养基3瓶，每瓶100ml，2瓶分别加入1:10的待检供试液10ml，其中1瓶加入50～100个对照菌作阳性对照，第3瓶加入10ml稀释剂作阴性对照，30～35℃培养18～24小时。阴性对照应无菌生长。

3. 分离培养　取上述供试品增菌液及阳性对照液分别划线接种于溴化十六烷基三甲胺琼脂培养基平板上，置30～35℃培养18～24小时。

当阳性对照的平板呈现阳性菌落，供试品的平板无菌落或无疑似菌落生长，可判定未检出铜绿假单胞菌。

铜绿假单胞菌的典型菌落呈扁平、无定形，周边扩散，表面湿润，灰白色，周围时有蓝绿色素扩散。

4. 纯培养　如供试品在上述平板上有菌生长，并与典型菌落特征相符或疑似时，应挑选2～3个疑似菌落，分别接种于营养琼脂斜面，置30～35℃培养18～24小时，做革兰染色，并作氧化酶试验。

5. 革兰染色镜检　铜绿假单胞菌为革兰阴性、无芽孢杆菌，单个、成对或短链排列。

6. 氧化酶试验　取洁净滤纸片置于平皿内，用无菌玻棒取斜面培养物涂于滤纸片上，滴加新配制的1%二盐酸二甲基对苯二胺试液，在30秒内若培养物呈粉红色并逐渐变为紫红色为氧化酶试验阳性，否则为阴性。

若斜面培养物为非革兰阴性无芽孢杆菌或氧化酶试验阴性，均判定供试品未检出铜绿假单胞菌。否则，应进行绿脓菌素试验。

7. 绿脓菌素试验　取斜面培养物接种于PDP（绿脓菌素测定用培养基）琼脂培养基斜面上，培养24小时后，在试管内加三氯甲烷3～5ml，搅碎培养基并充分振摇。静置片刻，将三氯甲烷相移至另一试管中，加入 1mol/L 盐酸试液约 1ml，振摇后，静置片刻，观察。若盐酸溶液呈粉红色，为绿脓菌素试验阳性，否则为阴性。同时用未接种的 PDP 琼脂培养基斜面同法作阴性对照，阴性对照试验应呈阴性。

若上述疑似菌为革兰阴性杆菌、氧化酶试验阳性及绿脓菌素试验阳性，判定供试品检出铜绿假单胞菌。若上述疑似菌为革兰阴性杆菌、氧化酶试验阳性及绿脓菌素试验阴性，应继续进行适宜的生化试验，确认是否为铜绿假单胞菌。

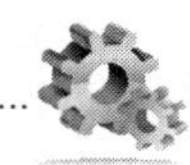

知识链接

铜绿假单胞菌检查原理

氧化酶试验原理：铜绿假单胞菌具有氧化酶或细胞色素氧化酶，在有分子氧和细胞色素存在时，可将二甲基对苯二胺氧化成带红颜色的醌类化合物，其他革兰阳性菌也能呈现颜色反应，但反应的速度要慢得多。

绿脓菌素试验：绿脓菌素从有机相转到酸性水相中会由蓝绿色变为粉红色。先用三氯甲烷将绿脓菌素提取出来，转到另一试管中，滴加盐酸，上层盐酸液内出现粉红色时，即为绿脓菌素试验阳性。

8. 41℃生长试验　用接种环蘸取营养琼脂斜面培养物，接种于 0.9% 无菌氯化钠溶液中，制成菌悬液。再取菌悬液接种于营养琼脂斜面上，立即置 41℃ ±1℃ 的恒温水浴箱内，务必使整个斜面浸没在水浴中，培养 24~48 小时，有菌苔生长者为阳性；无菌苔生长为阴性。

9. 硝酸盐还原产气试验　用接种环蘸取少许营养琼脂斜面培养物，接种于硝酸盐胨水培养基中，置 36℃ ±1℃ 培养 24 小时，观察结果。如果在培养基内的小倒管中有气体产生，即为阳性反应，表明该培养物能还原硝酸盐，并将亚硝酸盐分解产生氮气。小倒管内无气泡者为阴性反应。

10. 明胶液化试验　用接种针蘸取营养琼脂斜面培养物少许，穿刺接种于明胶培养基中，穿刺深度应接近培养基的底部，置 36℃ ±1℃ 培养 24 小时，取出置冰箱内 10~30 分钟，如培养基呈溶液状，即为明胶液化试验阳性；如明胶呈凝固状，为阴性反应。

（三）结果判断

1. 供试品培养物经证实为革兰阴性杆菌，氧化酶试验及绿脓菌素试验皆为阳性者，判定为检出铜绿假单胞菌。

2. 供试品培养物镜检为革兰阴性杆菌，氧化酶试验阳性，绿脓菌素试验阴性时，其硝酸盐还原产气试验、41℃生长试验及明胶液化试验皆为阳性时，亦判定为检出铜绿假单胞菌。

3. 不符合上述试验结果，判定为未检出铜绿假单胞菌。

（四）相关要求

1. 铜绿假单胞菌污染药品后，因生产工艺和药物的影响，在溴化十六烷基三甲胺平板上的菌落形态可产生非典型形态。为防止漏检，在挑取疑似菌落时，宜取 2~3 个以上菌落，分别进行检验，以提高铜绿假单胞菌的检出率。

2. 绿脓菌素是铜绿假单胞菌鉴定的重要特征，但色素的产生受许多因素的影响，除菌株差异及变异外，培养条件是重要因素，温度、培养基成分等皆可影响色素产生，培养基中琼脂蛋白胨等应事先测试，选用适宜品牌，试验时并用阳性菌作对照试验。

3. 氧化酶试验注意事项

(1)试验菌落(菌苔)必须新鲜，陈旧培养物反应不可靠。

(2)试验避免与铁、镍等金属接触，不可用普通接种针(环)(白金材料外)挑取菌落(菌苔)，否则易出现假阳性，宜用玻璃棒或木棒。

(3)试剂宜新鲜配制，放置过久时二盐酸二甲基对苯二胺氧化变色，不可用。

(4)反应需在有氧条件下进行，勿滴加试剂过多，以免浸泡培养物使之与空气隔绝，造成假阴性反应。

(5)麦康凯琼脂、SS 琼脂培养基等含糖培养基上的菌落不适于做氧化酶试验，因为糖分解产酸，抑制氧化酶活性。

4. 明胶液化试验注意事项

(1)试验接种前，培养基应为固态，否则需将培养基置冰箱内使之凝固后再穿刺接种。

(2)试验应同时设未接种细菌的阴性对照管，与试验管同时培养并观察结果。

5. 假单胞菌属生长温度试验为 41℃，试验宜用水浴，培养基接种前宜预热，以便与培养基规定温度一致。

6. 检测控制菌按一次检出结果为准，不再复检。检出的控制菌培养物须保留 1 个月，备查。

五、金黄色葡萄球菌的检查

金黄色葡萄球菌为葡萄球菌属中的一种。本菌在自然界分布甚广，空气、土壤、水和日常用具，以及人的皮肤、鼻咽腔、痰液、鼻涕、毛囊等中常可发现，固在生产各环节中极易污染药品。本菌是葡萄球菌中致病力最强的一种，可经皮肤、黏膜侵入人体引起化脓性病变等局部及全身化脓性炎症，严重时可导致败血症。外用药品和一般滴眼剂、眼膏剂、软膏剂等规定不得检出金黄色葡萄球菌。

(一) 试验前准备

1. 器材和设备

(1)设备：无菌室、净化工作台、培养箱、高压蒸汽灭菌器、显微镜(1500 ×)、恒温水浴锅。

(2)器材：无菌衣、裤、帽、口罩(也可用一次性物品替代)；大、小橡皮乳头、称量纸及不锈钢药匙、酒精灯、乙醇棉球、乳胶手套、试管架、火柴、记号笔；锥形瓶、研钵(直径 10~12cm)、量筒、试管及塞子、刻度吸管(1、10ml)、培养皿、载玻片、玻璃或搪瓷消毒缸(带盖)。

玻璃器皿均于 160℃ 干热灭菌 2 小时或高压蒸汽灭菌 121℃ 20 分钟，烘干备用。

2. 需配制的试剂及培养基

(1)试剂：0.9% 无菌氯化钠溶液、无菌聚山梨酯 80-氯化钠溶液、无菌磷酸盐缓冲液(pH7.2)、无菌氯化钠-蛋白胨缓冲液(pH7.0)；革兰染色液、血浆-0.9% 无菌氯化钠溶液(1∶1)。

(2)需配制的培养基：营养肉汤(或亚碲酸钠肉汤)培养基、卵黄氯化钠琼脂培养基或甘露醇氯化钠琼脂培养基、营养琼脂斜面。

（二）操作过程

1. 检查程序　检验金黄色葡萄球菌时，供试液先进行增菌培养，然后对增菌液进行分离培养，如果无特征菌落生长，直接报告结果；出现疑似菌落生长时，进行纯培养、革兰染色镜检和血浆凝固酶试验，报告结果（图4-4）。

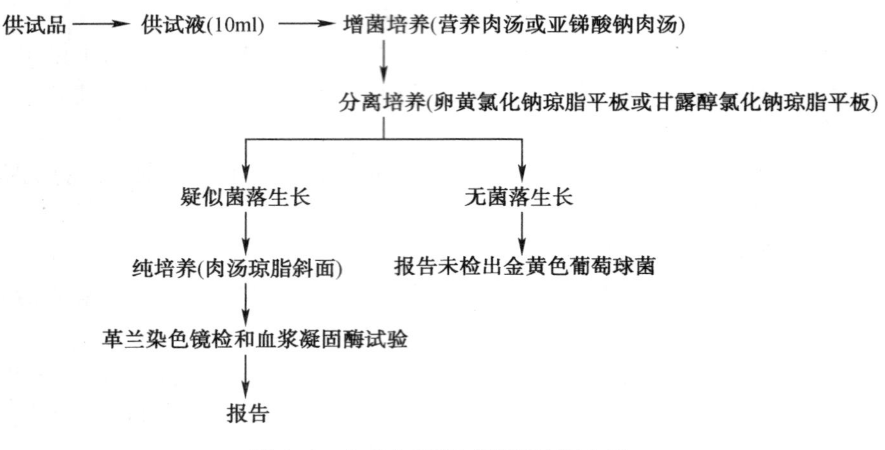

图4-4　金黄色葡萄球菌菌检程序图

2. 增菌培养　取营养肉汤（或亚碲酸钠肉汤）培养基3瓶，每瓶100ml，2瓶分别加入供试液10ml，其中1瓶加入50～100个对照菌作为阳性对照，第3瓶加入与供试液等量的0.9%无菌氯化钠溶液或磷酸盐缓冲液（pH7.2）作为阴性对照。置30～35℃培养18～24小时，必要时可延至48小时，阴性对照应无菌生长。

3. 分离培养　将上述供试品增菌培养液及阳性对照增菌液轻轻摇动，以接种环蘸取1～2环培养液，划线接种于卵黄氯化钠琼脂平板或甘露醇氯化钠琼脂平板上，置30～35℃培养24～72小时。

当阳性对照平板呈典型菌落生长时，供试品分离平板无菌落生长，或有菌落生长但不同于表4-6所列特征，可判定为未检出金黄色葡萄球菌。

当供试品分离平板生长的菌落与表4-6所列特征相似时，应挑取该菌落作纯培养，对非典型形态的菌落可增加血琼脂平板分离鉴别。金黄色葡萄球菌在3种选择性培养基上菌落形态特征见表4-6。

表4-6　金黄色葡萄球菌的菌落形态特征

培养基	菌落形态
甘露醇氯化钠琼脂	金黄色，圆形凸起，边缘整齐，外围有黄色环，菌落直径0.7～1mm
卵黄氯化钠琼脂	金黄色，圆形凸起，边缘整齐，外围有卵磷脂分解的乳浊圈，菌落直径1～2mm
血琼脂	金黄色，圆形凸起，边缘整齐，光滑湿润，外周有溶解红细胞后产生的透明溶血环，菌落直径较大（2～4mm）

4. 纯培养　当供试品在上述分离平板上有菌落生长，并与表4-6所列特征相符或

疑似时，应选取2~3个以上菌落，分别接种于营养琼脂斜面上，于30~35℃培养18~24小时，取其培养物做以下检查。

5. 革兰染色镜检　金黄色葡萄球菌为革兰阳性球菌，无芽孢，无荚膜。排列呈不规则的葡萄状，亦可呈单个、成双或短链状排列，菌体较小。

6. 血浆凝固酶试验　取无菌试管(10mm×100mm)3支，各加入血浆-0.9%无菌氯化钠溶液(1:1)0.5ml，再分别加入可疑菌株的营养肉汤培养物(或由营养琼脂培养基斜面培养物制备的浓菌悬液)0.5ml、金黄色葡萄球菌营养肉汤培养物(或由营养琼脂培养基斜面培养物制备的浓菌悬液)0.5ml、营养肉汤或0.9%无菌氯化钠溶液0.5ml，即为试验管、阳性对照管和阴性对照管。3管同时培养，3小时后开始检查，以后每隔适当时间观察1次，直至24小时。检查时，轻轻将试管倾斜(动作勿大)，仔细观察，阴性对照管血浆应流动自如，阳性对照管血浆应凝固状，若试验管液血浆凝固为血浆凝固酶试验阳性；否则为阴性。阳性对照管和阴性对照管任何一管不符合要求时，应另制备血浆，重新试验。

(三) 结果判断

当阴性对照管呈阴性，阳性对照管呈阳性结果，供试品菌株培养物按下列情况报告或处理：

1. 革兰染色镜检呈阳性球菌，血浆凝固酶试验阳性时，判定为检出金黄色葡萄球菌。

2. 革兰染色镜检呈非革兰阳性球菌，或血浆凝固酶试验阴性反应时，判定供试品未检出金黄色葡萄球菌。

3. 阴性对照有菌生长或阳性对照试验呈阴性结果时，试验结果无效。

(四) 相关要求

1. 金黄色葡萄球菌在3种分离培养基上的典型菌落为金黄色。但由于受药物影响或有非典型菌株存在，亦可呈橙黄色、柠檬色或白色。培养基存放时间和培养时间影响色素产生，故应新鲜配制。培养时间宜为48小时以上。

2. 如果使用干燥培养基，应按说明书配制。注意pH是否符合规定，必要时校正pH后灭菌使用。

3. 血浆凝固酶试验应用新鲜培养物及新鲜血浆。如用陈旧培养物及血浆(纤维蛋白常已析出)易导致假阴性反应。此外，观察结果时不要摇动试管，因凝固初期凝块易破坏，引起假阴性试验。

4. 检测控制菌按一次检出结果为准，不再复检。检出的控制菌培养物须保留1个月，备查。

六、梭菌的检查

梭菌为梭状芽孢杆菌属细菌，广泛分布于土壤及人、畜的粪便中。本菌的芽孢对热抵抗力很强，湿热100℃ 1小时仍能存活，干热150℃ 1小时仍能存活，在尘埃和土壤中可存活10多年。以根茎类植物为原料的药品常可受到本菌污染，并可经伤口感染，如在外用药中存在，可在合适的条件下引起破伤风。外用药特别是用于深部组织的药品污染梭菌，可导致破伤风病，死亡率很高。因此，对于某些用于阴道、创伤、溃疡的药品必须控制梭菌。

（一）试验前准备

1. 器材和设备

（1）设备：无菌室、净化工作台、培养箱、高压蒸汽灭菌器、显微镜（1500×）、恒温水浴锅。

（2）器材：无菌衣、裤、帽、口罩（也可用一次性物品替代）；大、小橡皮乳头、称量纸及不锈钢药匙、酒精灯、乙醇棉球、乳胶手套、试管架、火柴、记号笔；锥形瓶、研钵（直径10~12cm）、量筒、试管及塞子、刻度吸管（1、10ml）、培养皿、载玻片、玻璃或搪瓷消毒缸（带盖）。

玻璃器皿均于160℃干热灭菌2小时或高压蒸汽灭菌121℃ 20分钟，烘干备用。

2. 需配制的试剂及培养基

（1）试剂：0.9%无菌氯化钠溶液、无菌聚山梨酯80-氯化钠溶液、无菌磷酸盐缓冲液（pH7.2）、无菌氯化钠-蛋白胨缓冲液（pH7.0）；革兰染色液、3%过氧化氢试液。

（2）需配制的培养基：梭菌增菌培养基、哥伦比亚琼脂培养基。

（二）操作过程

1. 检查程序　检验梭菌时，供试液先进行增菌培养，若供试品增菌液不出现浑浊、产气、消化碎肉、臭气等现象，判定供试品未检出梭菌，否则应进行分离培养。如果无特征菌落生长，直接报告结果；出现疑似菌落生长时，进行革兰染色镜检和过氧化氢酶试验，如果镜检为革兰阳性梭菌，有或无芽孢，过氧化氢酶试验阴性，报告检出梭菌；否则报告未检出梭菌（图4-5）。

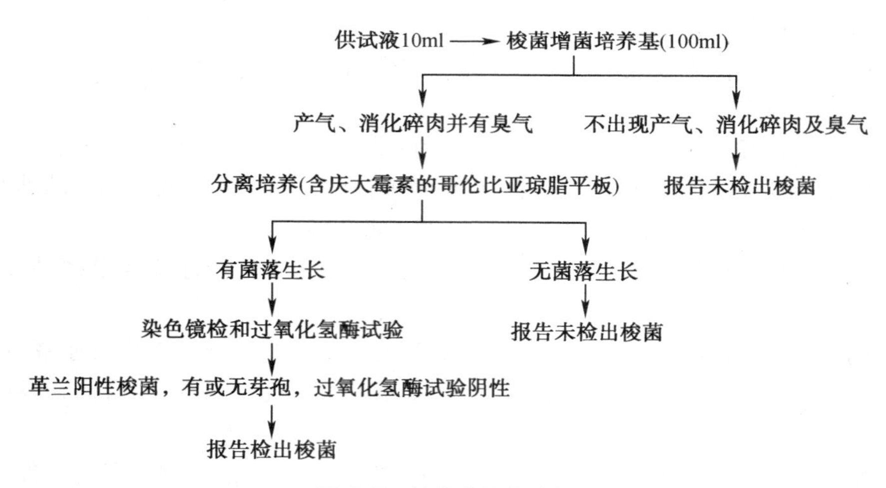

图4-5　梭菌菌检程序图

2. 增菌培养　因梭菌是厌氧性细菌，所以需在厌氧条件下进行培养（可采用厌氧培养箱、罐、袋；或以1:1凡士林石蜡封盖）。

取供试液10ml（相当于供试品1g、1ml、10cm^2）2份，其中1份置80℃保温10分钟后迅速冷却。上述2份供试液直接或处理后分别接种至100ml的梭菌增菌培养基中，置厌氧条件下培养48小时。

3. 分离培养　取上述每一培养物0.2ml，分别涂抹接种于含庆大霉素的哥伦比亚琼脂培养基平板上，置厌氧条件下培养48~72小时。

若平板上无菌落生长，判定供试品未检出梭菌；若平板上有菌落生长，应挑选2~3

个菌落分别进行革兰染色和过氧化氢酶试验。

4. 革兰染色镜检 取增菌产毒培养液涂片做革兰染色镜检。典型的梭菌应为革兰阳性鼓槌样芽孢杆菌,菌体细长,成熟芽孢为正圆形,位于菌体一端,形似鼓槌状;本菌培养过久(72小时后)常为革兰阴性。

5. 过氧化氢酶试验 取上述平板上的菌落,置洁净玻片上,滴加3%过氧化氢试液,若菌落表面有气泡产生,为过氧化氢酶试验阳性,否则为阴性。梭菌过氧化氢酶试验为阴性。

(三)结果判断

若在含庆大霉素的哥伦比亚琼脂平板上的可疑菌落镜检为革兰阳性梭菌,有或无卵圆形或球形的芽孢,过氧化氢酶试验阴性,可判定供试品检出梭菌,否则判定供试品未检出梭菌。

(四)相关要求

1. 检验人员应在半个月前注射有破伤风类毒素进行免疫,以后每隔6~12个月重复注射1次加强免疫力。

2. 带有活菌和毒素的器具应彻底灭菌后方可洗涤。

3. 操作时要做好防护措施,如戴胶皮手套等,勿损伤皮肤。若有损伤应立即注射梭菌抗毒素,以防感染。

4. 检测控制菌按一次检出结果为准,不再复检。检出的控制菌培养物须保留1个月,备查。

七、白色念珠菌的检查

白色念珠菌是单细胞真菌,通常存在于正常人的口腔、上呼吸道、肠道及阴道,一般在正常机体中数量少,不引起疾病。当机体免疫功能或一般防御力下降或正常菌群相互制约作用失调时,则本菌大量繁殖并改变生长形式(芽生菌丝相),侵入细胞引起疾病。

(一)试验前准备

1. 器材和设备

(1)设备:无菌室、净化工作台、培养箱、高压蒸汽灭菌器、显微镜(1500×)、恒温水浴锅。

(2)器材:无菌衣、裤、帽、口罩(也可用一次性物品替代);大、小橡皮乳头、称量纸及不锈钢药匙、酒精灯、乙醇棉球、乳胶手套、试管架、火柴、记号笔;锥形瓶、研钵(直径10~12cm)、量筒、试管及塞子、刻度吸管(1、10ml)、培养皿、载玻片、盖玻片、玻璃或搪瓷消毒缸(带盖)。

玻璃器皿均于160℃干热灭菌2小时或高压蒸汽灭菌121℃ 20分钟,烘干备用。

2. 需配制的试剂及培养基

(1)试剂:0.9%无菌氯化钠溶液、无菌聚山梨酯80-氯化钠溶液、无菌磷酸盐缓冲液(pH7.2)、无菌氯化钠-蛋白胨缓冲液(pH7.0);血清。

(2)需配制的培养基:沙氏葡萄糖液体培养基、沙氏葡萄糖琼脂培养基、念珠菌显色培养基、1%吐温80-玉米琼脂培养基。

（二）操作过程

1. 检查程序　检验白色念珠菌时，供试液先进行增菌培养，然后对增菌液进行分离培养，如果无特征菌落生长，直接报告结果；出现典型菌落生长时，将这些菌落接种至念珠菌显色培养基平板上，无绿色或翠绿色菌落生长，直接报告结果未检出；若平板上出现绿色或翠绿色菌落生长，应进行芽管试验和染色镜检，若革兰染色阳性，且镜检见厚膜孢子、假菌丝、芽管，判定供试品检出白色念珠菌（图 4-6）。

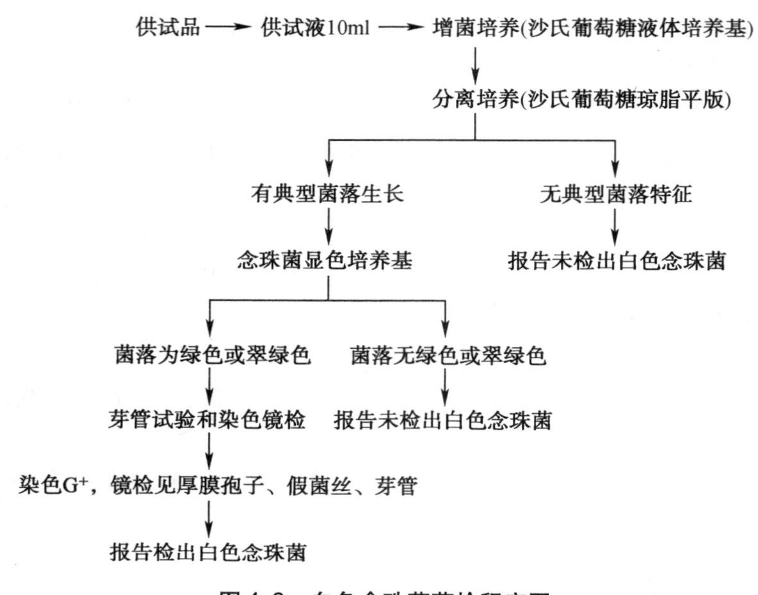

图 4-6　白色念珠菌菌检程序图

2. 增菌培养　取供试液 10ml（相当于供试品 1g、1ml、$10cm^2$）直接或处理后接种至适量（不少于 100ml）沙氏葡萄糖液体培养基中，培养 48～72 小时。

3. 分离培养　取上述培养物划线接种于沙氏葡萄糖琼脂培养基平板上，培养 24～48 小时（必要时延长至 72 小时）。

4. 鉴定试验　白色念珠菌在沙氏葡萄糖琼脂培养基上生长的菌落呈乳白色，偶见淡黄色，表面光滑有浓酵母气味，培养时间稍久则菌落增大、颜色变深、质地变硬或有皱褶。若平板上无菌落生长或生长的菌落与上述菌落形态特征不符，判定供试品未检出白色念珠菌。

如平板上生长的菌落与上述菌落形态特征相符或疑似，应挑选 2～3 个菌落分别接种至念珠菌显色培养基平板上，培养 24～48 小时（必要时延长至 72 小时）。若平板上无绿色或翠绿色的菌落生长，判定供试品未检出白色念珠菌。

若平板上生长的菌落为绿色或翠绿色，挑取相符或疑似的菌落接种于 1% 吐温 80-玉米琼脂培养基上，培养 24～48 小时。取培养物进行染色、镜检及芽管试验。

5. 芽管试验　挑取 1% 吐温 80-玉米琼脂培养基培养物，接种于加有 1 滴血清的载玻片上，盖上盖玻片，置湿润的平皿内，于 35～37℃ 培养 1～3 小时，置显微镜下观察孢子上有否长出短小芽管。

（三）结果判断

1. 若革兰染色镜检阳性，沙氏葡萄糖琼脂培养基上生长的菌落呈乳白色，念珠菌显色培养基菌落为绿色或翠绿色，镜检见厚膜孢子、假菌丝、芽管，判定供试品检出白色念珠菌。

2. 若上述疑似菌为非革兰阳性菌，显微镜下未见厚膜孢子、假菌丝、芽管，判定供试品未检出白色念珠菌。

（四）相关要求

1. 检测控制菌按一次检出结果为准，不再复检。检出的控制菌培养物须保留1个月，备查。

2. 白色念珠菌是条件致病性真菌，实验时要规范操作，防止感染。

八、螨类的检查

螨是一类小动物，属于节肢动物门蛛形纲蜱螨目，种类多，分布广。根据其生活习性，分为自由生活和寄生生活两种类型。在土壤、池沼、江河和湖海里，动、植物体上，以及贮藏食品和药品中都可能存在。

药品可因其原料、生产过程或包装、运输、贮存、销售等条件不良，受到螨的污染。螨可蛀蚀损坏药品，使药品变质失效。螨可引起皮炎及消化、泌尿、呼吸系统的疾病，直接危害人体健康或传播疾病。因此，药品特别是中成药，必须进行活螨检查。

（一）试验前准备

1. 设备 显微镜、放大镜（5×~10×）、实体显微镜。

2. 器材

（1）载玻片、盖玻片、酒精灯、培养皿或小搪瓷盘（内衬黑色纸片）、扁形称量瓶（高3cm、宽6cm）。

（2）解剖针、发丝针、小毛笔

1）解剖针（或用一段长约10cm、直径为0.1cm金属棒，将其一端磨尖，其尖端宜尖细且粗糙，否则不易挑取体表光滑的螨体）。

2）发丝针为一根长约10cm的小金属棒，将其一端磨成细尖，另取长约1.5cm的头发1根，以其长度的一半紧贴在金属棒的尖端上，用细线将其缠紧，然后黏上加拿大树胶或油漆即得。适用于挑取行走缓慢且体表刚毛较多的螨体。

3）小毛笔即绘图毛笔。适用于挑取活动快的螨类，笔锋宜尖细，以免螨体夹在毛笔中不易挑出。

3. 试剂 30%甘油溶液（简称甘油溶液）、饱和食盐水、封固液、75%乳酸。

（二）操作过程

1. 活螨的一般检查 活螨检查法一般分为直检法、漂浮法和分离法3种。

（1）直检法：取供试品先用肉眼观察有无疑似活螨的白点或其他颜色的点状物，再用5~10倍放大镜或实体显微镜检视。有螨者，用解剖针或发丝针或小毛笔挑取活螨放在滴有1滴甘油溶液的载玻片上，置显微镜下观察。

（2）漂浮法：将供试品放在盛有饱和食盐水的锥形瓶、扁称量瓶或适宜的容器内搅拌均匀，继续加饱和食盐水至瓶中（为防止溢出，下部宜放一培养皿），用载玻片蘸取水面上的漂浮物，置显微镜下检查。

（3）分离法：也称烤螨法。取供试品放在附有孔径大小适宜的筛网的普通玻璃漏斗里，利用活螨避光、怕热的习性，在漏斗的广口上面放一个60~100W的灯泡，距离药品约6cm处照射1~2小时。活螨可沿着漏斗内的底部细径内壁向下爬，用小烧杯装半杯甘油溶液，放在漏斗的下口处，收集爬出的活螨。

在上述3种方法中，以前两种方法操作简便、效果好、检出率高，故多采用。

2. 各剂型药品的活螨检查方法　供试品取样量，一般供试品每批抽检两瓶。以单剂量、1日剂量包装的样品，每批抽取两盒（每盒检查3~4个最小包装单位）；贵重或微量包装的供试品，取样量可酌减。必要时，可再次抽样，或选取有疑问的样品进行检查。

（1）大蜜丸：将药丸外壳（蜡壳或纸蜡壳等）置酒精灯小火焰上转动，适当烧灼（杀灭外壳可能污染的活螨）后小心打开。

表面完好的药丸可用消毒的或在火焰上烧灼后放冷的解剖针刺入药丸，取样后手持解剖针，在放大镜或实体显微镜下检查。同时注意检查丸壳的内壁或包丸的衬纸有无活螨；有虫粉现象的药丸可用放大镜或实体显微镜直接检查，也可用漂浮法检查。

（2）小蜜丸、水丸和片剂：表面完好的药丸可将其放在预先衬有洁净黑纸片的培养皿或小搪瓷盘中，用直检法检查，未检出螨时，如必要可再用漂浮法或烤螨法检查；有虫粉现象的丸、片可用直检法或漂浮法检查。同时注意检查药瓶口内壁与内盖有无活螨。

（3）散剂、冲剂和胶囊剂等：直接检查药瓶口壁、内盖及塑料薄膜袋的内侧有无活螨。然后将药品放在衬有洁净黑纸的培养皿或搪瓷盘里，使呈薄层，直接检查。必要时可再用漂浮法检查。

（4）块状冲剂：直接检查供试品的包装蜡纸、玻璃纸或塑料薄膜及药块表面有无活螨。有虫粉现象者，除用直检法检查外，可再用漂浮法检查。

（5）液体制剂及半固体制剂：先用75%乙醇将药瓶的外盖螺口周围消毒后，小心旋开外盖，用直检法检查药瓶外盖的内侧及瓶口内外的周围与内盖有无活螨。

（6）除上述以外的其他制剂：可视具体情况参照上述有关方法检查。

3. 活螨卵的检验　采用直检法或漂浮法检查。凡用上述两种方法检查，发现有可疑螨卵时，用发丝针小心挑取。取一块凹形载玻片，在凹窝中央滴入2滴甘油水，将挑取物放入甘油中，置显微镜下检查。为确证挑取物是否为活螨卵，可将上述载玻片置培养皿中，加盖，于22~30℃培养3~8天，每天上、下午定时用低倍显微镜观察，如在甘油水液中孵出幼卵，则判断为检出活螨卵。

（三）结果判断

凡供试品按上述有关剂型项下规定检查，发现活螨者，作检出活螨报告。供试品中未检出活螨，但检出活螨卵时，可按检出活螨处理。

（四）相关要求

1. 螨在春夏和秋冬相交季节繁殖旺盛，爬行活跃，易于检出，在寒冬时则活动微弱甚至不动，鉴别时可在灯光下检查，光和热的刺激促使其活动，有利于检查。

2. 活螨多为略带白色、晶亮的囊状小体，以暗色背景相衬十分明显，故检查时一定要注意与背景的反差，白色的背景常常不利于螨的发现。

3. 漂浮法用的称量瓶以高3cm、口径6cm为宜，由于液面较宽，便于直接用放大镜或实体显微镜检查，用载玻片蘸取检样时，接触面积大，检出率高。亦可用其他适当容器代替。

4. 每次检查后的供试品、器皿和用具，特别是阳性供试品，应及时用焚烧、加热等法处理，杀灭活螨，以免污染操作环境及人体。

5. 为保留阳性结果备查，可将检出的活螨制成临时观察标本和长期保存标本。

(1)临时观察标本：挑取检出的活螨，放在预先滴有1滴75%乳酸溶液的载玻片上，加盖玻片，置于酒精灯小火焰上来回移动，缓缓加热片刻，使其适当透化，即可镜检。鉴定后的螨体亦可放入50%~70%的乙醇溶液中保存，或作适当处理。

(2)长期保存标本

1)用具先将载玻片、盖玻片洗净擦干备用。对于过大的盖玻片，亦可用小砂轮分割成4个小方块使用。

2)由于螨体上的许多刚毛和突出物往往黏附着一些微粒状杂物，在制片时，宜用解剖针或发丝针或小毛笔挑取螨体放在滴有1滴清水的载玻片上，轻轻搅动，洗去螨体上附着的杂物。

3)螨体封存：取1~2滴螨类封固液放在载玻片中央偏右的位置，挑取洗去杂物的螨体1~2只，放在螨类封固液中，在低倍显微镜下用发丝针调正螨体的姿态、位置(背面、腹面)后，如封固液中出现气泡，可用烧热的解剖针插入气泡，即可消除，然后加上盖玻片。将载玻片置酒精灯的小火焰上来回移动，缓缓加热，促使螨体附肢伸展，切勿沸腾，以免产生气泡，甚至螨体爆裂。撤离火焰后，用红色的玻璃铅笔在载玻片的背面圈出螨体的位置，便于镜检时寻找。然后在载玻片的左端贴上标签。

4)干燥制成的玻片标本必须干燥，一般将玻片标本放在50~60℃的温箱内干燥约1周或放在玻璃干燥器中使之失水干燥。也可在室温下放置1个月左右，使其自然干燥。

5)封固标本干燥后，在盖玻片周围用指甲油或加拿大树胶或油漆封固，以便长期保存。

点滴积累

1. 控制菌检查包括大肠埃希菌、沙门菌、金黄色葡萄球菌、梭菌、铜绿假单胞菌、白色念珠菌和螨类的检查。

2. 控制菌检查的一般流程为：供试品溶液制备→增菌培养→分离培养→纯培养→染色镜检→生化反应试验→报告结果。

目标检测

一、选择题

(一)单项选择题

1. (　　)菌可作为粪便污染的指示菌。
   A. 大肠埃希菌　　B. 沙门菌　　C. 铜绿假单胞菌
   D. 金黄色葡萄球菌　　E. 白色念珠菌
2. 药品微生物限度检查中，细菌总数测定用下列哪种培养基(　　)
   A. 玫瑰红钠　　B. 营养肉汤　　C. 营养琼脂
   D. 酵母浸出粉胨　　E. 牛肉膏蛋白胨
3. 药品微生物限度检查中，真菌、酵母菌计数所用的培养基为(　　)
   A. 麦芽汁培养基　　B. 玫瑰红钠　　C. 营养琼脂

D. 马铃薯培养基　　E. 酵母浸出粉胨

4. 2010年版药典规定，细菌总数测定的培养时间为（　　）

A. 24小时　　B. 2天　　C. 3天　　D. 5天　　E. 7天

5. 2010年版药典规定，真菌总数测定的培养时间为（　　）

A. 24小时　　B. 2天　　C. 3天　　D. 5天　　E. 7天

6. 微生物限度检查时，细菌及控制菌培养温度为（　　）℃，真菌、酵母菌培养温度为（　　）℃。

A. 23～28；30～35　　B. 37；30　　C. 45；30

D. 30～35；23～28　　E. 35；28

7. 一般供试品的检验量为（　　）

A. 1g或1ml　　B. 5g或5ml　　C. 10g或10ml

D. 20g或20ml　　E. 2g或2ml

8. 大肠埃希菌的特点中不包括（　　）

A. MUG阳性　　B. indole试验阳性　　C. 甲基红试验阳性

D. V-P试验阳性　　E. 枸橼酸盐利用试验阴性

9. 微生物限度检查的环境洁净度应达到（　　）级，超净工作台洁净度应达到（　　）级。

A. 10 000　100　　B. 100　10 000　　C. 100 000　100

D. 10 000　100 000　　E. 100　10 000

10. 微生物限度的检查标准中口服制剂的控制菌应检查（　　）

A. 大肠埃希菌　　B. 金黄色葡萄球菌　　C. 铜绿假单胞菌

D. 白色念珠菌　　E. 梭菌

（二）多项选择题

1. 供试液的制备方法有（　　）

A. 匀浆法　　B. 研钵法　　C. 保温振摇法

D. 振摇法　　E. 高温加热

2. 微生物限度检查法中，可选用的稀释液有（　　）

A. pH7.0无菌氯化钠-蛋白胨缓冲液　　B. pH7.6无菌磷酸盐缓冲液

C. pH6.8无菌磷酸盐缓冲液　　D. pH7.0无菌磷酸盐缓冲液

E. 0.9%无菌氯化钠溶液

3. 下列哪些方法可以消除供试品中的抑菌成分（　　）

A. 稀释法　　B. 离心沉淀　　C. 薄膜过滤法

D. 中和法　　E. 浓缩法

4. 微生物限度检查的项目有哪些（　　）

A. 细菌总数检查　　B. 真菌数检查　　C. 酵母菌数检查

D. 控制菌检查　　E. 螨类检查

5. 下列关于控制菌的描述哪些是正确的（　　）

A. 金黄色葡萄球菌血浆凝固酶试验阳性　　B. 梭菌是厌氧菌

C. 可采用EMB平板分离大肠埃希菌　　D. 沙门菌动力检查阳性

E. 白色念珠菌属于酵母菌，可形成假菌丝

6. 微生物限度的检查标准中局部给药制剂的控制菌应检查(　　)

A. 大肠埃希菌　　B. 金黄色葡萄球菌　　C. 铜绿假单胞菌

D. 沙门菌　　E. 梭菌

7. 在控制菌的分离培养中,大肠埃希菌在(　　)上形成紫黑色带金属光泽的菌落;沙门菌在(　　)上形成无色透明或半透明的菌落;铜绿假单胞菌在(　　)上形成液化环的菌落;金黄色葡萄球菌在(　　)上形成乳浊圈菌落。

A. EMB 平板　　B. 溴化十六烷基三甲胺琼脂平板

C. 卵黄氯化钠平板　　D. 麦康凯培养基平板

E. 甘露醇氯化钠平板

二、简答题

1. 简述药品染菌的可能原因。
2. 药品中的控制菌检查包括哪几种?各种类型的药品要检查哪种控制菌?
3. 简述大肠埃希菌的检查是如何进行的。

三、实例分析

有 3 种细菌,分别属于大肠埃希菌、沙门菌和金黄色葡萄球菌。置于冷藏冰箱中,斜面保存法保存 3 个月后发现以上菌种的标签不慎失落,需要重新鉴别,简要叙述这 3 种细菌的判别方法。

(李玲玲)

实训项目二　药品的微生物总数检查

【实训目的】

1. 掌握药品中细菌、真菌及酵母菌总数的检查方法与操作。
2. 学会供试品的处理方法及学会菌落计数方法。

【试验原理】

非规定灭菌药剂一般不要求绝对无菌,但必须控制微生物的数量在一定的范围内,并保证不含有特定的控制(致病)菌。

2010 年版《中国药典》规定采用平皿法和薄膜过滤法进行药品的细菌、真菌及酵母菌计数检查。本实验以口服片剂或胶囊剂为材料进行平皿法计数。

【实训内容】

一、试验材料

1. 器材、设备

(1)设备:无菌室、超净工作台、恒温培养箱、冰箱、电热干燥箱、高压蒸汽灭菌器、菌落计数器、天平(感量 0.1g)。

(2)器材:橡皮乳头、酒精灯、乙醇棉球、乳胶手套、试管架、火柴、记号笔;无菌衣、裤、帽、口罩(也可用一次性物品替代);研钵或匀浆仪、量筒、称量纸及不锈钢药匙;试管及塞子、刻度吸管(1、10ml)、锥形瓶、培养皿、玻璃或搪瓷消毒缸(带盖)。

玻璃器皿均于160℃干热灭菌2小时或高压蒸汽灭菌121℃ 20分钟,烘干备用。

2. 试剂及培养基

(1)待检药片和药丸或胶囊等供试品。

(2)消毒剂:0.2%苯扎溴铵溶液、75%乙醇溶液(制乙醇棉球用)、3%~5%甲酚溶液、5%甲醛、高锰酸钾等。

(3)稀释剂:pH7.0无菌氯化钠-蛋白胨缓冲液或pH6.8磷酸盐缓冲液(附录三)。

(4)培养基:分别按照营养琼脂培养基、玫瑰红钠琼脂培养基、酵母浸出粉胨葡萄糖琼脂培养基(YPD)配方(附录二)配制实验所需培养基,过滤、分装后灭菌。

二、试验方法与步骤

1. 供试品溶液的制备　取一定量(10g或10ml)的待检药品,置于无菌研钵中以pH7.0无菌氯化钠-蛋白胨缓冲溶液(均需事先灭菌)研磨成匀浆,然后移入容量瓶内加缓冲液至100ml,即成1∶10的供试液。

2. 供试液的稀释(10倍递增稀释法)　取2~3支灭菌试管,分别加入9ml稀释液,并取1支1ml灭菌吸管吸取1∶10均匀供试液1ml,加入已装有9ml灭菌稀释剂的试管中,混匀即成1∶100的供试液。以此类推,稀释至1∶1000或1∶10 000。

3. 注平板、倒培养基　用灭菌移液管(每一稀释度用1支)分别吸取不同稀释度的稀释液1ml,置于每一无菌平皿中(每一稀释度做2~3个平皿),再于每一平皿中倾注15~20ml的温度不超过45℃的细菌、真菌或酵母菌计数用培养基(细菌计数用营养琼脂培养基;真菌及酵母菌计数用玫瑰红钠琼脂培养基;酵母菌计数用YPD培养基),快速转动平皿使稀释液与培养基均匀混合,放置,待凝。

4. 阴性对照试验　取试验用的稀释液1ml,置无菌平皿中,注入培养基,均匀混合,凝固。每种计数用的培养基各制备2个平板,均不得有菌生长。

5. 培养　将已经凝固的平板倒置,营养琼脂培养基放入30~35℃培养箱中培养3天,玫瑰红钠琼脂培养基和酵母浸出粉胨葡萄糖琼脂培养基放入23~28℃培养箱中培养5天。

6. 菌落计数　除另有规定外,细菌培养3天,真菌、酵母菌培养5天,逐日点计菌落数,必要时可适当延长培养时间至7天进行菌落计数并报告。菌落蔓延生长成片的平板不宜计数。点计菌落数后,计算各稀释级供试液的平均菌落数,按菌数报告规则报告菌数。

一般营养琼脂培养基用于细菌计数;玫瑰红钠琼脂培养基用于真菌及酵母菌计数;酵母浸出粉胨葡萄糖琼脂培养基用于酵母菌计数。在特殊情况下,若营养琼脂培养基上长有真菌和酵母菌、玫瑰红钠琼脂培养基上长有细菌,则应分别点计真菌和酵母菌、细菌菌落数。然后将营养琼脂培养基上的真菌和酵母菌数或玫瑰红钠琼脂培养基上的细菌数与玫瑰红钠琼脂培养基中的真菌和酵母菌数或营养琼脂培养基中的细菌数进行比较,以菌落数高的培养基中的菌数为计数结果。

7. 菌数报告　细菌、酵母菌选取平均菌落数小于300cfu,真菌宜选取平均菌落数小于100cfu的稀释级作为菌数报告(取两位有效数字)的依据。以最高的平均菌落数乘以稀释倍数的值报告1g、1ml或10cm^{2}供试品中所含的菌数。

如各稀释级的平板均无菌落生长,或仅最低稀释级的平板有菌落生长,但平均菌落数小于1时,以<1乘以最低稀释倍数的值报告菌数。

【实训报告】

<table>
<tr><td>检品名称</td><td colspan="4"></td><td colspan="2">生产厂家</td><td colspan="2"></td></tr>
<tr><td>检品规格</td><td colspan="4"></td><td colspan="2">生产批号</td><td colspan="2"></td></tr>
<tr><td>检品数量</td><td colspan="4"></td><td colspan="2">包装和外观</td><td colspan="2"></td></tr>
<tr><td>检验项目</td><td colspan="8">微生物总数</td></tr>
<tr><td>检验依据</td><td colspan="8">2010 年版《中国药典》 部 附录</td></tr>
<tr><td>检验方法</td><td colspan="8">平皿法</td></tr>
<tr><td rowspan="2">检验结果</td><td colspan="4">细菌数
（营养琼脂培养基，30~35℃培养 3 天）</td><td colspan="4">真菌、酵母菌数
（玫瑰红钠琼脂培养基，23~28℃培养 5 天）</td></tr>
<tr><td>10^{-1}</td><td>10^{-2}</td><td>10^{-3}</td><td>阴性对照</td><td>10^{-1}</td><td>10^{-2}</td><td>10^{-3}</td><td>阴性对照</td></tr>
<tr><td>1</td><td></td><td></td><td></td><td></td><td></td><td></td><td></td><td></td></tr>
<tr><td>2</td><td></td><td></td><td></td><td></td><td></td><td></td><td></td><td></td></tr>
<tr><td>3</td><td></td><td></td><td></td><td></td><td></td><td></td><td></td><td></td></tr>
<tr><td>平均值</td><td></td><td></td><td></td><td></td><td></td><td></td><td></td><td></td></tr>
<tr><td>结果</td><td colspan="4"></td><td colspan="4"></td></tr>
<tr><td>检验结论</td><td colspan="8"></td></tr>
<tr><td colspan="4">检验人：</td><td colspan="5">复核人：</td></tr>
<tr><td colspan="4">室温：</td><td colspan="5">湿度：</td></tr>
<tr><td colspan="9">检验日期：</td></tr>
</table>

【实训注意】

1. 供试品检验全过程必须符合无菌技术要求。
2. 倾注和摇动应尽量平稳，勿使培养基外溢，确保细菌分散均匀。
3. 倾注时培养基温度不得超过 45℃，以防损伤细菌或真菌。
4. 管尖不接触任何可能污染的容器或用具。
5. 稀释时每一级换管（原吸管不要吹吸）的上一级吸管不能接触下一级稀释液。
6. 吸管快速吹打，不能用嘴吹吸，吸管内放棉花。
7. 取液要准确，尽量减少误差。
8. 每吸取 1 个稀释度样液，必须更换 1 支吸管或吸头。

【实训检测】

1. 微生物总数测定时，为何要设阴性对照？
2. 如何保证微生物总数测定结果的准确性？

【实训评价】

评价项目、内容及标准详见附录四。

（李玲玲）

实训项目三　药品控制菌（大肠埃希菌）的检查

【实训目的】

掌握大肠埃希菌的检查方法。

【试验原理】

大肠埃希菌一般不致病，是人和温血动物肠道内栖居菌，在肠道中可合成维生素B和维生素K。但有些菌株可感染人和动物，引起腹泻、化脓或败血症。大肠埃希菌随粪便排出体外，可直接或间接污染药物及药品生产的各个环节。服用后有可能被粪便中存在的肠道致病菌或寄生虫卵等病原体感染。因此，大肠埃希菌被列为粪便污染指示菌，是非规定灭菌口服药品的常规必检项目。眼部给药制剂、鼻及呼吸道给药的制剂也不得检出大肠埃希菌。

药品中大肠埃希菌的鉴别主要通过MUG-indole试验。当出现MUG阳性、indole阴性或MUG阴性、indole阳性时，将可疑物划线接种于曙红亚甲蓝琼脂平板或麦康凯琼脂平板，观察有无特征菌落，确认有无大肠埃希菌。

本实验以口服片剂或胶囊等为材料进行大肠埃希菌检查。

【实训内容】

一、试验材料

1. 器材和设备

（1）设备：无菌室、净化工作台、培养箱、电热干燥箱、高压蒸汽灭菌器、显微镜（1500×）、天平（感量0.1g）、冰箱、365nm紫外灯。

（2）器材：橡皮乳头、酒精灯、乙醇棉球、乳胶手套、试管架、火柴、记号笔；无菌衣、裤、帽、口罩（也可用一次性物品替代）；研钵或匀浆仪、量筒、称量纸及不锈钢药匙；试管及塞子、刻度吸管（1、10ml）、锥形瓶、培养皿、载玻片、玻璃或搪瓷消毒缸（带盖）。

玻璃器皿均于160℃干热灭菌2小时或高压蒸汽灭菌121℃ 20分钟，烘干备用。

2. 试剂及培养基

（1）消毒剂：0.2%苯扎溴铵溶液、75%乙醇溶液（制乙醇棉球用）、3%～5%甲酚溶液、5%甲醛、高锰酸钾等。

（2）需配制的试剂：0.9%无菌氯化钠溶液、无菌磷酸盐缓冲液（pH7.2）、无菌氯化钠-蛋白胨缓冲液（pH7.0）；靛基质试液、甲基红指示液、V-P试液、革兰染色液（附录三）。

（3）需配制的培养基：分别按照以下各培养基配方配制检验过程中需要的培养基并灭菌：乳糖胆盐培养基（BL）、4-甲基伞形酮葡萄糖化酶苷酸（4-methylumbelliferyl-β-D-glu-curonide,MUG)培养基、曙红亚甲蓝琼脂培养基(EMB)、麦康凯琼脂培养基、营养琼脂培养基、蛋白胨水培养基、磷酸盐葡萄糖胨水培养基、枸橼酸盐培养基(附录二)。

3. 阳性对照用菌液　取大肠埃希菌[CMCC(B)44102]的营养琼脂斜面培养物少许,接种至5ml营养肉汤培养基内,置30~35℃培养18~24小时,取均匀培养物1ml用0.9%灭菌氯化钠溶液稀释制成每1ml含菌5~100cfu的菌悬液。

二、试验方法与步骤

1. 供试液的制备　取一定量(10g或10ml)的待检药品,置于无菌研钵中以pH7.0无菌氯化钠-蛋白胨缓冲溶液(均需事先灭菌)研磨成匀浆,然后移入容量瓶内加缓冲液至100ml,即成1∶10的供试液。

2. 增菌培养　取乳糖胆盐培养基3瓶,每瓶100ml,2瓶分别加入10ml供试液,其中1瓶加入50~100个对照菌作阳性对照,第3瓶加入10ml稀释剂作阴性对照,30~35℃培养18~24小时(必要时可延长至48小时)。阴性对照应无菌生长。

3. MUG-indole快速检查　取增菌培养后的3瓶培养物各0.2ml,分别接种至含5ml MUG的培养基试管内培养,分别于5、24小时在365nm紫外线下观察,同时用未接种的MUG培养基作本底对照。阳性对照管应呈现蓝白色荧光,为MUG阳性。供试液的MUG管呈现荧光,为MUG阳性;不呈现荧光,为MUG阴性。观察后,沿培养管的管壁加入数滴靛基质试液,观察液面颜色,液面呈玫瑰红色,为靛基质阳性;呈试剂本色,为靛基质阴性。本底对照应为MUG阴性和靛基质阴性。

如供试液MUG阳性、靛基质阳性,判定供试品检出大肠埃希菌;如供试液MUG阴性、靛基质阴性,判定供试品未检出大肠埃希菌;如MUG阳性、靛基质阴性,或MUG阴性、靛基质阳性,则均应取乳糖胆盐培养物划线接种于曙红亚甲蓝琼脂培养基或麦康凯琼脂培养基的平板上,作进一步的检查。

4. 分离培养　取供试液增菌液在曙红亚甲蓝琼脂平板或麦康凯琼脂平板上进行划线分离,30~35℃培养18~24小时,观察菌落特征。如上述平板上无菌落生长,或生长的菌落与菌落特征不符,判定为供试品未检出大肠埃希菌;如平板上生长的菌落与菌落特征相符或疑似,应对可疑菌落进行生化反应试验。

5. 纯培养　从平板上选择与典型菌落特征相符或疑似的2~3个菌落,分别接种于营养琼脂培养基斜面上,培养18~24小时,然后取营养琼脂斜面培养物做如下试验。

6. 大肠埃希菌的生化试验

(1)靛基质试验(I):将斜面培养物接种于蛋白胨水培养基中,30~35℃培养24~48小时,沿管壁加入靛基质试液数滴,液面出现红色环为阳性,呈试剂本色为阴性。大肠埃希菌应有红色环。

(2)甲基红试验(M):将斜面培养物接种于磷酸盐葡萄糖胨水培养基中,30~35℃培养24~48小时,于管内加入甲基红指示剂数滴,观察结果,呈鲜红色或橘红色为阳性,呈黄色为阴性。大肠埃希菌应是阳性。

(3)乙酰甲基甲醇生成试验(V-P):将斜面培养物接种于磷酸盐葡萄糖胨水培养基中,30~35℃培养24~48小时,加入V-P试剂甲液1ml,混匀,再加入V-P试剂乙液0.4ml,充分振摇,观察结果,4小时出现红色为阳性,无色反应为阴性。大肠埃希菌应是阴性。

(4)枸橼酸盐利用试验(C):将斜面培养物接种于枸橼酸盐琼脂培养基中,30~

35℃培养24~48小时，观察结果，培养基由绿色变成蓝色时为阳性，培养基颜色无改变为阴性。大肠埃希菌应是阴性。

最后根据靛基质试验(I)、甲基红试验(M)、乙酰甲基甲醇生成试验(V-P)、枸橼酸盐利用试验(C)和革兰染色镜检结果确认。

【实训报告】

<table>
<tr><td>检品名称</td><td></td><td>生产厂家</td><td></td></tr>
<tr><td>检品规格</td><td></td><td>生产批号</td><td></td></tr>
<tr><td>检品数量</td><td></td><td>包装和外观</td><td></td></tr>
<tr><td>检验项目</td><td colspan="3">大肠埃希菌</td></tr>
<tr><td>检验依据</td><td colspan="3">2010年版《中国药典》 部 附录</td></tr>
<tr><td>检验方法</td><td colspan="3">MUG-indole法</td></tr>
<tr><td colspan="4">检验结果</td></tr>
<tr><td colspan="4">阴性对照液：稀释液
阳性对照液：供试液+阳性菌落
大肠埃希菌检查
1 BL增菌　2 MUG-indole试验　3 曙红亚甲蓝或麦康凯平板（分离培养后菌落形态）　4 IMVc
培养时间：24小时　5小时　24小时　18~24小时
阴性对照：
阳性对照：
供试液：
注：当MUG阳性、靛基质阴性，或MUG阴性、靛基质阳性时需进行第3步骤进一步鉴定。</td></tr>
<tr><td colspan="4">检验结论：□检出　□未检出</td></tr>
<tr><td colspan="2">检验人：</td><td colspan="2">复核人：</td></tr>
<tr><td colspan="2">室温：</td><td colspan="2">湿度：</td></tr>
<tr><td colspan="4">检验日期：</td></tr>
</table>

【实训检测】

1. 哪些药品需要进行大肠埃希菌检查？
2. 在IMVC试验中，如果不进行大肠埃希菌呈阴性结果的生化试验可否对检验结果作出判断？

【实训评价】

评价项目、内容及标准详见附录四。

（李玲玲）

第五章 GMP中洁净室（区）尘粒数和微生物数的监测

GMP（good manufacturing practice）即药品生产质量管理规范，是当今国际社会通行的药品生产必须遵循的基本准则，是全面质量管理的重要组成部分。GMP要求药品生产企业在产品暴露的操作区域（洁净区）的空气洁净级别要符合工艺规定，即从操作环境中去除微生物和尘粒，防止微生物和尘粒在调配、分装过程进入最终产品。生产环境等的微生物和尘粒数的监测成为确保产品控制微生物污染的重要环节。特别是不能采用终端灭菌处理的产品（例如蛋白质类等）和不含防腐剂的产品，合理控制生产环境变得更为重要。

为此，国家质量监督检验检疫总局和国家标准化管理委员会于2010年9月2日发布了医药工业洁净室（区）悬浮粒子、沉降菌和浮游菌测试的国家标准——GB/T16292～16294—2010（代替GB/T16292～16294—1996），该标准于2011年2月1日起正式实施。GMP洁净室（区）尘粒数和微生物监测项目包括悬浮粒子、沉降菌及浮游菌。

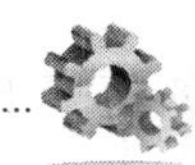

知识链接

药品管理的"6P"

药品管理的"6P"是指从中药材种植、药品生产、药理实验、临床试验、药品经营到临床使用的GAP、GMP、GLP、GCP、GSP、GPP。

GAP（good agricultural practice）：中药材生产质量管理规范；

GMP（good manufacturing practice）：药品生产质量管理规范；

GLP（good laboratory practice）：药品非临床试验质量管理规范；

GCP（good clinical practice）：药品临床试验质量管理规范；

GSP（good supplying practice）：药品经营质量管理规范；

GPP（good preparation practice）：药品医疗机构制剂配制质量管理规范。

第一节 概 述

一、基本概念

1. 洁净室（区） 对尘粒及微生物污染规定需进行环境控制的房间或区域。其建筑结构、装备及其使用均具有减少对该区域内污染源的介入、产生和滞留的功能。其他相关参数如温度、湿度、压力等也有必要控制。

2. 局部空气净化 仅使室内工作区域或特定局部空间的空气中含悬浮粒子浓度达到规定的空气洁净级别的方式。

3. 菌落 系微生物培养后，由 1 个或几个微生物繁殖而形成的微生物集落，简称 cfu。通常用个数表示。

4. 浮游菌 用本标准提及的方法收集悬浮在空气中的活微生物粒子，通过专门的培养基，在适宜的生长条件下繁殖到可见的菌落数。

5. 浮游菌浓度 单位体积空气中含浮游菌菌落数的多少，以计数浓度表示，单位是个/m^3或个/L。

6. 悬浮粒子 用于空气洁净度分级的空气悬浮粒子尺寸范围在 0.1~1000μm 的固体和液体粒子。对于悬浮粒子测量仪，1 个微粒球的面积或体积产生 1 个响应值，不同的响应值等价于不同的微粒直径。

7. 沉降菌 用本标准提及的方法收集空气中的活微生物粒子，通过专门的培养基，在适宜的生长条件下繁殖到可见的菌落数。

8. 沉降菌菌落数 规定时间内每个平板培养皿收集到空气中沉降菌的数目，以个/皿表示。

9. 洁净度 以洁净环境内单位体积空气中含大于或等于某一粒径悬浮粒子的统计数量来区分的洁净程度。

10. 单向流 沿单一方向呈平行流线并且与气流方向垂直的断面上风速均匀的气流。与水平面垂直的叫垂直单向流，与水平面平行的叫水平单向流。

11. 非单向流 具有多个通路循环特性或气流方向不平行的气流。

12. 空态 洁净室(区)在洁净空气调节系统已安装完毕且功能完备的情况下，但是没有生产设备、原材料或人员的状态。

13. 静态 ①静态 a：洁净室(区)在净化空气调节系统已安装完毕且功能完备的情况下，洁净室(区)内没有生产人员的状态；②静态 b：洁净室(区)在生产操作全部结束，生产操作人员撤离现场并经过 20 分钟自净后。

14. 动态 洁净室(区)已处于正常状态，设备在指定的方式下进行，并且由指定的人员按照操作规范操作。

15. 置信上限(95% *UCL*) 从正态分布抽样得到的实际均值按给定的置信度(此处为 95%)计算得到的估计上限将大于此实际均值，则称计算得到的这一均值估计上限为置信上限。

16. 洁净工作台 一种工作台或者与之类似的一个封闭围挡工作区。其特点是自身能够供给经过过滤的空气或气体，按气流形式分为单向工作台、水平单向工作台等。

17. 纠偏限度 对于受控的洁净室(区)，由使用者自行设定微生物含量等级。当检测结果超过该等级时，应启动监测程序对该区域的微生物污染情况立即进行跟踪。

18. 警戒限度 对于受控的洁净室(区)，由使用者自行设定一个微生物含量等级，从而给定了一个与正常状态相比最早警戒的偏差值。当超过该最早警戒的偏差值时，应启动保证工艺或环境不受影响的程序及相关措施。

二、空气洁净度标准

空气洁净度是指洁净环境中空气的(微粒)程度。含尘浓度高则洁净度低,含尘浓度低则洁净度高。在空气洁净度的测定中,一般都认为尘粒数少的洁净室,微生物含量也少,因此各国都以尘粒数和微生物含量作为空气洁净度的监测指标。不同洁净度级别,允许存在的尘粒数和微生物含量也不同。制药工业为减少微生物污染,各工序、各品种采用不同的洁净度级别。

根据 2011 年 3 月 1 日起正式施行的 2010 年版 GMP,我国药品生产所需洁净室(区)划分为 A、B、C 和 D 四个等级,取代了原来 1998 年版 GMP 中关于洁净室(区)100 级、10 000 级、100 000 级和 300 000 级的划分方法。各级别空气悬浮粒子及微生物的标准规定见表 5-1。

其中,A 级为高风险操作区,如灌装区、放置胶塞桶和与无菌制剂直接接触的敞口包装容器的区域及无菌装配或连接操作的区域,应当用单向流操作台(罩)维持该区的环境状态。单向流系统在其工作区域必须均匀送风,风速为 0.36~0.54m/s(指导值)。应当有数据证明单向流的状态并经过验证。在密闭的隔离操作器或手套箱内,可使用较低的风速。B 级指无菌配制和灌装等高风险操作 A 级洁净区所处的背景区域。C 级和 D 级指无菌药品生产过程中重要程度较低操作步骤的洁净区。

表 5-1　药品生产所需各级别洁净区的悬浮粒子及微生物标准(2010 年版 GMP)

洁净度级别	悬浮粒子最大允许数/m^3				浮游菌 cfu/m^3	沉降菌 90mm cfu/4h	表面微生物	
	静态		动态				接触 55mm cfu/碟	5 指手套 cfu/手套
	≥0.5μm	≥5.0μm	≥0.5μm	≥5.0μm				
A 级	3520	20	3520	20	<1	<1	<1	<1
B 级	3520	29	352 000	2900	10	5	5	5
C 级	352 000	2900	3 520 000	29 000	100	50	25	—
D 级	3 520 000	29 000	不作规定	不作规定	200	100	50	—

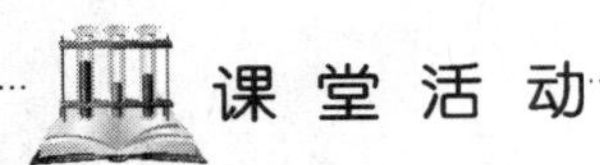
课堂活动

空气清洁度以什么作为监测指标? B 级洁净室的悬浮粒子数和微生物数最大允许数是多少?

2010 年版 GMP 要求自 2011 年 3 月 1 日起,新建药品生产企业、药品生产企业新建(改、扩建)车间应符合新版药品 GMP 的要求。现有药品生产企业将给予不超过 5 年的过渡期,并依据产品风险程度,按类别分阶段达到新版药品 GMP 的要求。GMP 洁净室(区)悬浮粒子和微生物的测定方法参照医药工业洁净室(区)悬浮粒子、沉降菌和浮游菌测试的现行国家标准执行。GB/T16292~16294(2010 年版)关于空气清洁度的分级见表 5-2。

表5-2 洁净室(区)空气清洁度的分级(2010年版GB/T16292~16294)

洁净度级别	静态测试最大允许数(个/m³)		浮游菌	沉降菌90mm
	≥0.5μm	≥5μm	cfu/m³	cfu/4h
100	3500	0	≤5	≤1
10 000	350 000	2000	≤100	≤3
100 000	3 500 000	20 000	≤500	≤10
300 000	10 500 000	60 000	≤1000	≤15

点 滴 积 累

1. 洁净区(室)清洁度的测试包括悬浮粒子、沉降菌和浮游菌3项。
2. 空气洁净度是指洁净环境中空气的(微粒)程度。含尘浓度高则洁净度低,含尘浓度低则洁净度高。
3. 2010年版GMP规定我国药品生产所需洁净室(区)划分为A、B、C、D四个等级。

第二节 空气洁净度的测试方法

一、悬浮粒子的测定

(一)测试依据

依据《中华人民共和国国家标准医药工业洁净室(区)悬浮粒子测试方法》(GB/T16292—2010)。本标准适用于医药工业洁净室和洁净区、无菌室或局部空气净化区域(包括洁净工作台)的空气悬浮粒子测试和环境验证。

需强调的是,本标准仅规定测试方法,不对洁净室(区)洁净等级进行评定,这是与GB/T16292—1996的主要区别之一。

(二)测试仪器

悬浮粒子的测试主要采用粒子计数器,包括光散射粒子计数器和激光粒子计数器(图5-1),前者用于粒径大于或等于0.5μm的悬浮粒子计数,后者用于粒径大于或等于0.1μm的悬浮粒子计数。

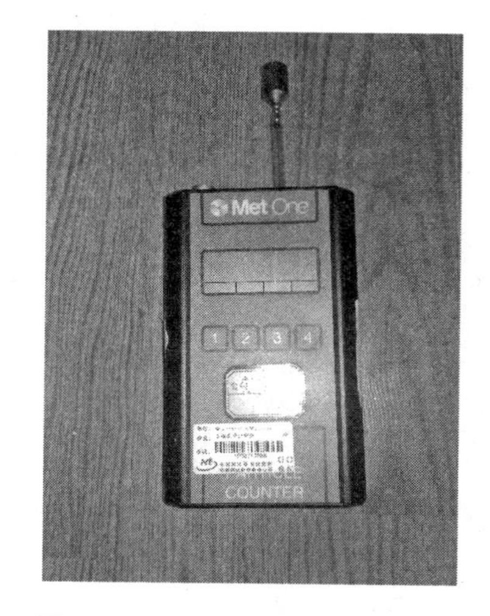

图5-1 手持式尘埃粒子计数器

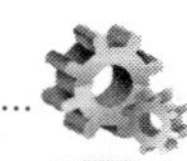

知 识 链 接

粒子计数器的工作原理

光散射粒子计数器是利用空气中的悬浮粒子在光的照射下产生散射现象,散射光的强度与粒子的表面积成正比。激光粒子计数器是利用空气中的悬浮粒子在激光束的照射下产生衍射现象,衍射光的强度与粒子的体积成正比。

粒子计数器使用时必须按照测试仪器的检定周期，定期对测试仪器作检定。应使用检定合格，且在使用有效期内的仪器。测试仪器在未进入被测区域时，若必需，则先清洁表面，或在相应的洁净室内准备和存放(用保护罩或其他适当地外罩保护仪器)。使用仪器时应严格按照仪器说明书操作：

(1)仪器开机预热至稳定后，方可按说明书的规定对仪器进行校正。

(2)采样管口置采样点采样时，在确认计数稳定后方可开始连续读数。

(3)采样管必须干净，严禁渗漏。

(4)采样管的长度应根据仪器的允许长度而定。除另有规定外，长度不得大于 1.5m。

(5)尘埃计数器采样口和仪器工作位置应处在同一气压和温度下，以免产生测量误差。

(三)测试方法

洁净区(室)悬浮粒子采用计数浓度法测试，即通过测定洁净区环境内单位体积空气中含大于或等于某粒径的悬浮粒子数，来评定洁净室(区)悬浮粒子洁净度等级。

(四)测试规则

1. 测试条件　洁净室(区)的温度、湿度应与生产及工艺要求相适应，如无特殊要求，温度控制在 18～26℃，相对湿度控制在 45%～65% 之间为宜。同时满足测试仪器的使用范围。

2. 测试状态　空态、静态和动态均可进行测试。空态、静态测试时，室内测试人员不得多于 2 人。测试报告中应标明所采用的状态和室内测试人员数。

3. 测试时间　在空态、静态 a 测试时，对单向流洁净室(区)而言，测试应在净化空气调节系统正常运行时间不少于 10 分钟后开始；对非单向流洁净室(区)，测试应在净化空气调节系统正常运行时间不少于 30 分钟后开始。在静态 b 测试时，对单向流洁净室(区)而言，测试应在生产操作人员撤离现场并经过 10 分钟自净后开始；对非单向流洁净室(区)，测试应在生产操作人员撤离现场并经过 20 分钟自净后开始。在动态测试时，则须记录生产开始的时间及测试时间。

(五)测试步骤

1. 采样　在空态或静态测试时，悬浮粒子采样点数目及其布置应力求均匀，并不得少于最少采样点数目。在动态测试时，悬浮粒子采样点数目及其布置应根据产品的生产及工艺关键操作区设置。

(1)最少采样点数目：悬浮粒子洁净度测试的最少采样点数目可在以下两种方法中任选一种。

方法一：按式(5-1)计算。

$$N_L = \sqrt{A} \qquad 式(5\text{-}1)$$

式中，N_L为最少采样点；A 为洁净室或被控洁净区的面积，单位为平方米(m^2)。

方法二：最少采样点数目可以查表 5-3 确定。

表 5-3　最少采样点数目

面积 $S(m^2)$	洁净度级别			
	A	B	C	D
$S<10$	2～3	2	2	2
$10\leqslant S<20$	4	2	2	2

续表

面积 $S(m^2)$	洁净度级别			
	A	B	C	D
$20 \leqslant S < 40$	8	2	2	2
$40 \leqslant S < 100$	16	4	2	2
$100 \leqslant S < 200$	40	10	3	3
$200 \leqslant S < 400$	80	20	6	6
$400 \leqslant S < 1000$	160	40	13	13
$1000 \leqslant S < 2000$	400	100	32	32
$S \geqslant 2000$	800	200	63	63

注：对于A级的单向流洁净室（区），包括A级洁净工作台，面积指的是送风口表面积；对于B级以上的非单向流浩净室（区），面积指的是房间面积

（2）采样点的布置：采样点一般在离地面0.8m高度的水平面上均匀布置。采样点多于5点时，也可以在离地面0.8~1.5m高度的区域内分层布置，但每层不少于5点。采样点的布置还可根据需要在生产及工艺关键操作区增加采样点。采样布置图见图5-2。100级单向流区域、洁净工作台或局部空气净化设施的采样点宜布置在正对气流方向的工作面上，气流形式可参考图5-3、5-4。

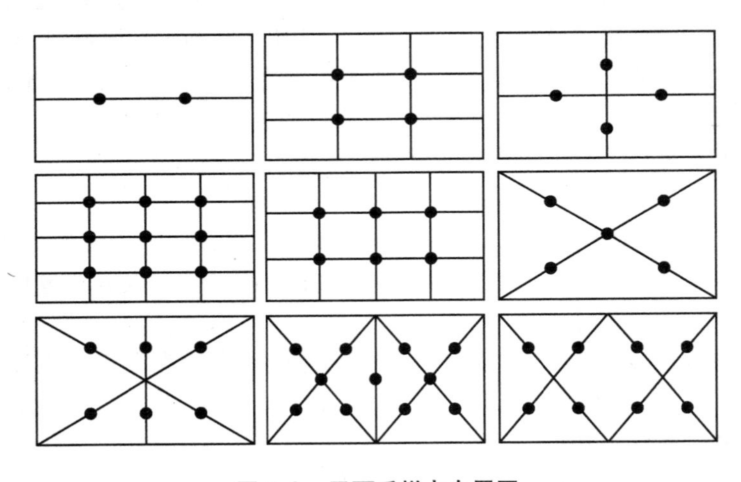

图5-2　平面采样点布置图

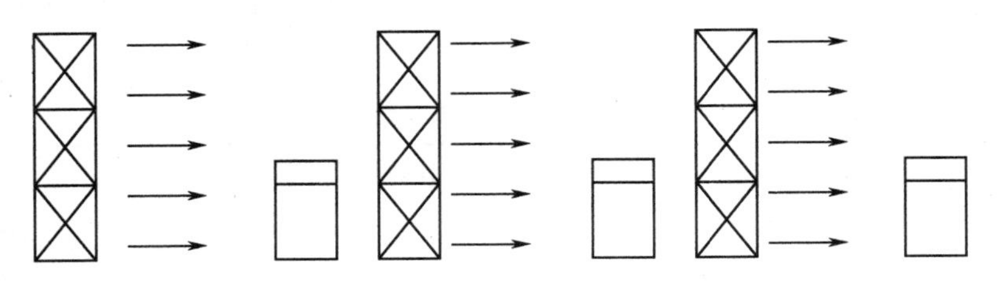

图5-3　水平单向流气流形式

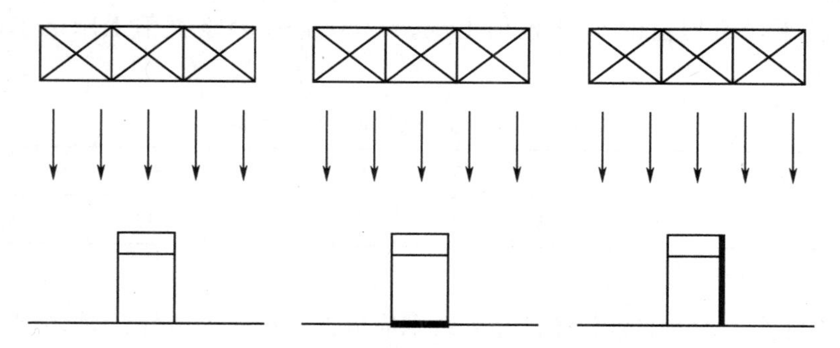

图 5-4　垂直单向流气流形式

(3)采样次数的限定:对任何小洁净室(区)或局部空气净化区域,采样点的数目不得少于 2 个,总采样次数不得少于 5 次。每个采样点的采样次数可以多于 1 次,且不同采样点的采样次数可以不同。

(4)采样量:不同洁净度级别,采样量不同,具体见表 5-4。

表 5-4　不同洁净度级别每次最小的采样量

洁净度级别	采样量,L/次	
	≥0.5μm	≥5μm
A	5.66	8.5
B	2.83	8.5
C	2.83	8.5
D	2.83	8.5

2. 结果计算　悬浮粒子浓度的采样数据按下述步骤统计计算。

(1)采样点的平均悬浮粒子浓度按式(5-2)计算。

$$A = \frac{C_1 + C_2 + \cdots + C_n}{N} \qquad 式(5\text{-}2)$$

式中,A 为某一采样点的平均粒子浓度,粒/m^3;C_i 为某一采样点的粒子浓度($i = 1,2,\cdots,n$),粒/m^3;N 为某一采样点上的采样次数,次。

(2)洁净室平均粒子浓度按式(5-3)计算。

$$M = \frac{A_1 + A_2 + \cdots + A_L}{L} \qquad 式(5\text{-}3)$$

式中,M 为平均值的均值,即洁净室(区)的平均粒子浓度,粒/m^3;A_i 为某一采样点的平均粒子浓度($i = 1,2,\cdots,L$),粒/m^3;L 为采样点数目。

(3)标准差按式(5-4)计算。

$$SE = \frac{\sqrt{(A_1 - M)^2 + (A_2 - M)^2 + \cdots + (A_i - M)^2}}{L(L-1)} \qquad 式(5\text{-}4)$$

式中,SE 为平均值均值的标准误差,粒/m^3。

(4)95% 置信上限(UCL)按式(5-5)计算,t 分布系数的具体数值见表 5-5。

$$UCL = M + tSE \qquad 式(5\text{-}5)$$

式中，UCL为平均值均值的95%置信上限，粒/m^3；t为95%置信上限的t分布系数（表5-5）。

表5-5　95%置信上限的t分布系数

采样点数	2	3	4	5	6	7	8	9	>9
t	6.31	2.92	2.35	2.13	2.02	1.94	1.90	1.86	-

注：当采样点数>9点时，不需计算UCL

3. 结果评定　判断悬浮粒子洁净度级别应依据下述两个条件：①每个采样点的平均粒子浓度必须不大于规定的级别界限，即A_i≤级别界限；②全部采样点的粒子浓度平均值均值的95%置信上限必须不大于规定的级别界限，即UCL≤级别界限。

【例】　GMP车间悬浮粒子洁净度的判断

某GMP车间（C级）进行悬浮粒子测试，选取A、B两个采样点，每个点采样3次。其中A点3次测得的粒子（≥0.5μm）粒子浓度分别为258 100、246 398和283 645粒/m^3，B点3次测得的粒子浓度分别为273 540、269 718和257 960粒/m^3，判断该GMP车间0.5μm以上悬浮粒子是否符合GMP标准。

解：根据式（5-2），A、B采样点的平均悬浮粒子浓度分别为：

$$A_A=\frac{C_1+C_2+\cdots+C_n}{N}=\frac{258\ 100+246\ 398+283\ 645}{3}=262\ 714\text{ 粒/m}^3$$

$$A_B=\frac{C_1+C_2+\cdots+C_n}{N}=\frac{273\ 540+269\ 718+257\ 960}{3}=267\ 073\text{ 粒/m}^3$$

根据式（5-3），洁净室平均粒子浓度为：

$$M=\frac{A_1+A_2+\cdots+A_L}{L}=\frac{262\ 714+267\ 073}{2}=264\ 894\text{ 粒/m}^3$$

根据式（5-4），标准差为：

$$SE=\frac{\sqrt{(A_1-M)^2+(A_2-M)^2+\cdots+(A_i-M)^2}}{L(L-1)}=1541$$

根据式（5-5），UCL为：

$$UCL=M+tSE=274\ 618\text{ 粒/m}^3$$

根据GMP车间悬浮粒子洁净度级别的评定标准（表5-1）规定，C级洁净区0.5μm以上悬浮粒子不得超过352 000，所以该GMP车间0.5μm以上悬浮粒子符合GMP标准。

（六）注意事项

1. 在确认洁净室（洁净区）压差达到要求后，方可进行采样。对于单向流洁净室，尘埃计数器采样管口朝向应正对气流方向；对于非单向流洁净室，采样管口垂直向上。

2. 当采样点与设备重叠时，可取消该采样点（在保证最少采样点数目的前提下），或将采样点设在设备的上风侧。

3. 布置采样点时，应避开回风口。

4. 采样时测试人员应站在采样口的下风侧。

5. 为确认A级洁净区的级别，每个采样点的采样量不得少于1m^3。A级洁净区空气悬浮粒子的级别为ISO 4.8，以≥5.0μm的悬浮粒子为限度标准。B级洁净区（静态)的空气悬浮粒子的级别为 ISO 5,同时包括表中两种粒径的悬浮粒子。对于 C 级洁净区(静态和动态)而言,空气悬浮粒子的级别分别为 ISO 7 和 ISO 8。对于 D 级洁净区(静态),空气悬浮粒子的级别为 ISO 8。测试方法可参照 ISO14644-1。

6. 在确认级别时,应当使用采样管较短的便携式尘埃粒子计数器,避免≥5.0μm 悬浮粒子在远程采样系统的长采样管中沉降。在单向流系统中,应当采用等动力学的取样头。

7. 动态测试可在常规操作、培养基模拟灌装过程中进行,证明达到动态的洁净度级别,但培养基模拟灌装试验要求在"最差状况"下进行动态测试。

(七) 日常监测

应当按以下要求对洁净区的悬浮粒子进行日常动态监测。

1. 根据洁净度级别和空气净化系统确认的结果及风险评估,确定取样点的位置并进行日常动态监控。

2. 在关键操作的全过程中,包括设备组装操作,应当对 A 级洁净区进行悬浮粒子监测。生产过程中的污染(如活生物、放射危害)可能损坏尘埃粒子计数器时,应当在设备调试操作和模拟操作期间进行测试。A 级洁净区监测的频率及取样量,应能及时发现所有人为干预、偶发事件及任何系统的损坏。灌装或分装时,由于产品本身产生粒子或液滴,允许灌装点≥5.0μm 的悬浮粒子出现不符合标准的情况。

3. 在 B 级洁净区可采用与 A 级洁净区相似的监测系统。可根据 B 级洁净区对相邻 A 级洁净区的影响程度,调整采样频率和采样量。

4. 悬浮粒子的监测系统应当考虑采样管的长度和弯管的半径对测试结果的影响。

5. 日常监测的采样量可与洁净度级别和空气净化系统确认时的空气采样量不同。

6. 在 A 级洁净区和 B 级洁净区,连续或有规律地出现少量≥5.0μm 的悬浮粒子时,应当进行调查。

7. 生产操作全部结束、操作人员撤出生产现场并经 15~20 分钟(指导值)自净后,洁净区的悬浮粒子应当达到表中的"静态"标准。

8. 应当按照质量风险管理的原则对 C 级洁净区和 D 级洁净区(必要时)进行动态监测。监控要求以及警戒限度和纠偏限度可根据操作的性质确定,但自净时间应当达到规定要求。

9. 应当根据产品及操作的性质制订温度、相对湿度等参数,这些参数不应对规定的洁净度造成不良影响。

(八) 悬浮粒子测试报告

从每一个洁净室(区)得来的测试结果应当被记录。测试报告应包括以下内容:测试者的名称和地址、测试日期、测试依据、被测洁净室(区)的平面位置(必要时标注相邻区域的平面位置)、悬浮粒子的粒径、有关测试仪器及其方法的描述(包括测试环境条件、采样点数目以及布置图、测试次数、采样流量,或可能存在的测试方法的变更、测试仪器的检定证书等;若为动态测试,则还应记录现场操作人员数量及位置、现场运转设备数量及位置)、测试结果(包括所有统计计算资料)。

检验报告样表格式参见表 5-6。

表5-6　悬浮粒子测试报告书样表

测试单位	
环境温度(℃)	
相对湿度(%)	
静压差(Pa)	
测试依据	
测试项目	悬浮粒子

检验结果：

区域	编号	洁净度级别	悬浮粒子	
			≥0.5μm(粒/m^3)	≥5μm(粒/m^3)

检验结论：

检验人：　　　　　　　　复核人：

检验日期：

二、沉降菌的测定

(一)测试依据

依据《中华人民共和国国家标准医药工业洁净室(区)沉降菌测试方法》(GB/T16294—2010)。

(二)测试方法

采用沉降法，即通过自然沉降原理收集在空气中的生物粒子于培养基平皿，经若干时间，在适宜的条件下让其繁殖到可见的菌落进行计数，以平板培养皿中的菌落数来判定洁净环境内的活微生物数，并以此来评定洁净室(区)的洁净度。具体操作为把经过灭菌的琼脂培养基平板开盖搁置在洁净室(区)内一定时间，捕集落在平板上的微生物粒子，然后进行培养，计算其形成的菌落。

沉降法最大的特点是直接测出落下菌引起的污染，不需要专门的设备和电源，在某个范围内测量，可测出一定范围内的污染过程，优于其他任何一种悬浮粒子浓度测定设备。

(三)测试仪器

1. 培养皿　一般采用90mm×15mm规格的培养皿。

2. 培养基　大豆酪蛋白琼脂培养基(TSA)或沙氏培养基(SDA)或其他用户认可并经验证了的培养基。TSA(表5-7)和SDA(表5-8)及配制方法如下：

(1)TSA

表 5-7　TSA 的配方

组成成分	含量
酪蛋白胰酶消化物	15g
大豆粉木瓜蛋白酶消化物	5g
琼脂	15g
氯化钠	5g
纯化水	1000ml

取除琼脂外的上述成分,混合,微热溶解,调节 pH 使灭菌后为 7.3 ±0.2,加入琼脂,加热熔化后,分装,灭菌,冷却至约 60℃,在无菌操作要求下倾注约 20ml 至无菌平皿(90mm)中。加盖后在室温放至凝固。

(2)SDA

表 5-8　SDA 的配方

组成成分	含量
葡萄糖	40g
酪蛋白胰酶消化物、动物组织的胃酶消化物等量混合	10g
琼脂	15g
纯化水	1000ml

取除琼脂外的上述成分,混合,微热溶解,调节 pH 使灭菌后为 5.6 ±0.2,加入琼脂,加热熔化后,分装,灭菌,冷却至约 60℃,在无菌操作要求下倾注约 20ml 至无菌平皿(90mm)中。加盖后在室温放至凝固。

制备好的培养基平皿宜在 2~8℃保存,一般以 1 周为宜或按厂商提供的标准执行。采用适宜方法在平皿上做好培养基的名称、制备日期记录的标记。

3. 恒温培养箱　必须定期对恒温培养箱进行校验。

4. 高压蒸汽灭菌器　用于培养基表面的消毒。

(四)测试规则

1. 测试状态　静态和动态两种状态均可进行测试。静态测试时,室内测试人员不得多于 2 人。沉降菌测试前,被测洁净室(区)由使用者决定是否需要预先消毒。测试报告中应标明测试时所采用的状态和室内测试人员数。

2. 测试条件　在测试之前,要对洁净室(区)相关参数进行预先测试,这类测试将会提供测试沉降菌的环境条件。如,洁净室(区)的温度和相对湿度应与其生产及工艺要求相适应(无特殊要求时,温度在 18~26℃,相对湿度在 45%~65% 为宜)。同时应满足测试仪器的使用范围;送风量或风速的测试或压差的测试;高效过滤器的泄漏测试。

3. 测试时间　在静态 a 测试时,对单向流洁净室(区)而言,测试宜在净化空气调节系统正常运行时间不少于 10 分钟后开始;对非单向流洁净室(区),测试宜在净化空气调节系统正常运行时间不少于 30 分钟后开始。在静态 b 测试时,对单向流洁净室

(区),测试宜在生产操作人员撤离现场并经过 10 分钟自净后开始;对非单向流洁净室(区),测试宜在生产操作人员撤离现场并经过 20 分钟自净后开始。在动态测试时,则须记录生产开始的时间以及测试时间。

(五)测试步骤

1. 消毒　测试前每个培养基表面必须严格消毒,以保证无菌。

2. 采样　将已制备好的培养皿按采样点布置图逐个放置,然后从里到外逐个打开培养皿盖,使培养基表面暴露在空气中。静态测试时,培养皿暴露时间为 30 分钟以上;动态测试时,培养皿暴露时间为不大于 4 小时。

(1)最少采样点数目:沉降菌测试的最少采样点数目可参考悬浮粒子测试方法。

(2)采样点的位置:沉降菌测试的采样点的位置可参考悬浮粒子测试方法。

(3)最少培养皿数:在满足最少采样点数目的同时,还宜满足最少培养皿数(表 5-9)。

表 5-9　最少培养皿数

洁净度级别	所需 90mm 培养皿数(以沉降 0.5 小时计)
A	14
B	2
C	2
D	2

(4)采样次数:每个采样点一般采样 1 次。

3. 培养　全部采样结束后,将培养皿倒置于恒温培养箱中培养。采用大豆酪蛋白琼脂培养基(TSA)配制的培养皿经采样后,在 30~35℃ 培养箱中培养,时间不少于 2 天;采用沙氏培养基(SDA)配制的培养基经采样后,在 20~25℃ 培养箱中培养,时间不少于 5 天。每批培养基应有对照试验,检验培养基本身是否污染。可每批选定 3 只培养皿作对照培养。

4. 菌落计数　用肉眼对培养皿上所有的菌落直接计数、标记或在菌落计数器上点计,然后用 5~10 倍放大镜检查,有否遗漏。若平板上有 2 个或 2 个以上的菌落重叠,可分辨时仍以 2 个或 2 个以上菌落计数。

5. 结果计算　用计数方法得出各个培养皿的菌落数,然后按式(5-6)计算平均菌落数。

$$\overline{m} = \frac{m_1 + m_2 + \cdots + m_n}{n} \qquad \text{式(5-6)}$$

式中,$\overline{m}$ 为平均菌落数;m_1 为 1 号培养皿菌落数;m_2 为 2 号培养皿菌落数;m_n 为 n 号培养皿菌落数;n 为培养皿总数。

6. 结果评定　用平均菌落数判断洁净室(区)空气中的微生物。每个测试点的平均菌落数必须低于所选定的评定标准。在静态测试时,若某测试点的沉降菌平均菌落数超过评定标准,则应重新采样两次,两次测试结果均合格才能判定为合格。

【例】　沉降菌平均菌落数的计算

某 GMP 车间(B 级)进行沉降菌测试,其中 1 个测试点放置的平皿数为 2 个,菌落数分别为 2 个和 3 个,求该测试点沉降菌平均菌落数,并判断其是否符合标准。

解:根据式(5-6),平均菌落数为:

$$\overline{m}=\frac{m_1+m_2+\cdots+m_n}{n}=\frac{2+3}{2}=2.5\text{ 个}$$

根据洁净室(区)沉降菌的评定标准规定,B 级洁净区标准(平均)菌落数不得超过 5 个,所以该测试点符合标准。

(六)注意事项

1. 测试用具要做灭菌处理,以确保测试的可靠性、正确性。

2. 应采取一切措施防止采样过程的污染和其他可能对样本的污染。

3. 对培养基、培养条件及其他参数(如房间温度、相对湿度、压差、测试状态及测试数据)做详细的记录。

4. 由于细菌种类繁多,差别甚大,计数时一般用透射光于培养皿背面或正面仔细观察,不要漏计培养皿边缘生长的菌落,并须注意细菌菌落与培养基沉淀物的区别,必要时用显微镜鉴别。

5. 采样前应仔细检查每个培养皿的质量,如发现有变质、破损或污染的应剔除。

6. 采样时的注意事项　对于单向流洁净室(区)或送风口,采样器采样口朝向应正对气流方向;对于非单向流洁净室(区),采样口向上。布置采样点时,至少应尽量避开尘粒较集中的回风口。采样时,测试人员应站在采样口的下风侧,并尽量少走动。

7. 培养皿在用于检测时,为避免培养皿运输或搬动过程造成的影响,宜同时进行对照试验,每次或每个区域取 1 个对照皿,与采样皿同法操作但不需暴露采样,然后与采样后的培养皿(TSA 或 SDA)一起放入培养箱内培养,结果应无菌落生长。

(七)日常监控

对于沉降菌的监控,宜设定纠偏限度和警戒限度,以保证洁净室(区)的微生物浓度受到控制。应定期检测以检查微生物负荷以及消毒剂的效力,并作倾向分析。静态和动态的监控都可以采用该方法。

对于沉降菌的取样频次,如果出现下列情况应考虑修改,在评估以下情况后,也应确定其他项目的检测频次:①连续超过纠偏限度和警戒限度;②停工时间比预计延长;③关键区域内发现有污染存在;④在生产期间,空气净化系统进行任何重大的维修;⑤日常操作记录反映出倾向性的数据;⑥消毒规程的改变;⑦引起生物污染的事故等;⑧当生产设备有重大维修或增加设备时;⑨当洁净室(区)结构或区域分布有重大变动时。

(八)沉降菌测试报告

测试报告应包含以下内容:测试者的名称和地址、测试日期、测试依据、被测洁净室(区)的平面位置(必要时标注相邻区域的平面位置)、有关测试仪器及其测试方法的描述(包括测试环境条件、采样点数目以及布置图、测试次数,或可能存在的测试方法的变更、测试仪器的检定证书等;若为动态测试,则还应记录现场操作人员数量及位置、现场设备运转数量及位置等)、测试结果(包括所有统计计算资料)。表 5-10 为沉降菌测试报告书样表。

表 5-10　沉降菌测试报告书样表

<table>
<tr><td>测试单位</td><td colspan="6"></td></tr>
<tr><td>环境温度(℃)</td><td colspan="6"></td></tr>
<tr><td>相对湿度(%)</td><td colspan="6"></td></tr>
<tr><td>静压差(Pa)</td><td colspan="6"></td></tr>
<tr><td>培养基批号</td><td colspan="6"></td></tr>
<tr><td>培养温度</td><td colspan="6"></td></tr>
<tr><td>测试依据</td><td colspan="6"></td></tr>
<tr><td>测试状态</td><td colspan="6"></td></tr>
<tr><td>测试项目</td><td colspan="6">沉降菌</td></tr>
<tr><td colspan="7">检验结果:</td></tr>
<tr><td rowspan="2">区域</td><td colspan="4">菌落数</td><td rowspan="2">平均数</td><td rowspan="2">级别</td></tr>
<tr><td>1 号平皿</td><td>2 号平皿</td><td>3 号平皿</td><td>4 号平皿</td></tr>
<tr><td></td><td></td><td></td><td></td><td></td><td></td><td></td></tr>
<tr><td></td><td></td><td></td><td></td><td></td><td></td><td></td></tr>
<tr><td></td><td></td><td></td><td></td><td></td><td></td><td></td></tr>
<tr><td></td><td></td><td></td><td></td><td></td><td></td><td></td></tr>
<tr><td colspan="7">检验结论:</td></tr>
<tr><td colspan="3">检验人:</td><td colspan="4">复核人:</td></tr>
<tr><td colspan="7">检验日期:</td></tr>
</table>

三、浮游菌的测定

(一) 测试依据

依据《中华人民共和国国家标准医药工业洁净室(区)浮游菌的测试方法》(GB/T16293—2010)。

(二) 测试仪器

1. 浮游菌采样器(图 5-5)　浮游菌采样器一般采用撞击法机制,可分为狭缝式采样器、离心式采样器或针孔式采样器。采用的浮游菌采样器必须要有流量计和定时器。

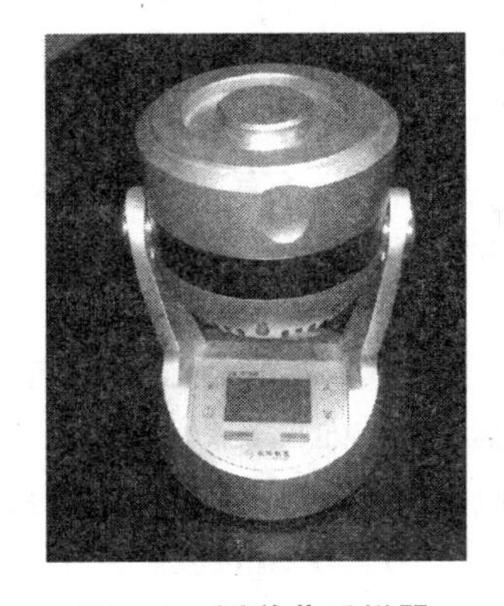

图 5-5　浮游菌采样器

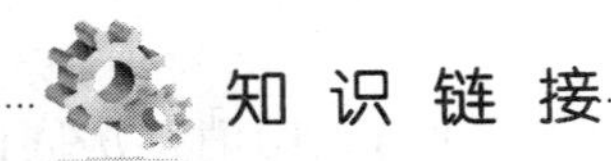

知识链接

采样器的工作原理

狭缝式采样器由附加的真空抽气泵抽气,通过采样器的缝隙式平板,将采集的空气喷射并撞击到缓慢旋转的平板培养基表面上,附着的活微生物粒子经培养后形成菌落。

离心式采样器由于内部风机的高速旋转,气流从采样器前部吸入从后部流出,在离心力的作用下,空气中的活微生物粒子有足够的时间撞击到专用的固形培养条上,经培养后形成菌落。

针孔式采样器是气流通过一个金属盖吸入,盖子上是密集的经过机械加工的特制小孔,通过风机将收集到的细小的空气流直接撞击到平板培养基表面上,附着的活微生物粒子经培养后形成菌落。

2. 高压蒸汽灭菌锅 用于仪器和培养基的表面消毒。

3. 恒温培养箱 必须定期对培养箱的温度计进行检定。

4. 培养皿 一般采用90mm×15mm规格的培养皿,可根据所选用采样器选择合适的培养皿。离心式采样器采用专用的固形培养条。

5. 培养基 大豆酪蛋白琼脂培养基(TSA)或沙氏培养基(SDA)或其他用户认可并经验证了的培养基。TSA和SDA的配方和制备方法参见沉降菌的测试方法。

(三)测试方法

采用计数浓度法,即通过收集悬浮在空气中的生物性粒子于专门的培养基(选择能证实其能够支持微生物生长的培养基)上,经规定时间的培养,在适宜的生长条件下让其繁殖到可见的菌落,然后进行计数,从而判定该洁净室的微生物浓度。

(四)测试规则

1. 测试条件 在测试之前,要对洁净室(区)相关参数进行预先测试,这类测试将会提供测试浮游菌的环境条件。如,洁净室(区)的温度和相对湿度应与其生产及工艺要求相适应(无特殊要求时,温度在18~26℃,相对湿度在45%~65%为宜)。同时应满足测试仪器的使用范围;内送风量或风速的测试或压差的测试;高效过滤器的泄漏测试。

2. 测试状态 静态和动态两种状态均可进行测试。静态测试时,室内测试人员不得多于2人。浮游菌测试前,被测洁净室(区)由使用者决定是否需要预先消毒。测试报告中应标明测试时所采用的状态和室内测试人员数。

3. 测试时间 在静态a测试时,对单向流洁净室(区)而言,测试宜在净化空气调节系统正常运行时间不少于10分钟后开始;对非单向流洁净室(区),测试宜在净化空气调节系统正常运行时间不少于30分钟后开始。在静态b测试时,对单向流洁净室(区),测试宜在生产操作人员撤离现场并经过10分钟自净后开始;对非单向流洁净室(区),测试宜在生产操作人员撤离现场并经过20分钟自净后开始。在动态测试时,则须记录生产开始的时间以及测试时间。

（五）测试步骤

1. 仪器、培养皿表面必须严格消毒　采样器进入被测房间前先用消毒房间的消毒剂灭菌，用于100级洁净室的采样器宜一直放在被测房间内。用消毒剂擦净培养皿的外表面。采样前先用消毒剂消毒采样器的顶盖、转盘以及罩子的内外面，采样结束再用消毒剂轻轻喷射罩子的内壁和转盘。采样口及采样管使用前必须高温灭菌，如用消毒剂对采样管的外壁及内壁进行消毒时，应将管中的残留液倒掉并晾干。采样者应穿戴与被测洁净区域相应的工作服，在转盘上放入或调换培养皿前，双手用消毒剂消毒或无菌手套操作。采样仪器经消毒后先不放入培养皿，开启浮游菌采样器，使仪器中的残余消毒剂蒸发，时间不少于5分钟，检查流量并根据采样量调整设定采样时间。

2. 采样

（1）最少采样点数目采样：可参照洁净室（区）悬浮粒子测试方法。

（2）采样点的位置：可参照洁净室（区）悬浮粒子测试方法。

（3）最小采样量：每次最小采样量见表5-11。

表5-11　浮游菌测试的最小采样量

洁净度级别	采样量（L/次）
A	1000
B	500
C	100
D	100

（4）采样次数：每个取样点一般取样1次。

3. 培养　全部采样结束后，将培养皿倒置于恒温培养箱中培养。采用TSA配制的培养皿经采样后，在30~35℃培养箱中培养，时间不少于2天；采用SDA配制的培养皿经采样后，在20~25℃培养箱中培养，时间不少于5天。

每批培养基应有对照试验，检验培养基本身是否污染。可每批选定3只培养皿作对照培养。

4. 菌落计数　用肉眼对培养皿上所有的菌落直接计数、标记或在菌落计数器上点计，然后用5~10倍放大镜检查，有否遗漏。若平板上有2个或2个以上的菌落重叠，可分辨时仍以2个或2个以上菌落数。

5. 结果计算　用计数方法得出各个培养皿的菌落数，每个测试点的浮游菌平均浓度的计算见式(5-7)。

$$\text{平均浓度}(\text{个}/m^3)=\frac{\text{菌落数}}{\text{采样量}} \qquad \text{式}(5\text{-}7)$$

【例】　浮游菌平均浓度的计算

某GMP车间进行浮游菌测试，其中1个测试点的采样量为500L，菌落数为1个，求该测试点浮游菌平均浓度。

解：根据式(5-7)

$$\text{平均浓度}(\text{个}/m^3)=\frac{\text{菌落数}}{\text{采样量}}=\frac{1}{500\times 10^{-3}}=2\ \text{个}/m^3$$

6. 结果评定　用浮游菌平均浓度判断洁净室（区）空气中的微生物。每个测试点的浮游菌平均浓度必须低于所选定的评定标准中关于细菌浓度的界限。若某测试点的浮游菌平均浓度超过评定标准，则应重新采样两次，两次测试结果必须合格。

（六）注意事项

1. 测试用具要做灭菌处理，以确保测试的可靠性、正确性。

2. 采取一切措施防止人为对样本的污染。

3. 对培养基、培养条件及其他参数（如房间温度、相对湿度、压差、测试状态及测试数据）做详细的记录。

4. 采样时，对于单向流或送风口，采样器采样口应正对气流方向；对于非单向流，采样管口向上。布置采样点时，至少应离开尘粒较集中的回风口 1m 以上。采样时，测试人员应站在采样口的下风侧。

5. 菌落计数时不要漏计培养皿边缘生长的菌落，并须注意细菌菌落与培养基沉淀物的区别，必要时用显微镜鉴别。

6. 培养皿在用于检测时，为避免培养皿运输或搬动过程造成的影响，宜同时进行阴性对照试验，每次或每个区域取 1 个对照皿，与采样皿同操作作但不需暴露采样，然后与采样后的培养皿（TSA 或 SDA）一起放入培养箱内培养，结果应无菌落生长。

（七）日常监控

对于浮游菌的监控，宜设定纠偏限度和警戒限度，以保证洁净室（区）的微生物浓度受到控制。应定期检测以检查微生物负荷以及消毒剂的效力，并作倾向分析。静态和动态的监控都可以采用该方法。

对于浮游菌的取样频次，如果出现下列情况应考虑修改，在评估以下情况后，也应确定其他项目的检测频次：①连续超过纠偏限度和警戒限度；②停工时间比预计延长；③关键区域内发现有污染存在；④在生产期间，空气净化系统进行任何重大的维修；⑤日常操作记录反映出倾向性的数据；⑥消毒规程的改变；⑦引起生物污染的事故等；⑧当生产设备有重大维修或增加设备时；⑨当洁净室（区）结构或区域分布有重大变动时。

（八）浮游菌测试报告

浮游菌测试报告记录的内容可参考沉降菌的测试报告，浮游菌测试报告书样表见表 5-12。

表 5-12　浮游菌测试报告书样表

测试单位	
环境温度（℃）	
相对湿度（%）	
静压差（Pa）	
测试面积（m^2）	

续表

<table>
<tr><td>采样器名称及型号</td><td colspan="8"></td></tr>
<tr><td>培养基名称</td><td colspan="8"></td></tr>
<tr><td>测试状态</td><td colspan="8"></td></tr>
<tr><td>测试依据</td><td colspan="8"></td></tr>
<tr><td>测试项目</td><td colspan="8">浮游菌</td></tr>
<tr><td colspan="9">检验结果：</td></tr>
<tr><td>项目</td><td colspan="4">送风口</td><td colspan="4">工作区</td></tr>
<tr><td>采样点编号 No.</td><td></td><td></td><td></td><td></td><td></td><td></td><td></td><td></td></tr>
<tr><td>采样速率(L/min)</td><td></td><td></td><td></td><td></td><td></td><td></td><td></td><td></td></tr>
<tr><td>采样量(m^3)</td><td></td><td></td><td></td><td></td><td></td><td></td><td></td><td></td></tr>
<tr><td>开始时间</td><td></td><td></td><td></td><td></td><td></td><td></td><td></td><td></td></tr>
<tr><td>菌落数(cfu)</td><td></td><td></td><td></td><td></td><td></td><td></td><td></td><td></td></tr>
<tr><td>平均浓度(cfu/m^3)</td><td></td><td></td><td></td><td></td><td></td><td></td><td></td><td></td></tr>
<tr><td colspan="9">检验结论：
最高浓度：　　　cfu/m^3
最低浓度：　　　cfu/m^3</td></tr>
<tr><td colspan="3">检验人：</td><td colspan="6">复核人：</td></tr>
<tr><td colspan="9">检验日期：</td></tr>
</table>

点滴积累

1. 悬浮粒子的测试采用计数浓度法，采样须满足规定的最少采样点数目、采样次数、采样量及采样点布置方法。每个采样点的平均粒子浓度必须不大于规定的级别界限，且全部采样点的粒子浓度平均值的95%置信上限必须不大于规定的级别界限。

2. 沉降菌的测试采用沉降法。培养基为大豆酪蛋白琼脂培养基(30~35℃，≥2天)或沙氏培养基(20~25℃，≥5天)。采样须满足规定的最少采样点数目、采样次数、最少培养皿数及采样点布置方法。平均菌落数必须低于所选定的评定标准。

3. 浮游菌的测试采用计数浓度法。培养基为大豆酪蛋白琼脂培养基(30~35℃，≥2天)或沙氏培养基(20~25℃，≥5天)。采样须满足规定的最少采样点数目、采样次数、最小采样量及采样点布置方法。每个测试点的平均菌落数必须低于所选定的评定标准。

目标检测

一、选择题

(一) 单项选择题

1. GMP 是指(　　)
   A. 药品经营质量管理规范　　B. 药品生产质量管理规范
   C. 药品非临床研究质量管理规范　　D. 药品临床研究质量管理规范
   E. 医疗机构制剂配制质量管理规范

2. 用于空气洁净度分级的空气悬浮粒子尺寸范围是(　　)
   A. 0.1~1000μm　　B. 1~1000μm　　C. 0.1~100μm
   D. 1~100μm　　E. 0.1~10μm

3. A 级洁净室(区)≥0.5μm 尘粒的最大允许数为(　　)
   A. 0　　B. 20　　C. 3520　　D. 352 000　　E. 3 520 000

4. 如特殊要求,无洁净室(区)的温度、湿度分别应控制在(　　)
   A. 16~26℃,40%~65%　　B. 18~26℃,50%~60%
   C. 22~24℃,45%~65%　　D. 18~26℃,45%~65%
   E. 18~24℃,45%~60%

5. 面积为 $100m^2$ 的洁净区进行悬浮粒子测试时,最少采样点数目为(　　)
   A. 40　　B. 20　　C. 10　　D. 3　　E. 2

6. 对任何小洁净室(区)或局部空气净化区域,采样点的数目不得少于(　　)个,总采样次数不得少于(　　)次。
   A. 2,3　　B. 3,5　　C. 3,8　　D. 2,10　　E. 2,5

7. 10 000 级洁净室(区)测试≥0.5μm 的悬浮粒子,最小采样量为(　　)L/次。
   A. 5.66　　B. 2.83　　C. 8.5　　D. 3.66　　E. 7.5

8. *UCL* 是指(　　)
   A. 采样点的悬浮粒子浓度　　B. 采样点的平均悬浮粒子浓度
   C. 洁净室平均粒子浓度　　D. 标准差
   E. 95%置信上限

9. 10 000 级洁净室(区)测试沉降菌,最少培养皿数为(　　)
   A. 2　　B. 3　　C. 5　　D. 10　　E. 14

10. C 洁净室(区)内沉降菌的平均菌落数应不得超过(　　)
    A. 1　　B. 10　　C. 100　　D. 200　　E. 500

11. 300 000 级洁净室(区)测试浮游菌,最小采样量为(　　)L/次。
    A. 100　　B. 200　　C. 500　　D. 800　　E. 1000

12. A 级洁净室(区)空气中的浮游菌平均浓度应小于(　　)个/m^3。
    A. 1　　B. 5　　C. 50　　D. 100　　E. 200

13. 洁净室(区)内人员人数应严格控制。静态测试时,室内测试人员不得多于(　　)人。

A. 5　B. 4　C. 3　D. 2　E. 1

14. 沉降菌测试时,制备好的培养皿宜在(　　)的环境中存放。

A. 0℃以下　B. 2~8℃　C. 18~26℃

D. 20℃以下　E. 室温

15. 沉降菌测试时(静态),培养皿暴露时间为(　　)

A. 15分钟以上　B. 不少于4小时　C. 不得超过4小时

D. 30分钟以内　E. 30分钟以上

(二)多项选择题

1. GMP要求洁净室(区)的空气洁净级别要符合工艺规定,操作环境中要去除微生物和尘粒数,因此,洁净室(区)需要进行(　　)测试。

A. 悬浮粒子　B. 无菌检查　C. 浮游菌

D. 沉降菌　E. 热原

2. 2010年版GMP规定,我国药品生产洁净室(区)的空气洁净度划分为(　　)4个级别。

A. A级　B. B级　C. C级　D. D级　E. E级

3. 洁净室(区)浮游菌的测试需要使用(　　)

A. 浮游菌采样器　B. 尘埃粒子计数器　C. 高压蒸汽灭菌锅

D. 恒温培养箱　E. 培养皿

4. GMP车间沉降菌测试可选用(　　)

A. 硫乙醇酸盐流体培养基　B. 改良马丁培养基

C. 大豆酪蛋白琼脂培养基　D. 改良马丁琼脂培养基

E. 沙氏培养基

5. 洁净室(区)沉降菌测试可在(　　)状态下进行。

A. 空态　B. 静态a　C. 静态b　D. 动态　E. 都可以

6. GMP沉降菌测试中关于采样点的布置,下列说法哪些是正确的(　　)

A. 采样点一般在离地面0.8m高度的水平面上均匀布置

B. 采样点多于5点时,也可以在离地面0.8~1.5m高度的区域内分层布置

C. 采样点的布置还可根据需要在生产及工艺关键操作区增加采样点

D. 100级单向流区域的采样点宜布置在正对气流方向的工作面上

E. 当分层布置采样点时,每层不少于5点

二、简答题

1. 进行悬浮粒子测试时,对最少采样点数目有何要求?应该如何设置采样点?
2. 洁净室(区)沉降菌和浮游菌测试分别采用何种方法?所用的培养基是什么?
3. 悬浮粒子、沉降菌和浮游菌的判断标准分别是什么?
4. 尘粒数和微生物的监测对于药品生产企业实施GMP有何指导意义?
5. 如果某药品的微生物限度检查不合格,你认为可能的污染源有哪些?

三、实例分析

某16m^{2}的D级GMP车间进行沉降菌测试,请问:

1. 至少应设置多少个采样点？

2. 采样点应该怎样布置？

3. 每个采样点的最少培养皿数为多少个？

4. 假设该车间设置了 4 个采样点（编号 1~4），每个采样点放置的平皿数为 2 个，测得数据如下，判断该车间是否符合洁净度标准。

	1 号采样点		2 号采样点		3 号采样点		4 号采样点	
菌落数	7	8	7	6	8	6	6	7

5. 若有 1 个采样点测出的平均菌落数超过标准值，该如何处理？

（王丽娟）

第六章　热原及细菌内毒素检查

药品是用于人类防治疾病的特殊物质，保证药品的安全性是最基本也是最重要的要求。热原和内毒素可以引起人体的不适反应，严重时可威胁人的生命安全，对于这类有害或可引起不良反应的物质要进行监控和检查，以保证它们的含量或强度不超过规定限度。这些检查称为限度检查，只测定检查对象是否超越某一限度，并不需要测出具体的量。通常都是在同一条件下进行操作，再以结果与限度相比，作出是否合格的结论。本章节详细介绍了热原及细菌内毒素的限度检查技术。

第一节　概　　述

一、热原

热原也称发热物质，一般是指细菌等微生物产生的微量即能引起动物体温异常升高的物质的总称。它包括细菌性热原、内源性高分子热原、内源性低分子热原及化学物质、异性蛋白等。这里所指的“热原”主要是指细菌性热原，是某些细菌的代谢产物、细菌尸体及内毒素，能从一般过滤器滤过，对热稳定。致热能力最强的是革兰阴性杆菌的产物，其次是革兰阳性杆菌类，革兰阳性球菌则较弱，真菌、酵母菌、甚至病毒也能产生热原。在制造注射剂时，如果原料不洁、操作不慎，虽然灭菌严密，制成的注射剂静脉注入人体后产生“热原反应”，可使人体产生发冷、寒战、发热、出汗、恶心、呕吐等症状，有时体温可升至40℃以上，严重者可昏迷、虚脱，甚至危及生命。注入人体的注射剂中含有热原量达1μg/kg就可引起不良反应，发热反应通常在注入1小时后出现。

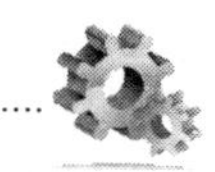
知识链接

热原的研究历史

注射剂热原物质研究可追溯到16世纪。直到18世纪丹麦生理学家Panum认为，“热原物质是一种对热稳定，溶于水，不溶于乙醇，由活的细菌中来的一类物质，而且微量静脉注射后就能引起高热反应”。1923年，Seibert肯定地证实了所有注射剂的发热原因是通过革兰阴性菌所产生的一种可滤过的高热稳定的热原污染的结果。随后Rademaker进一步证实了Seibert的发现，并进一步强调避免细菌污染的重要性。之后的共同研究确立了使用家兔检测注射剂及水中致热物质的方法。1942年《美国药典》首先将家兔热原检查项收入药典成为法定方法，1953年版《中国药典》开始收载该方法，随后世界各国药典都以动物热原检查法作为药品质量监测的方法之一。

（一）热原的来源

热原普遍存在于天然水、自来水及其他不清洁的水中。有些药物及器皿也会污染热原，特别是葡萄糖、乳酸钠、氯化钠、血液制品、右旋糖酐等生物制品、生化制品及适合于细菌生长的药品。

（二）热原的化学性质

什么是热原？目前国内外仍未有统一的认识，但普遍认为它是指细菌内毒素的脂多糖。不同菌种或不同菌株所产生的内毒素其结构及生物活性均有差异，有以下几点共同的性质：

1. 耐热性　大多数热原具有较强的耐热性，其耐热程度随热原来源有所差异。热原在110℃时并不能发生热解，120℃加热4小时能破坏90%，160~180℃加热3小时或250℃加热1小时以上方可彻底破坏内毒素。注射剂的一般灭菌条件不能够破坏热原。

2. 水溶性　热原具有水溶性，但不具有挥发性，能随水蒸气蒸馏造成污染，所以一般蒸馏器需配置隔沫装置。

3. 滤过性　热原体积较小，其直径为1~5nm，可通过除菌滤器进入滤液中，但不能通过石棉滤板，也不能通过半透膜。

4. 抗原性　热原的多糖体部分可产生抗原性。反复接触热原，生物体很快便会产生耐受性。所以家兔升温法中特别强调了受试动物的使用次数、间隔时间。

（三）常见消除热原的方法

1. 高温法　180℃干烤3~4小时或250℃干烤1小时以上可使热原彻底破坏。耐热物品如玻璃制品、金属制品、生产过程中所用的容器和其他用具以及注射时使用的注射器等，均可采用此法破坏热原。但在通常使用的注射剂热压灭菌条件下不足以破坏热原。

2. 吸附法　热原在水溶液中可被常见的吸附剂如活性炭、石棉、白陶土等吸附而除去。其中活性炭对热原的吸附作用最强，一般用量为总容量的0.1%~0.5%。将溶液加热至70℃左右保温一定时间效果更好。曾有研究者对不合格的药物采用活性炭进行吸附，检测结果符合规定。而且活性炭性质稳定，兼具助滤和脱色作用，故广泛用于注射剂生产，操作中应留意吸附药液所造成的主药的损失。

3. 滤过法　热原体积较小，可以通过一般滤器和微孔滤膜，但采用超滤法如用3.0~15nm超滤膜可将其除去，采用该法处理中药提取液时要注意某些有效成分的损失和变化。热原不能通过石棉滤板，也可用石棉滤过法除去热原。

4. 蒸馏法　热原能溶于水但不挥发，但可随水蒸气的雾滴进入注射用水中。因此制备注射用水时，可经蒸馏除去原水中的热原，通常需多次蒸馏，并加有隔沫装置。

5. 酸碱法　热原能被强酸、强碱、强氧化剂破坏。玻璃容器及用具如配液用玻璃器皿、输液瓶等可用重铬酸钾硫酸清洁液或稀氢氧化钠处理，破坏热原。

6. 其他　包括离子交换法、凝胶滤过法、反渗透法等。

二、细菌内毒素及其与热原的关系

细菌内毒素是革兰阴性菌细胞壁上的一种脂多糖和微量蛋白的复合物，它的特殊性不是细菌或细菌的代谢产物，而是细菌死亡或解体后才释放出来的一种具有内毒素生物活性的物质。其化学成分是广泛分布于革兰阴性菌（如大肠埃希菌、布氏杆菌、伤寒杆菌、变形杆菌、沙门菌等）及其他微生物（如衣原体、立克次体、螺旋体等）的细胞壁层的脂多糖，主要是由O-特异性链、核心多糖、类脂A三部分组成。

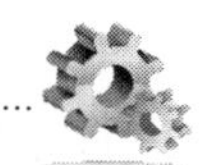

知识链接

细菌内毒素的研究历史

19世纪末的意大利学者Centanne从革兰阴性杆菌中提取出一种类似毒素的物质，因为这种物质对动物体产生致热活性的同时，亦产生出一种病理学反应，而被命名为致热毒素。同时德国的Buchner也从多种细菌中提取到相似的致热毒素，并证实这种毒素具有增强机体对细菌感染时的免疫能力。直到1933年Boivin等学者在研究鼠伤寒杆菌的致病机制时，从鼠伤寒杆菌中提取出内毒素。20世纪50年代以后，对内毒素的化学成分和化学结构的研究得到迅速发展。大量实验表明，内毒素具有极强的生物学活性，特别是革兰阴性菌感染和静脉注射提取的内毒素溶液时，可导致动物体发生内毒素休克和死亡。

热原是否就是内毒素，在学术上仍有争议，目前在世界范围内，热原的本质主要存在两种观点。一种观点是热原的本质就是革兰阴性菌所产生的细菌内毒素，就注射剂来讲，其输液反应主要来源于细菌内毒素。另一种观点是热原可能是一类能刺激哺乳动物巨噬细胞所产生的细胞分裂素cytokines的物质的总称。所谓细胞分裂素是一类内源性物质和干扰素类。这些内源性的热原质可直接作用于大脑中枢神经系统刺激体温中枢，最后使机体发热。

欧洲药典委员会副主席J. van Noordwijk提出："严格地讲，不是每一种热原都具有脂多糖的结构，但所有已知的细菌内毒素脂多糖都有热原活性"。在GMP条件下，药品生产的质量控制一般可以接受的观点是不存在细菌内毒素意味着不存在热原，控制内毒素就是控制热原。

点滴积累

1. 热原系指由微生物产生的能引起恒温动物体温异常升高的致热物质。
2. 热原具有耐热性、水溶性、滤过性和抗原性等性质。
3. 不存在细菌内毒素意味着不存在热原，控制内毒素就是控制热原。

第二节 热原检查法(家兔升温法)

一、试验原理

由于家兔对热原的反应与人基本相似,目前家兔法仍为各国药典规定的检查热原的法定方法。该法是将一定量的供试品静脉注入家兔体内,在规定时间内观察家兔体温升高的情况,以判定供试品中所含热原的限度是否符合规定。

二、试验前准备

供试用的家兔应健康合格,体重1.7kg以上,雌兔应无孕。预测体温前7天即应用同一饲料饲养,在此期间内,体重应不减轻,精神、食欲、排泄等不得有异常现象。未经用于热原检查的家兔;供试品判定为符合规定但组内升温达0.6℃的家兔;或3周内未曾使用的家兔,均应在检查供试品前3~7天内预测体温,进行挑选。挑选试验的条件与检查供试品时相同,仅不注射药液,每隔30分钟测量体温1次,共测8次,8次体温均在38.0~39.6℃的范围内,且最高、最低体温的差数不超过0.4℃的家兔,方可供热原检查用。用于热原检查后的家兔,如供试品判定为符合规定,至少应休息48小时方可供第2次检查用,其中升温达0.6℃的家兔应休息两周以上。如供试品判定为不符合规定,则组内全部家兔不再使用。

在热原检查前1~2天,供试用家兔应尽可能处于同一温度的环境中,实验室和饲养室的温度相差不得大于5℃,实验室的温度应在17~25℃,在试验全部过程中,应注意室温变化不得大于3℃,应防止动物骚动并避免噪声干扰。家兔在试验前至少1小时开始停止给食,并置于宽松适宜的装置中,直至试验完毕。家兔体温应使用精密度为±0.1℃的测温装置。测温探头或肛温计插入肛门的深度和时间各家兔应相同,深度一般约6cm,时间不得少于1.5分钟,每隔30分钟测量体温1次,一般测量2次,两次体温之差不得超过0.2℃,以此两次体温的平均值作为该兔的正常体温。当日使用家兔,正常体温应在38.0~39.6℃的范围内,且各兔正常体温之差不得超过1℃。

试验用的注射器、针头及一切和供试品溶液接触的器皿应除去热原,通常采用干热灭菌法(250℃加热30分钟),也可用其他适宜的方法除去热原。

三、操作过程

取适用的家兔3只,测定其正常体温后15分钟以内,自耳静脉缓缓注入规定剂量并温热至约38℃的供试品溶液,然后每隔30分钟按前法测量其体温1次,共测6次,以6次体温中最高的一次减去正常体温,即为该兔体温的升高度数。如3只家兔中有1只体温升高0.6℃或0.6℃以上,或3只家兔体温升高的总和达1.3℃或1.3℃以上,应另取5只家兔复试,检查方法同上。

难 点 释 疑

2010年版《中国药典》二部将热原检查法中体温升高总和由2005年版的“应低于1.4℃”改为“应低于1.3℃”。而2010年版《中国药典》三部未变，仍未“应低于1.4℃”。

这要求药品质量检验人员在实际工作中，要根据药品的品种视具体情况而定。

体温的测定方法包括两种：一是使用热原测温仪，另一种是用肛门温度计。

四、结果判断

在初试的3只家兔中，体温升高均低于0.6℃，并且3只家兔体温升高总和低于1.3℃；或在复试的5只家兔中，体温升高0.6℃或0.6℃以上的家兔不超过1只，并且初试、复试合并8只家兔的体温升高总和为3.5℃或3.5℃以下，均认为供试品的热原检查符合规定。

在初试的3只家兔中，体温升高0.6℃或0.6℃以上的家兔超过1只；或在复试的5只家兔中，体温升高0.6℃或0.6℃以上的家兔超过1只；或在初试、复试合并8只家兔的体温升高总数超过3.5℃，均认为供试品的热原检查不符合规定。

当家兔升温为负值时，均以0℃计。

五、相关要求

（一）降温问题

根据热原检查的原理，一般供试品如含热原达一定量，会使家兔体温升高。但在检查时，会遇到大幅降温的情况（超过0.6℃）。主要原因有：

1. 室温过低或大幅度波动造成大幅降温。2010年版《中国药典》规定，室温应保持在17~25℃，一次实验中室温变化不得大于3℃，严格控制室温后降温情况将会减少。
2. 家兔体质问题，由于季节变换等原因，造成家兔身体状况不佳。
3. 在注射大剂量供试品时，没有进行预热38℃处理。
4. 测温过程中，肛门大量出血。

体温降低小于等于0.4℃时，视为体温正常波动，以0计算。降温大于等于0.6℃以上时，应找出原因，另取3只家兔重做。降温在0.45~0.55℃之间，3只中仅有1只，以0计算；2只或2只以上时，应找出原因重做。

（二）实验室环境

实验室环境不安静可导致动物受惊扰、骚动，也可影响实验结果。

（三）注射液

注射液在使用时要预热至38℃，并注意注射速度不宜过快。

（四）肛温计

肛温计使用不当也会影响结果。肛温计在使用之前要进行校正，将标准温度计和肛温计同时放入恒温水浴，深度约6cm，待1.5分钟后取出读数，分别于38.0、38.5℃、

39.0、39.5、40.0 和 40.5℃重复测量。温差大于 0.15℃，或取出水浴水银回缩者，均不适合试验用。标定允差：39.00℃以上允差 0.15℃，39.00℃以下允差 0.15℃。每年定期标定 1 次。

测温时轻轻提起兔尾，将蘸有润滑剂的肛温计或探头缓缓插入肛门，测温时间每兔至少 2 分钟。看温度计时眼睛要平视，看清刻度读出度数后再用乙醇擦拭水银球。

（五）耐受性

家兔多次使用，难免会因多次少量接触热原而引致对热原产生耐受性（2005 年版《中国药典》规定每一只家兔的使用次数一般不应超过 10 次，而 2010 年版《中国药典》删去了此项规定）。复试时，挑选对热原敏感使用过 2～3 次的家兔进行试验为宜。当供试品不符合规定时，则组内家兔不再使用。

供试品符合规定的家兔，需休息 2 天可再次使用；如药物本身毒性较大、排泄较慢，则应适当延长休息时间，以免引起药物蓄积中毒。

点滴积累

1. 家兔对热原的反应与人基本相似，目前家兔法仍为各国药典规定的检查热原的法定方法。
2. 药典规定每一家兔的使用次数一般不应超过 10 次。
3. 当家兔升温为负值时，均以 0℃计。

第三节　细菌内毒素检查法

细菌内毒素检查技术近 30 年来发展起来一种新技术，它是用鲎试剂与细菌内毒素产生凝集反应的机制，以判断供试品中细菌内毒素的限量是否符合规定。细菌内毒素检查包括两种方法，即凝胶法和光度测定法。前者利用鲎试剂与细菌内毒素产生凝集反应的原理来检测或半定量内毒素；后者包括浊度法和显色基质法，系分别利用鲎试剂与内毒素反应过程中的浊度变化及产生的凝固酶使特定底物释放出呈色团的多少来测定内毒素。供试品检测时，可使用其中任何一种方法进行试验。当测定结果有争议时，除另有规定外，以凝胶法结果为准。

本节将详细介绍凝胶法的基本原理与操作技术。

一、基本概念及凝胶法反应原理

（一）发展简史

1942 年《美国药典》首先将家兔升温法作为药品注射剂热原检查方法，但家兔热原检查存在种种弊端，所以医药工作者努力寻找新的热原检查方法，美国首先发明并建立了鲎试验方法。鲎是海洋无脊椎动物，如图 6-1 所示。

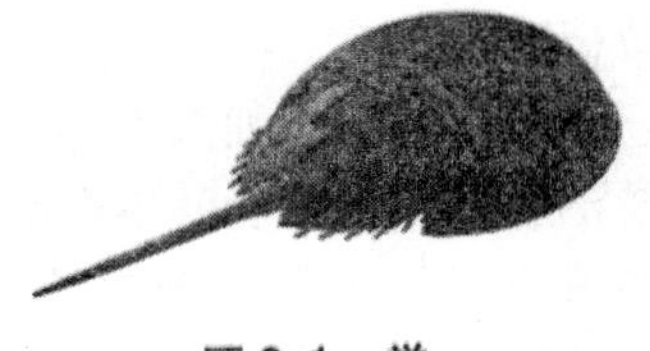

图 6-1　鲎

1956 年，美国动物学家 Bang 首先发现给美洲鲎注入革兰阴性细菌后可引起全身性血液凝固。1968 年，美国血液工作者 Liven 与 Bang 合作研究鲎血凝集机制，这种凝固反应极其灵敏，内毒素浓度大于0.001U/ml即可产生阳性结果，由此创立了鲎试验方法。1973年，美国提取变形细胞溶解物制成鲎试剂，创造了检测微量内毒素的检测技术。FDA承认鲎试剂为一种生物制品。此后各国药典陆续收载采用鲎试剂对内毒素进行检测的方法。我国1983年开始制定鲎试剂标准，1988年10月全国试行，1991年转为正式部标准，1995年版药典始将细菌内毒素检查法收录入附录，至今检测品种已达数百种。

鲎试剂法比家兔法灵敏10倍，操作简单易行，试验费用低，结果迅速可靠，适用于注射剂生产过程中的热原控制和家兔法不能检测的某些细胞毒性药物制剂。它更适应现代制药工业的发展，应用方法多样化、自动化、微量化，广泛应用在药物检测、药品生产质量控制、临床诊断、食品卫生等领域。但其对革兰阴性菌以外的内毒素不灵敏，目前尚不能完全代替家兔法。

（二）反应原理和基本概念

1. 鲎试剂反应原理　鲎的血变形细胞中含有两种物质，即高分子量凝固酶原和凝固蛋白原。前者经内毒素激化转化成为具有活性的凝固酶，通过凝固酶的酶解作用将凝固蛋白原转变为凝固蛋白，凝固蛋白又通过交联酶作用互相聚合而形成牢固的凝胶。

2. 细菌内毒素国家标准品（RSE）　RSE系自大肠埃希菌提取精制得到的内毒素。用于标定细菌内毒素工作标准品（CSE）的效价和标定、复核、仲裁鲎试剂灵敏度。

3. 细菌内毒素工作标准品（CSE）　CSE系以细菌内毒素国家标准品为基准进行标定，确定其质量的相当效价。每1ng工作标准品效价应不小于2EU，不大于50EU。细菌内毒素工作标准品用于鲎试剂灵敏度复核、干扰试验和设置各种阳性对照。

4. 细菌内毒素检查用水（BET）　BET是细菌内毒素检查法专用水。凝胶法细菌内毒素检查用水系指内毒素含量小于0.015EU/ml的灭菌注射用水。光度法测定用的细菌内毒素检查用水，其内毒素含量应小于0.005EU/ml。

5. 鲎试剂及鲎试剂灵敏度　鲎血含铜蓝蛋白，呈蓝色。鲎试剂由鲎血制备而成，是从鲎血的变形细胞裂解物中提取制备而来。鲎试剂根据鲎的种类不同科分为美洲鲎试剂、中国鲎试剂、圆尾鲎试剂；根据鲎试剂和细菌内毒素反应的专一性不同，可分为普通鲎试剂和特异性鲎试剂。鲎试剂的规格指每支鲎试剂的装量，一般来说，规格是多少，就用多少细菌内毒素检查用水复溶试剂使用。在细菌内毒素检查的规定条件下使鲎试剂产生凝集的内毒素的最低浓度即为鲎试剂的标示灵敏度，用EU/ml表示。

6. 细菌内毒素的量值和细菌内毒素的限值（L）　早期，人们一直以质量单位作为细菌内毒素的量值，如ng、mg等表示。后来随着人们对内毒素生物活性的研究深入，以质量为量值变得不甚科学，不同菌种所产生的内毒素即便质量相同，其生物活性也相差很大，甚至相差2~6倍，如大肠埃希菌内毒素的致热性是革兰阴性细菌中最强的。1982年，USP首次引入以生物效价为量值的内毒素单位EU，1987年世界卫生组织建立内毒素国际标准品，也是以生物效价IU作为内毒素的量值。1EU与1个内毒素国际单位（IU）相当。

哺乳动物对细菌内毒素有一定的耐受能力，因此不必要求药物绝对不含内毒素，只要不超过一定限度就不会引起热原反应。为保证用药安全，给每一种药物规定了相应的限值（L），只要低于该限值，按照规定给药途径即为安全。内毒素检查的目的就是确定药品内毒素值是否低于限值。限值的确定有两种方式，即从药典中查询和根据公式计算。各国药典规定做细菌内毒素检查项的品种都可在药典正文中查到相应的限值，常用于计算限值的公式为 $L=K/M$，具体计算方法在第二部分中有详细表述。

7. 最大有效稀释倍数（*MVD*）　*MVD* 是指供试品溶液被允许稀释的最大倍数，在不超过此稀释倍数的浓度下进行内毒素限值的检测。常用的计算公式为 $MVD=cL/\lambda$，具体计算方法在第二部分中有详细表述。

二、试验前准备

本试验操作过程应防止微生物和内毒素的污染。

试验所用的器皿需经处理，以去除可能存在的外源性内毒素。耐热器皿常用干热灭菌法（250℃ 30 分钟以上）去除，也可采用其他确证不干扰细菌内毒素检查的适宜方法。若使用塑料器械，如微孔板和与微量加样器配套的吸头等，应选用标明无内毒素并且对试验无干扰的器械。

（一）供试品溶液的制备

某些供试品需进行复溶、稀释或在水性溶液中浸提制成供试品溶液。一般要求供试品溶液的 pH 在 6.0~8.0 的范围内。对于过酸、过碱或本身有缓冲能力的供试品，需调节被测溶液（或其稀释液）的 pH，可使用酸、碱溶液或适宜的缓冲液调节 pH。酸或碱溶液须用细菌内毒素检查用水在已去除内毒素的容器中配制。缓冲液必须经过验证不含内毒素和干扰因子。

（二）内毒素限值的确定

药品、生物制品的细菌内毒素限值（L）一般按式（6-1）确定：

$$L=K/M \qquad \text{式(6-1)}$$

式中，L 为供试品的细菌内毒素限值，一般以 EU/ml、EU/mg 或 EU/U（活性单位）表示；K 为人每千克体重每小时最大可接受的内毒素剂量，以 EU/（kg·h）表示，注射剂 $K=5$EU/（kg·h），放射性药品注射剂 $K=2.5$EU/（kg·h），鞘内用注射剂 $K=0.2$EU/（kg·h）；M 为人用每千克体重每小时的最大供试品剂量，以 ml/（kg·h）、mg/（kg·h）或 U/（kg·h）表示，人均体重按 60kg 计算，人体表面积按 1.62m^2 计算。注射时间若不足 1 小时，按 1 小时计算。供试品每平方米体表面积剂量乘以 0.027 即可转换为每千克体重剂量（M）。

按人用剂量计算限值时，如遇特殊情况，可根据生产和临床用药实际情况做必要调整，但需说明理由。

（三）最大有效稀释倍数的确定（*MVD*）

最大有效稀释倍数是指在试验中供试品溶液被允许达到稀释的最大倍数（1→*MVD*），在不超过此稀释倍数的浓度下进行内毒素限值的检测。用式（6-2）来确定 *MVD*：

$$MVD=cL/\lambda \qquad \text{式(6-2)}$$

式中，L 为供试品的细菌内毒素限值；c 为供试品溶液的浓度，当 L 以 EU/ml 表示时，则 c 等于 1.0ml/ml，当 L 以 EU/mg 或 EU/U 表示时，c 的单位需为 mg/ml 或 U/ml。如供试品为注射用无菌粉末或原料药，则 *MVD* 取 1，可计算供试品的最小有效稀释浓度；λ 为在凝胶法中鲎试剂的标示灵敏度（EU/ml），或是在光度测定法中所使用的标准曲线上最低的内毒素浓度。

【例】 最小有效稀释浓度（*MVC*）的计算

设鲎试剂的灵敏度为 0.25EU/ml，即 $\lambda=0.25\text{EU/ml}$，枸橼酸的内毒素限值 L 为 0.5IU/mg（IU 与 EU 等同），计算其最小有效稀释浓度（*MVC*）。

解：由于枸橼酸为固体，则 *MVD* 取 1，可以通过 $c=\lambda/L$ 确定最小有效稀释浓度，即 $MVC=0.25/0.5=0.5\text{mg/ml}$。

三、凝胶法操作过程

（一）鲎试剂灵敏度复核试验

在本检查法规定的条件下，使鲎试剂产生凝集的内毒素的最低浓度即为鲎试剂的标示灵敏度，用 EU/ml 表示。当使用新批号的鲎试剂或试验条件发生了任何可能影响检验结果的改变时，应进行鲎试剂灵敏度复核试验。

1. 稀释标准内毒素　根据鲎试剂灵敏度的标示值（λ），将细菌内毒素国家标准品或细菌内毒素工作标准品用细菌内毒素检查用水溶解，在旋涡混合器上混匀 15 分钟，然后制成 2λ、λ、0.5λ 和 0.25λ 四个浓度的内毒素标准溶液，每稀释一步均应在旋涡混合器上混匀 30 秒。旋涡混合器的主要作用是充分振摇，使内毒素分子团均匀分散开，防止内毒素分子因为凝聚而隐藏可以和鲎试剂反应的亲脂性端头，出现假阴性结果或检测值偏低。

内毒素为脂多糖，是具有亲脂性和亲水性端头的两性分子，亲脂性端头是激活鲎试剂的活性部分，当内毒素溶于水时，亲水性端头与溶剂相接触，亲脂性端头由于避水而藏于分子团内部或吸附于容器壁上，所以未经漩涡混合器混合的内毒素分子团由于激活端头的隐藏会引起假阴性和检测值偏低的情况，如图 6-2 所示。

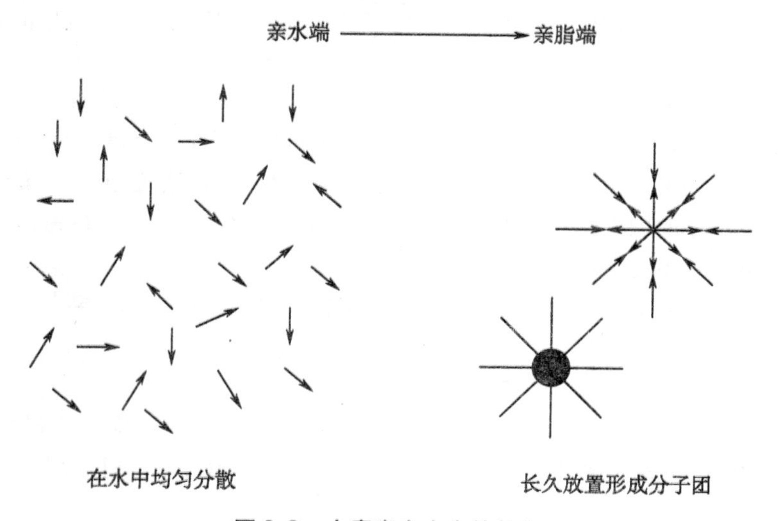

图 6-2　内毒素在水中的状态

2. 灵敏度复核的操作　取分装有 0.1ml 鲎试剂溶液的 10mm×75mm 试管或复溶后的 0.1ml/支规格的鲎试剂原安瓿 18 支，其中 16 管分别加入 0.1ml 不同浓度的内毒素标准溶液，每一个内毒素浓度平行做 4 管；另外 2 管加入 0.1ml 细菌内毒素检查用水作为阴性对照。将试管中溶液轻轻混匀后，封闭管口，垂直放入 37℃ ±1℃ 的恒温器中，保温 60 分钟 ±2 分钟。

将试管从恒温器中轻轻取出，缓缓倒转 180°，若管内形成凝胶，并且凝胶不变形、不从管壁滑脱者为阳性；未形成凝胶或形成的凝胶不坚实、变形并从管壁滑脱者为阴性。保温和拿取试管过程应避免受到振动造成假阴性结果。

3. 试验结果的判断和数据处理　当最大浓度 2λ 管均为阳性，最低浓度 0.25λ 管均为阴性，阴性对照管为阴性，试验方为有效。按式(6-3)计算反应终点浓度的几何平均值，即为鲎试剂灵敏度的测定值(λc)。

$$\lambda c = \lg^{-1}(\sum X/4) \qquad \text{式(6-3)}$$

式中，X 为反应终点浓度的对数值(lg)。

反应终点浓度是指系列递减的内毒素浓度中最后一个呈阳性结果的浓度。当 λc 在 0.5~2λ(包括 0.5λ 和 2λ)时，方可用于细菌内毒素检查，并以标示灵敏度 λ 为该批鲎试剂的灵敏度。若结果不是最大浓度 2λ 管均为阳性，最低浓度 0.25λ 管均为阴性，阴性对照管为阴性时，本批鲎试剂不能使用，须查找原因，可能是灵敏度表示错误，或是内毒素效价表示不准确，或者操作失误，应重试。

(二) 干扰试验

干扰试验是判断检品在某种浓度状态下是否适合做细菌内毒素检查，此外当鲎试剂的来源、制备工艺、批号改变时或者检品生产工艺、配方、成分、关键成分来源改变时，用以判断是否对细菌内毒素检查有所影响。当进行新药的内毒素检查试验前，或无内毒素检查项的品种建立内毒素检查法时，也须进行干扰试验。

因某些药品对鲎试剂的凝集反应可能有抑制或增强作用，分别使试验得出假阴性或假阳性的结果，因此在检查前首先验证样品是否对试验有干扰作用，故又称抑制或增强试验。

按表 6-1 制备溶液 A、B、C 和 D，使用的供试品溶液应为未检验出内毒素且不超过最大有效稀释倍数(*MVD*)的溶液，按鲎试剂灵敏度复核试验项下操作。

表 6-1　凝胶法干扰试验溶液的制备

编号	内毒素浓度/被加入内毒素的溶液	稀释用液	稀释倍数	所含内毒素的浓度	平行管数
A	无/供试品溶液	-	-	-	2
B	2λ/供试品溶液	供试品溶液	1	2λ	4
			2	1λ	4
			4	0.5λ	4
			8	0.25λ	4
C	2λ/检查用水	检查用水	1	2λ	4
			2	1λ	4
			4	0.5λ	4
			8	0.25λ	4
D	无/检查用水	-	-	-	2

注：A 为供试品溶液；B 为干扰试剂系列；C 鲎试剂标示灵敏度的对照系列；D 为阴性对照

只有当溶液A和阴性对照溶液D的所有平行管都为阴性，并且系列溶液C的结果在鲎试剂灵敏度复核范围内时，试验方为有效。按式（6-4）、式（6-5）计算系列溶液C和B的反应终点浓度的几何平均值（Es 和 Et）：

$$Es = \lg^{-1}(\sum Xs/4) \quad 式(6\text{-}4)$$

$$Et = \lg^{-1}(\sum Xt/4) \quad 式(6\text{-}5)$$

式中，Xs 和 Xt 分别为系列溶液C和溶液B的反应终点浓度的对数值（lg）。

当 Es 在 $0.5 \sim 2\lambda$（包括 0.5λ 和 2λ）及 Et 在 $0.5 \sim 2Es$（包括 $0.5Es$ 和 $2Es$）时，认为供试品在该浓度下无干扰作用。若供试品溶液在小于 *MVD* 的稀释倍数下对试验有干扰，应将供试品溶液进行不超过 *MVD* 的进一步稀释，再重复干扰试验。

可通过对供试品进行更大倍数的稀释或通过其他适宜的方法（如过滤、中和、透析或加热处理等）排除干扰。为确保所选择的处理方法能有效地排除干扰且不会使内毒素失去活性，要使用预先添加了标准内毒素再经过处理的供试品溶液进行干扰试验。

（三）凝胶限度试验

按表6-2制备溶液A、B、C和D。使用稀释倍数为 *MVD* 并且已经排除干扰的供试品溶液来制备溶液A和B。按鲎试剂灵敏度复核试验项下操作。

表6-2　凝胶限度试验溶液的制备

编号	内毒素浓度/被加入内毒素的溶液	平行管数
A	无/供试品溶液	2
B	2λ/供试品溶液	2
C	2λ/检查用水	2
D	无/检查用水	2

注：A为供试品溶液；B为供试品阳性对照；C为阳性对照；D为阴性对照。保温60分钟 ±2分钟后观察结果

四、凝胶法结果判断

若阴性对照溶液D的平行管均为阴性，供试品阳性对照溶液B的平行管均为阳性，阳性对照溶液C的平行管均为阳性，试验有效。

若溶液A的两个平行管均为阴性，判定供试品符合规定；若溶液A的两个平行管均为阳性，判定供试品不符合规定。若溶液A的两个平行管中的一管为阳性，另一管为阴性，需进行复试。复试时，溶液A需做4支平行管，若所有平行管均为阴性，判定供试品符合规定；否则判定供试品不符合规定。

阳性对照结果出现阴性，可能是由于内毒素工作品效价标示不准确或效价衰退或失败；稀释内毒素没有使用旋涡混合器或稀释操作不当；鲎试剂效价标示不准确或效价衰退或失效；反应试管放入水浴保温前试管中内容物没有摇匀造成。阴性对照出现阳性结果可能是由于鲎试剂或者水污染、试验器具污染、试验过程操作不当污染造成。

五、凝胶半定量试验

本方法系通过确定反应终点浓度来量化供试品中内毒素的含量。按表6-3制备溶液A、B、C和D。按鲎试剂灵敏度复核试验项下操作。

若阴性对照溶液 D 的平行管均为阴性，供试品阳性对照溶液 B 的平行管均为阳性，系列溶液 C 的反应终点浓度的几何平均值在 0.5～2λ 之间，试验有效。

系列溶液 A 中每一系列平行管的终点稀释倍数乘以 λ，为每个系列的反应终点浓度，所有平行管反应终点浓度的几何平均值即为供试品溶液的内毒素浓度，计算公式为式(6-6)。

$$c_E = \lg^{-1}(\sum X/2) \quad 式(6\text{-}6)$$

如果检验时采用的是供试品的稀释液，则计算原始溶液内毒素浓度时要将结果乘以稀释倍数。

如试验中供试品溶液的所有平行管均为阴性，应记为内毒素浓度小于 λ（如果检验的是稀释过的供试品，则记为小于 λ 乘以供试品进行半定量试验的初始稀释倍数）。如果供试品溶液的所有平行管均为阳性，应记为内毒素的浓度大于或等于最大的稀释倍数乘以 λ。

若内毒素浓度小于规定的限值，判定供试品符合规定。若内毒素浓度大于或等于规定的限值，判定供试品不符合规定。

表 6-3　凝胶半定量试验溶液的制备

编号	内毒素浓度/被加入内毒素的溶液	稀释用液	稀释倍数	所含内毒素的浓度	平行管数
A	无/供试品溶液	检查用水	1	-	2
			2	-	2
			4	-	2
			8	-	2
B	2λ/供试品溶液	检查用水	1	2λ	2
C	2λ/检查用水	检查用水	1	2λ	2
			2	1λ	2
			4	0.5λ	2
			8	0.25λ	2
D	无/检查用水	-	-	-	2

注：A 为不超过 *MVD* 并且通过干扰试验的供试品溶液。从通过干扰试验的稀释倍数开始用检查用水稀释至 1、2、4 和 8 倍，最后的稀释倍数不得超过 *MVD*。B 为 2λ 浓度标准内毒素的溶液 A（供试品阳性对照）。C 为鲎试剂标示灵敏度的对照系列。D 为阴性对照

【例】　内毒素含量测定

设供试品为某注射液，干扰试验已确定其最小不干扰稀释倍数为 20 倍，其内毒素限值为 10EU/ml，现使用灵敏度为 0.03EU/ml 的鲎试剂检测供试品中的内毒素含量。$MVD = cL/\lambda = 10/0.03 \approx 320$ 倍，将供试品溶液先稀释至 20 倍后，再进行对倍稀释。将 20 倍稀释液稀释 2、4、8 和 16 倍，同时制备内毒素标准系列。

供试品稀释倍数	1	2	4	8	16	PPC	反应终点稀释倍数
1	+	+	+	+	-	+	8
2	+	+	+	-	-	+	4

$$
\begin{aligned}
c_E &= \lg^{-1}(\sum X/2) \\
&= \lg^{-1}[\lg(8\times0.03)+\lg(4\times0.03)]/2 \\
&= 0.170\text{EU/ml}
\end{aligned}
$$

供试品20倍稀释液的内毒素含量为0.170EU/ml，由于供试品先被稀释了20倍，因此供试品的内毒素含量为0.170×20=3.40EU/ml。低于规定的内毒素限值，此批注射液内毒素检查项符合规定。

六、光度测定法简介

光度测定法分为浊度法和显色基质法。

浊度法系利用检测鲎试剂与内毒素反应过程中的浊度变化而测定内毒素含量的方法。根据检测原理，可分为终点浊度法和动态浊度法。终点浊度法是依据反应混合物中的内毒素浓度和其在孵育终止时的浊度（吸光度或透光率）之间存在着量化关系来测定内毒素含量的方法。动态浊度法是检测反应混合物的浊度到达某一预先设定的吸光度所需要的反应时间，或是检测浊度增加速度的方法。

显色基质法系利用检测鲎试剂与内毒素反应过程中产生的凝固酶使特定底物释放出呈色团的多少而测定内毒素含量的方法。根据检测原理，分为终点显色法和动态显色法。终点显色法是依据反应混合物中内毒素浓度和其在孵育终止时释放出的呈色团的量之间存在的量化关系来测定内毒素含量的方法。动态显色法是检测反应混合物的色度达到某一预先设定的吸光度所需要的反应时间，或检测色度增长速度的方法。

光度测定试验需在特定的仪器中进行，温度一般为37℃±1℃。

供试品和鲎试剂的加样量、供试品和鲎试剂的比例以及保温时间等参照所用仪器和试剂的有关说明进行。

为保证浊度和显色试验的有效性，应预先进行标准曲线的可靠性试验以及供试品的干扰试验。

（一）标准曲线的可靠性试验

当使用新批号的鲎试剂或试验条件有任何可能会影响检验结果的改变时，需进行标准曲线的可靠性试验。

用标准内毒素制成溶液，制成至少3个浓度的稀释液（相邻浓度间稀释倍数不得大于10），最低浓度不得低于所用鲎试剂的标示检测限。每一稀释步骤的混匀时间同凝胶法，每一浓度至少做3支平行管。同时要求做2支阴性对照。当阴性对照的反应时间大于标准曲线最低浓度的反应时间，将全部数据进行线性回归分析。

根据线性回归分析，标准曲线的相关系数（r）的绝对值应大于或等于0.980，试验方为有效。否则须重新试验。

（二）干扰试验

选择标准曲线中点或一个靠近中点的内毒素浓度（设为λ_m），作为供试品干扰试验中添加的内毒素浓度。按表6-4制备溶液A、B、C和D。

表 6-4　光度测定法干扰试验溶液的制备

编号	内毒素浓度	被加入内毒素的溶液	平行管数
A	无	供试品溶液	至少 2
B	标准曲线的中点（或附近点）的浓度（设为 λ_m）	供试品溶液	至少 2
C	至少 3 个浓度（最低一点设定为 λ）	检查用水	每一浓度至少 2
D	无	检查用水	至少 2

注：A 为稀释倍数不超过 *MVD* 的供试品溶液。B 为加入了标准曲线中点或靠近中点的一个已知浓度内毒素的，且与溶液 A 有相同稀释倍数的供试品溶液。C 为如"标准曲线的可靠性试验"项下描述的，用于制备标准曲线的标准内毒素溶液。D 为阴性对照

按所得线性回归方程分别计算出供试品溶液和含标准内毒素的供试品溶液的内毒素含量 c_t 和 c_s，再按式(6-7)计算该试验条件下的回收率(R)。

$$R=(c_s-c_t)\times 100\% \qquad \text{式(6-7)}$$

当内毒素的回收率在 50%~200% 之间，则认为在此试验条件下供试品溶液不存在干扰作用。当内毒素的回收率不在指定的范围内，须按"凝胶法干扰试验"中的方法去除干扰因素，并重复干扰试验来验证处理的有效性。当鲎试剂、供试品的来源、处方、生产工艺改变或试验环境中发生了任何有可能影响试验结果的变化时，须重新进行干扰试验。

（三）检查法

按"光度测定法的干扰试验"中的操作步骤进行检测。

使用系列溶液 C 生成的标准曲线来计算溶液 A 的每一个平行管的内毒素浓度。

试验必须符合以下 3 个条件方为有效：①系列溶液 C 的结果要符合"标准曲线的可靠性试验"中的要求；②用溶液 B 中的内毒素浓度减去溶液 A 中的内毒素浓度后，计算出的内毒素的回收率要在 50%~200% 的范围内；③溶液 D 的反应时间应大于标准曲线最低浓度的反应时间。

（四）结果判断

若供试品溶液所有平行管的平均内毒素浓度乘以稀释倍数后小于规定的内毒素限值，判定供试品符合规定；若大于或等于规定的内毒素限值，判定供试品不符合规定。注：本检查法中，"管"的意思包括其他任何反应容器，如微孔板中的孔。

点 滴 积 累

1. 细菌内毒素检查技术用鲎试剂与细菌内毒素产生凝集反应的机制，以判断供试品中细菌内毒素的限量是否符合规定。
2. 细菌内毒素检查包括两种方法，即凝胶法和光度测定法。当结果有争议时，以凝胶法为准。
3. 本试验操作过程应防止微生物和内毒素的污染。

目标检测

一、选择题

（一）单项选择题

1. 热原能够引起恒温动物(　　)

A. 体温升高　　B. 体温降低　　C. 异常毒性
D. 免疫性反应　　E. 猝死

2. 以下哪项不是热原的性质(　　)

A. 耐热性　　B. 挥发性　　C. 滤过性　　D. 水溶性　　E. 抗原性

3. 可以除去热原的方法是(　　)

A. 高温　　B. 吸附　　C. 滤过　　D. 酸碱法　　E. 以上全对

4. 内毒素是一种(　　)

A. 香豆素　　B. 脂多糖　　C. 黏液质　　D. 有机酸　　E. 三萜皂苷

5. 若想完全消除材料中的热原可将材料(　　)

A. 100℃干烤 30 分钟　　B. 200℃干烤 10 分钟
C. 250℃干烤 30 分钟　　D. 水蒸气蒸馏
E. 热水冲洗

6. 热原检测法使用的动物为(　　)

A. 大鼠　　B. 小鼠　　C. 狗　　D. 家兔　　E. 家兔

7. 当家兔体温升为负值时,计(　　)

A. 负值　　B. 0　　C. 不计数值
D. 绝对值　　E. 以上全不对

8. 家兔升温法中每一家兔的使用次数不得超过(　　)次。

A. 7　　B. 8　　C. 9　　D. 10　　E. 20

9. BET 是指(　　)

A. 细菌内毒素检查用水　　B. 细菌内毒素国家标准品
C. 细菌内毒素国际标准品　　D. 细菌内毒素工作标准品
E. 以上全不对

10. 鲎试剂是由(　　)制备而来的。

A. 鲎血　　B. 鲎肉　　C. 鲎全体
D. 鲎皮　　E. 以上全不对

（二）多项选择题

1. 漩涡混合器的作用是(　　)

A. 强烈振摇　　B. 保持温度　　C. 防止内毒素形成分子团
D. 调节 pH　　E. 缓冲溶液

2. 以下哪种情况要进行干扰试验(　　)

A. 鲎试剂的来源、制备工艺、批号改变时
B. 检品生产工艺、配方、成分、关键成分来源改变时

C. 新药的内毒素检查试验前
D. 无内毒素检查项的品种建立内毒素检查法时
E. 温度和湿度改变时

3. 凝胶法试验过程中应避免(　　)的干扰。
A. 细菌　　B. 内毒素　　C. 低温
D. 水汽　　E. 以上都对

4. 检验中,(　　)或往往是引起降温的首要因素。
A. 室温过低　　B. 室温大幅度波动　　C. 家兔体质较差
D. 操作失误　　E. 病毒

二、简答题

1. 简述家兔升温法的结果判断方法。
2. 简述凝胶法中内毒素限值。

(张　颖)

实训项目四　5%葡萄糖注射液的细菌内毒素检查

【实训目的】

1. 学习细菌内毒素检查法的基本原理和方法。
2. 掌握细菌内毒素检查法(凝胶法)的有关操作。

【试验原理】

细菌内毒素检查法系利用鲎试剂来检测或量化由革兰阴性菌产生的细菌内毒素,以判断供试品中细菌内毒素的限量是否符合规定的一种方法。

鲎的血变形细胞中含有两种物质,即高分子量凝固酶原和凝固蛋白原。前者经内毒素激化转化成为具有活性的凝固酶,通过凝固酶的酶解作用将凝固蛋白原转变为凝固蛋白,凝固蛋白又通过交联酶作用互相聚合而形成牢固的凝胶。

【实训内容】

一、试验材料

1. 设备与器材　稀释容器、移液器材、旋涡混合器、恒温器(37℃ ±1℃)、试管架、酒精灯、消毒乙醇棉球、剪刀、砂轮、镊子、封口胶布等。

2. 药品与试剂　5%葡萄糖注射液、细菌内毒素检查用水(步骤中水即为此水)、细菌内毒素工作标准品(效价为10EU/ml)、鲎试剂(规格为0.06EU/支,$\lambda=0.06$EU/ml)。

二、试验方法与步骤

1. 确定检品的 L 值

$$L=K/M \qquad (式6\text{-}8)$$

式中,L 为供试品的细菌内毒素限值,一般以EU/ml、EU/mg或EU/U(活性单位)表示;K 为人每千克体重每小时最大可接受的内毒素剂量,以EU/(kg·h)表示,注射剂 $K=5$EU/

(kg·h),放射性药品注射剂 $K=2.5$EU/(kg· h),鞘内用注射剂 $K=0.2$EU/(kg·h);M 为人用每千克体重每小时的最大供试品剂量,以 ml/(kg·h)、mg/(kg·h)或 U/(kg·h)表示,人均体重按 60kg 计算,人体表面积按 1.62m^{2}计算。注射时间若不足 1 小时,按 1 小时计算。供试品每平方米体表面积剂量乘以 0.027 即可转换为每千克体重剂量(M)。

2. 计算检品的 *MVD*

$$MVD=cL/\lambda \quad (式 6\text{-}9)$$

式中,L 为供试品的细菌内毒素限值;c 为供试品溶液的浓度,当 L 以 EU/ml 表示时,则 c 等于 1.0ml/ml,当 L 以 EU/mg 或 EU/U 表示时,c 的单位需为 mg/ml 或 U/ml。如供试品为注射用无菌粉末或原料药,则 *MVD* 取 1,可计算供试品的最小有效稀释浓度 $c=\lambda/L$;λ 为在凝胶法中鲎试剂的标示灵敏度(EU/ml),或是在光度测定法中所使用的标准曲线上最低的内毒素浓度。

λ 和 *MVD* 需要经过预试验验证。

3. 操作方法

(1)取内毒素工作标准品 1 支,用砂轮片割断安瓿瓶上段,准确加入 BET 水 1ml 复溶,用封口膜封闭。旋涡混合器上混合 15 分钟。将混合好的内毒素溶液加水稀释成 2λ 浓度的内毒素溶液。

(2)取 5% 葡萄糖注射液 1ml,稀释为 S_{MVD}。

(3)取鲎试剂 8 支,放入试管架中,如下表标记并加液,每组平行两支。

S	供试品阳性对照	阳性对照	阴性对照
0.1ml 水 +0.1ml S_{MVD}	0.1ml S_{MVD} +0.1ml $E_{2\lambda}$	0.1ml 水 +0.1ml $E_{2\lambda}$	0.2ml 水

(4)封闭管口,摇匀,放入 37℃ ±1℃ 恒温水浴保温 60 分钟 ±2 分钟,取出观察结果,记录结果。

将试管缓慢翻转 180°,若管内凝胶显示坚实不变形为阳性,记录为“+”;若无凝胶出现,或虽有凝胶但不能保持完整,从管壁滑脱,均判定为阴性,记录为“-”。

4. 结果判断　若阴性对照溶液的平行管均为阴性,供试品阳性对照溶液的平行管均为阳性,阳性对照溶液的平行管均为阳性,试验有效。若检品 S 的两个平行管均为阴性,判定供试品符合规定;若检品 S 的两个平行管均为阳性,判定供试品不符合规定;若检品 S 的两个平行管中的一管为阳性,另一管为阴性,需进行复试。

【实训报告】

编号	S	供试品阳性对照	阳性对照	阴性对照
1				
2				

【实训注意】

1. 标准品断开安瓿瓶颈时不得有碎片掉入。
2. 漩涡混合器混合时间要足够,以保证内毒素不团聚或附着在管壁上。

3. 稀释过程中每一步骤所使用移液器具不能交叉使用。

【实训检测】

1. 旋涡混合器的作用是什么？
2. 设置阳性对照、阴性对照的意义分别是什么？

【实训评价】

评价项目、内容及标准详见附录四。

（张　颖）

第七章　异常毒性检查

为了保证用药安全，一种新药或一种新制剂，以及一些毒性较大的药品和生化制品，在临床使用前必须经过异常毒性试验检查，其目的是检查药品及其制剂在生产制备时是否引入目标产品以外的有毒杂质或药物降解产物。当药物中有害杂质含量达到影响疗效甚至对人体健康产生毒害时，必须进行严格控制和检查。在生产过程中进行异常毒性检查，不但有利于保证药品使用的安全性，也有利于提高生产工艺的稳定性。

第一节　概　　述

一、异常毒性的概念

异常毒性非药物本身所具有的毒性，是指由生产过程中引入或其他原因所导致的毒性。异常毒性试验是检查药品（包括中药注射剂、部分抗生素和生物制品如抗毒素及抗血清、血液制品和重组 DNA 制品等）的非特异性毒性的通用安全试验，是检查制品中是否污染外源性毒性物质，以及是否存在意外的不安全因素的试验。如果供试品不合格，则表明药品中含有超过正常产品毒性的毒性杂质，临床用药将可能增加急性不良反应。

某些生物药物在制备过程中混入或在储存过程中分解产生与原药物毒性不同，而且毒性大于原药物的杂质（如在微生物发酵过程中可能产生的一些难以预测的毒素和未知杂质），而这些杂质又难以用理化的方法加以控制时，则应采用生物检定的方法，为此使用异常毒性检查法就显得尤为重要。

二、异常毒性检查的原理

本法系将一定剂量的供试品溶液注入实验动物体内或口服给药，在规定时间内观察实验动物死亡情况，以判定供试品是否符合规定的一种方法。由于死亡反应作为判断指标比较明确，各国药典均以动物死亡为主要判断指标。因此异常毒性试验实际上是一个限度试验。

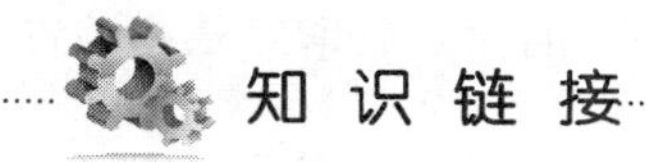

限度试验

限度试验是指通过药品对实验动物的作用来测定出药品中测试物的最低含量或浓度的方法。该测试物并不一定要定量测出其准确值，只是确定其是否超过限度。主要适用于药物的毒性成分及有害物质的检测。

在此剂量条件下，一般供试品不应使实验动物中毒死亡；除动物实验方法存在的差异或偶然差错外，如果出现实验动物急性中毒而死亡，则反映该供试品中含有的急性毒性物质超过了正常水平。

点滴积累

1. 异常毒性试验是生物制品的非特异性毒性的通用安全试验，主要检查制品中是否污染外源性毒性物质以及是否存在意外的不安全因素。
2. 异常毒性检查系将一定剂量的供试品溶液注入实验动物体内或口服给药，在规定时间内观察实验动物死亡情况，以判定供试品是否符合规定的一种方法。

第二节　药品异常毒性检查的方法

一、试验前准备

（一）异常毒性检查法的检查材料

1. 试剂　75%乙醇、灭菌注射用水、氯化钠注射液或其他规定的溶剂。

2. 实验动物　实验用的动物应从具备实验动物生产许可证资质的单位购进，供试用的动物应同一来源同品系，小鼠须健康无伤，毛色光滑，眼睛红亮，活泼，雌雄并用（雌者不得有孕），来源、饲养条件、品种均应相同，试验前及观察期内应符合国家对动物饲养条件的要求。实验动物在称重前自然饱腹。做过本实验的动物不得重复使用。

（二）异常毒性检查法的检查器材与设备

1. 器材　注射器（1ml以下，精度0.01ml）、注射针头、秒表、棉球、大称量瓶、吸管、移液管、小烧杯、胃管灌注针头、试管等。

2. 设备　高压蒸汽灭菌器（与供试液接触的所有器具均应高压灭菌，115℃ 30分钟）、天平（精度0.01mg或0.5mg用于供试品、试剂称量，精度0.1g用于实验动物称重）、小鼠固定器和支架、消毒设备等。

试验用玻璃容器、注射器、针头等与供试品及动物接触的用具，只要能承受干热灭菌，都宜采用干热灭菌的方式，因为干热灭菌还能消除内毒素。

（三）异常毒性检查法的检查环境

药品异常毒性检查须在洁净室内进行，洁净室应保持清洁整齐，定期进行消毒、洁净度检查，发现不符合要求时，应立即彻底消毒灭菌。操作前应开启紫外杀菌装置和空气过滤装置至少30分钟。

二、操作过程

（一）供试液的配制

除另有规定外，一般用氯化钠注射液作为溶剂按各品种项下规定的浓度制成供试品溶液，供试液制备后应立即使用，最长不得超过24小时。

1. 原料药　精密称取适量，置适宜容器中，按规定浓度加精密量取的一定量的溶剂，搅拌使溶解。

2. 注射液　用75%乙醇棉球消毒安瓿颈部或瓶塞，精密量取一定量药液，按规定浓度，加精密量取的一定量溶剂，混匀。

3. 粉针剂　用75%乙醇棉球消毒安瓿颈部或瓶塞，加入一定量规定的溶媒配成所需浓度，混匀。

除另有规定外，如上述供试品不能完全溶解，应在使用时摇匀。

（二）异常毒性检查法

2010年版《中国药典》二部规定异常毒性试验采用小鼠试验法。除另有规定外，每批供试品用5只小鼠，体重17～20g，按品种项下规定的给药途径，每只小鼠分别给予供试品溶液0.5ml，观察48小时，并还应记录下48小时内动物的死亡数量。

2010年版《中国药典》规定的给药途径包括静脉注射、腹腔注射、皮下注射、口服给药等。每种给药途径的具体操作方法见第二章。

（1）静脉注射：一般采取尾静脉注射。注射速度为4～5秒，规定缓慢注射的品种可延长至30秒。如注射时药液有损失，应另取小鼠注射。注射完毕后，拔出针头，用消毒棉按住注射部位轻轻按压，防止药液外漏，止血后，取出小鼠放鼠盒中，观察即时反应，并作记录。

（2）腹腔注射：注射时应避免药液外漏，注射后将小鼠放鼠盒中，观察即时反应，并作记录。

（3）皮下注射：注射时应避免药液外漏，注射后将小鼠放鼠盒中，观察即时反应，并作记录。

（4）口服给药：即灌胃。给药完毕后，拔出针头，放鼠盒中，观察即时反应，并作记录。

对于2010年版《中国药典》三部收载的生物制品，异常毒性试验可采用小鼠试验法或豚鼠试验法。首先将供试品温度平衡至室温，按照规定的给药途径缓慢注入动物体内。试验中应设同批动物空白对照，并根据对照组动物情况对供试品结果判定进行综合评估。

1. 小鼠试验法　除另有规定外，每批供试品用5只小鼠，体重18～22g，按品种项下规定的给药途径，每只小鼠分别给予供试品溶液0.5ml，观察7日，并记录观察期内动物的反应，具体见表7-1。

表 7-1　异常毒性试验动物反应观察指标

程度	反应
无	未见任何毒性反应
轻	轻度症状，但无运动减少、呼吸困难或腹部刺激
中	腹部刺激、呼吸困难、运动减少、眼睑下垂、腹泻
重	衰竭、发绀、震颤、严重腹部刺激、眼睑下垂、呼吸困难
死亡	注射后死亡

2. 豚鼠试验法　除另有规定外，每批供试品用 2 只豚鼠，体重 250～350g，每只豚鼠腹腔注射供试品 5.0ml。观察 7 日，并记录观察期内动物的反应，具体见表 7-1。

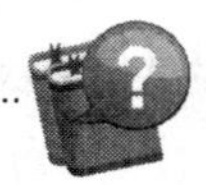

难 点 释 疑

2010 年版《中国药典》三部异常毒性检查与一、二部相比稍有不同：

1. 一、二部仅为小鼠试验，三部包括小鼠试验和豚鼠试验。
2. 小鼠体重规定不同。
3. 缓慢给药，没明确时间，而一、二部一般为 4～5 秒内匀速给药。
4. 判断标准略有不同。

三、结果判断

2010 年版《中国药典》二部附录XIC 规定：除另有规定外，全部小鼠在给药后 48 小时内不得有死亡；如有死亡时，应另取体重 18～19g 的小鼠 10 只复试，全部小鼠在 48 小时内不得有死亡。

对于 2010 年版《中国药典》三部收载的生物制品，规定 7 日观察期内小鼠或豚鼠应全部健存，且无异常反应，到期时每只小鼠或豚鼠体重应增加，供试品判定为合格。如不符合上述要求，应另取小鼠 10 只（体重 18～19g）或豚鼠 4 只复试，判断标准同前。

给药后，在规定时间内不引起可能死亡的任何反应不属于异常毒性检查范围，不作为判断结果的依据。

课 堂 活 动

硫酸鱼精蛋白注射液进行异常毒性检查时应选择哪种方法？如果实验动物出现死亡，应如何判定结果？

四、相关要求

（一）异常毒性检查的应用及意义

异常毒性检查对保障成分复杂的抗生素、中草药注射液和生物制品等药品的安全用药有一定意义，尤其对有未知剧毒杂质混入可能的药品而言更有意义。根据 2010 年版《中国药典》二部附录XIX M 化学药品注射剂安全性检查法应用指导原则，对于所用原料系动物来源或微生物发酵液提取物、组分结构不清晰或有可能污染毒性杂质又缺乏有效的理化分析方法的静脉用注射剂或肌内注射用注射剂，应考虑设立异常毒性检查项。如灯盏细辛注射液、清开灵注射液、注射用生长抑素、右旋糖酐注射液、硫酸鱼精蛋白注射液、醋酸奥曲肽注射液、注射用糜蛋白酶等。

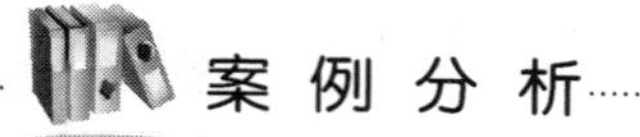

案例分析

中药注射剂生物安全性检查

案例

2011年，全国共接收药品不良反应报告85万份，比2010年增长23%。其中，中药注射剂总的报告数同比增长35%；中药注射剂的报告中，严重报告数占60%，同比增长34%。——国家食品药品监管局药品评价中心副主任杜晓曦

分析

中药注射剂之所以屡屡出现严重质量问题，与其安全检查标准过分宽松有直接关系。中药注射剂安全性检查法包括异常毒性、降压物质、过敏反应、溶血与凝聚、热原（或细菌内毒素）等5项，并且收录到了2010年版《中国药典》一部。然而，目前中药注射剂除了"热原（或细菌内毒素）检查法"列入了所有中药注射剂的国家药品标准外，其余4种检查法并没有被列入到所有的成品中药注射剂的国家药品标准。

如果某一中药注射剂的异常毒性检查不合格，表明该中药注射剂中混有超过正常毒性的毒性杂质，临床用药将可能增加急性不良反应。由于中药注射剂成分复杂，不确定因素多，让生物检定试验为临床安全把好最后一道关是非常必要的。

但随着理化分析水平的提高，在微量杂质能得到控制的情况下，异常毒性检查已逐渐失去对某些药品进行有效质量控制的意义。例如某化学药物中杂质的急性毒性是原药的10倍，即使含量达5%，其急性毒性仅增加50%，该杂质所致异常毒性由于生物差异和灵敏度较低而与原药物毒性间无显著差异而不一定能检出，而用理化分析则可定量测定该杂质的含量。

由于理化分析方法已经能够分析诸如抗生素的微量杂质，加之抗生素合成工艺居多，而异常毒性检查方法又欠灵敏，因此异常毒性检查对抗生素的适用范围已逐渐缩小。但对于那些成分变化复杂而用理化分析方法尚难控制质量的中草药注射液、生物制品，异常毒性检查尚有一定意义。

（二）异常毒性检查法注意事项

1. 动物的质量是试验成功的重要因素之一，质量包括级别、来源、体重、饲养条件等。在选取实验动物时，要使用同一批次，体重和饲养条件须保持相近。

2. 供试品的注射速度是试验成功的另一重要因素，注射速度过快、过慢和速度不均匀都可能影响检查结果。因此，在试验时要保持匀速注射给药，且一次实验中每只小白鼠的注射时间要尽量一致。

3. 有些药物本身的药理和毒理作用以及酸度和渗透压均可能干扰检查结果，检查时须加以分析排除。

4. 口服给药前应饥饿8小时以上，以免影响药物吸收。

5. 试验时的室温应保持在20~30℃，过高或过低均可影响试验结果。

6. 检查剂量限值确定　制订异常毒性检查项限值前，须参考文献数据并经单次静脉注射给药确定该注射剂的急性毒性数据（LD_{50}或LD_1及其可信限）。有条件时，由多个实验室或多种来源动物实验求得LD_{50}或LD_1数据。注射速度0.1ml/s，观察时间72小时。如延长观察时间，应进行相应观察时间的急性毒性试验。给药途径一般为静脉注射，也可根据临床用药情况选择其他途径。当一个注射剂有几种给药方式，如皮下注射、肌内注射、静脉推注及静脉滴注时，应进行相应途径的急性毒性试验。

供试品注射剂异常毒性检查的剂量限值应低于该注射剂的正常毒性剂量（最低致死量），并应高于人临床剂量，同时应考虑到实验室之间的差异、动物反应性的差异和制剂的差异。建议限值至少应小于LD_1可信限下限的1/3（建议采用1/6~1/3）。如难以计算得出最低致死量，可采用小于LD_{50}可信限下限的1/4（建议采用1/8~1/4）。如半数致死量与临床体重剂量之比小于20可采用LD_{50}可信限下限的1/4或LD_1可信限下限的1/3。静脉注射最大剂量0.8ml/20g仍未见死亡或毒性反应，可采用该最大给药剂量作为异常毒性检查的剂量限值。

如对动物、给药途径和给药次数、观察指标和时间等方法与限值有特殊要求时，应在品种项下另作规定。

（三）异常毒性检查的检验报告单

检验报告应当完整、简洁、结论明确。除无操作步骤外，其他内容应同原始记录。检验报告样表格式参见表7-2。

表7-2　药品异常毒性检查检验报告样表

<table>
<tr><td>检品名称</td><td></td><td>生产厂家</td><td></td></tr>
<tr><td>检品规格</td><td></td><td>生产批号</td><td></td></tr>
<tr><td>检品数量</td><td></td><td>包装和外观</td><td></td></tr>
<tr><td>检品生产单位</td><td colspan="3"></td></tr>
<tr><td>有效期</td><td colspan="3"></td></tr>
<tr><td>检验项目</td><td colspan="3">异常毒性检查</td></tr>
<tr><td>检验依据</td><td colspan="3">2010年版《中国药典》　部　附录</td></tr>
<tr><td>检验方法</td><td colspan="3"></td></tr>
<tr><td colspan="4">检验结果：
实验动物（数量、来源、性别、体重）
供试品组：小鼠　　只，死亡　　只</td></tr>
<tr><td colspan="4">检验结论：</td></tr>
<tr><td colspan="2">检验人：</td><td colspan="2">复核人：</td></tr>
<tr><td colspan="2">室温：</td><td colspan="2">湿度：</td></tr>
<tr><td colspan="4">检验日期：</td></tr>
</table>

点 滴 积 累

1. 异常毒性试验一般采用小鼠试验法，全部小鼠应在给药后48小时内不得有死亡；如有死亡时，应复试，全部小鼠在48小时内不得有死亡。

2. 生物制品的异常毒性试验可采用小鼠试验法或豚鼠试验法，观察期内小鼠或豚鼠应全部健存，且无异常反应，到期时每只小鼠或豚鼠体重应增加，供试品判定为合格。

3. 实验动物的质量和供试品的注射速度是试验成功的重要因素。

目标检测

一、选择题

（一）单项选择题

1. 除另有规定外，一般用（　　）作为溶剂按各品种项下规定的浓度制成供试品溶液。

A. 蒸馏水　　B. 75%乙醇溶液　　C. 3%双氧水
D. 氯化钠注射液　　E. 丙二醇

2. 2010年版《中国药典》二部规定异常毒性试验采用（　　）方法。

A. 小鼠试验法　　B. 家兔法　　C. 大鼠试验法
D. 豚鼠试验法　　E. 猫试验法

3. 小鼠试验法检查异常毒性，除另有规定外，每批供试品用（　　）只小鼠。

A. 10　　B. 5　　C. 4　　D. 3　　E. 2

4. 小鼠试验法检查异常毒性，除另有规定外，每只小鼠分别给予供试品溶液（　　）ml。

A. 0.1　　B. 0.2　　C. 0.3　　D. 0.5　　E. 1.0

5. 2010年版《中国药典》二部规定异常毒性试验采用小鼠试验法，除另有规定外，小鼠体重应为（　　）g。

A. 17～20　　B. 15～20　　C. 17～25　　D. 18～25　　E. 17～18

6. 豚鼠试验法检查异常毒性，除另有规定外，每批供试品用（　　）只豚鼠。

A. 10　　B. 5　　C. 4　　D. 3　　E. 2

7. 豚鼠试验法检查异常毒性，应观察（　　）天。

A. 2　　B. 5　　C. 7　　D. 10　　E. 14

8. 小鼠试验法检查异常毒性，如果初试有小鼠死亡，应另取（　　）只小鼠进行复试。

A. 10　　B. 5　　C. 4　　D. 3　　E. 2

9. 2010年版《中国药典》二部规定小鼠试验法检查异常毒性时，除另有规定外，全部小鼠在给药后（　　）小时内不得有死亡。

A. 24　　B. 48　　C. 72　　D. 12　　E. 8

（二）多项选择题

1.《中国药典》规定的异常毒性检查的给药途径包括（　　）

A. 静脉注射　　B. 腹腔注射　　C. 皮下注射
D. 经皮给药　　E. 口服给药

2. 对于2010年版《中国药典》三部收载的生物制品，异常毒性检查可采用(　　)
A. 小鼠试验法　　B. 家兔法　　C. 大鼠试验法
D. 豚鼠试验法　　E. 猫试验法

二、简答题

1. 简述小鼠试验法检查药品异常毒性的原理和过程。
2. 药品异常毒性检查对实验动物有何要求？
3. 如何判断异常毒性检查的试验结果？

(王丽娟)

实训项目五　右旋糖酐20氯化钠注射液的异常毒性检查

【实训目的】

1. 掌握小鼠试验法检查药品异常毒性的操作方法。
2. 熟悉药品异常毒性检查的原理及在药品安全性检查项目中的意义。
3. 了解异常毒性检查在药品生产领域中的应用。

【试验原理】

异常毒性非药物本身所具有的毒性，是指由生产过程中引入或其他原因所导致的毒性。2010年版《中国药典》二部规定异常毒性试验采用小鼠试验法。该法系将一定剂量的供试品溶液注入小鼠体内或口服给药，在规定时间内观察小鼠死亡情况，以判定供试品是否符合规定的一种方法。由于死亡反应作为判断指标比较明确，因此2010年版《中国药典》以动物死亡为主要判断指标。

异常毒性试验实际上是一个限度试验，在此剂量条件下，一般供试品不应使实验动物中毒死亡；除动物实验方法存在的差异或偶然差错外，如果出现实验动物急性中毒而死亡，则反应该供试品中含有的急性毒性物质超过了正常水平。

除另有规定外，小鼠试验法每批供试品用5只小鼠，体重17~20g，按品种项下规定的给药途径，每只小鼠分别给予供试品溶液0.5ml，观察48小时，并还应记录下48小时内动物的死亡数量。全部小鼠在给药后48小时内不得有死亡，如有死亡时，应另取体重18~19g的小鼠10只复试，全部小鼠在48小时内不得有死亡。

对于2010年版《中国药典》三部收载的生物制品，异常毒性试验可采用小鼠试验法或豚鼠试验法。除另有规定外，小鼠试验法每批供试品用5只小鼠，体重18~22g，按品种项下规定的给药途径，每只小鼠分别给予供试品溶液0.5ml，观察7日。豚鼠试验法每批供试品用2只豚鼠，体重250~350g，每只豚鼠腹腔注射供试品5.0ml，观察7日。观察期内，小鼠或豚鼠应全部健存，且无异常反应，到期时每只小鼠或豚鼠体重应增加，供试品判定为合格。如不符合上述要求，应另取小鼠10只(体重18~19g)或豚鼠4只复试，判断标准同前。

【实训内容】

一、试验材料

1. 设备与器材　高压蒸汽灭菌器、天平（精度0.01mg或0.5mg用于供试品、试剂称量，精度0.1g用于实验动物称重）、小鼠固定器和支架、注射器（1ml以下，精度0.01ml）、注射针头、秒表、棉球、大称量瓶、吸管、移液管、小烧杯、胃管灌注针头、试管等。

试验用玻璃容器、注射器、针头等与供试品及动物接触的用具进行干热灭菌。

2. 药品与试剂　右旋糖酐20氯化钠注射液、75%乙醇、灭菌注射用水、氯化钠注射液。

3. 实验动物　同一来源同品系小鼠5只，体重17~20g。

二、试验方法与步骤

1. 供试品溶液　用75%乙醇棉球消毒瓶塞，精密量取一定量右旋糖酐20氯化钠注射液作为供试品溶液。

2. 检查法　取5只小鼠，按静脉注射方式给药，每只小鼠分别给予供试品溶液0.5ml，观察48小时，并记录下48小时内动物的死亡数量。

操作方法：采取尾静脉注射。将小鼠放入固定器中，固定，使尾巴暴露在外，扭转鼠尾，使静脉向上，用75%乙醇擦拭鼠尾注射部位，待尾部左右侧静脉扩张后，一手捏住鼠尾，一手持注射器，针尖与鼠尾呈的一定角度（小于30°）刺入静脉。如注射部位发白且推入药液时有阻力，表示针头未插入静脉内，应重刺。如药液有损失，应另取小鼠注射。注射完毕后，拔出针头，用消毒棉按住注射部位轻轻按压，防止药液外漏，止血后，取出小鼠放鼠盒中，观察即时反应，并作记录。

3. 结果判断　全部小鼠在给药后48小时内不得有死亡；如有死亡时，应另取体重18~19g的小鼠10只复试，全部小鼠在48小时内不得有死亡。

【实训报告】

检品名称	右旋糖酐20氯化钠注射液	生产厂家	
检品规格		生产批号	
检品数量		包装和外观	
检品生产单位			
有效期			
检验项目	异常毒性检查		
检验依据	2010年版《中国药典》部　附录		
检验方法	小鼠试验法		
检验结果： 实验动物（数量、来源、性别、体重） 供试品组：小鼠　　　只，死亡　　　只			

续表

检验结论：	
检验人：	复核人：
室温：	湿度：
	检验日期：

【实训注意】

1. 动物的质量是试验成功的重要因素之一，质量包括级别、来源、体重、饲养条件等。在选取实验动物时，应从具备实验动物生产许可证资质的单位购进，供试用的动物应同一来源同品系，体重和饲养条件须保持相近。实验用的动物小鼠须健康无伤，毛色光滑，眼睛红亮，活泼，雌雄并用（雌者不得有孕），试验前及观察期内应符合国家对动物饲养条件的要求。实验动物在称重前自然饱腹。做过本实验的动物不得重复使用。

2. 供试品的注射速度是试验成功的另一重要因素，注射速度过快、过慢和速度不均匀都可能影响检查结果。因此，在试验时要保持匀速注射给药，且一次实验中每只小白鼠的注射时间要尽量一致。除另有规定外，一般注射速度为4~5秒。

3. 试验时的室温应保持在20~30℃，过高或过低均可影响试验结果。

4. 检查剂量　本试验选择未经过稀释的右旋糖酐20氯化钠注射液直接作为供试品溶液。一般说来，供试品注射剂异常毒性检查的剂量限值应低于该注射剂的正常毒性剂量（最低致死量），并应高于人临床剂量，同时应考虑到实验室之间的差异、动物反应性的差异和制剂的差异。

【实训检测】

1. 小鼠试验法检查药品异常毒性时，应注意哪些细节以保证试验的准确性？
2. 为什么要进行药品异常毒性检查？哪些情况下可不做此项检查？
3. 如果试验结果出现小鼠死亡情况该如何处理？
4. 除静脉给药方式外，异常毒性检查还有哪些给药方式？
5. 如何确定异常毒性检查的检查剂量？

【实训评价】

评价项目、内容及标准详见附录四。

（王丽娟）

第八章　其他有害物质检查

药品安全性检查项目除了包括无菌检查、微生物限度检查、热原及细菌内毒素检查、异常毒性检查外，针对药品中存在的某些危害人类生命安全的微量物质，如某些抗生素药品中的升、降压物质，某些生物制品中存在的易导致过敏的物质，某些中药注射剂中存在的易导致血细胞溶血与凝聚的物质，还要进行有效的监控和检查，从而保证这些有害物质的含量和某些不良反应的强度不致超越某一限度。本章主要介绍升、降压物质、过敏反应物质、溶血和凝聚物质检查技术内容。

第一节　概　　述

一、降压物质

降压物质系指某些药品中含有能导致降血压的杂质，包含组胺、类组胺或其他导致血压降低的物质。

由动物脏器或组织等为原料的生化药品或由微生物发酵提取的抗生素产品易形成组胺。以组胺为代表的胺类可使血管扩张，毛细血管渗透性增强，血压下降及血管以外其他平滑肌收缩。注入体内后能导致人、狗、猫或猴的血压下降。临床上注射污染有此类降压物质的药液后，可产生面部潮红、脉搏加速和血压下降等不良反应。因此，除了从生产工艺上采取有效措施（如用白陶土吸附除去胺）以减少可能的污染外，对有关药品中的降压物质进行检查并控制其限度是十分重要的。

二、升压物质

升压物质是指从动物神经垂体中提取或用化学方法合成的缩宫素（催产素）中所含的能引起血管收缩、血压升高的物质。

大剂量升压物质对所有的血管平滑肌都有直接的收缩作用，特别是对毛细血管和小动脉作用更加明显，可导致皮肤和胃肠道的血液循环显著减少、冠状血管收缩、肺动脉压升高等不良反应。此外，提取或合成的缩宫素中含有升压物质，还可影响缩宫素发挥引产、催产作用。因此，从生产工艺上应采取有效措施减少升压物质的含量及污染，在药品检查中进行升压物质检查并控制其限度。

由于含升压物质的药品很少，因此该法的适用范围较窄。目前，2010年版《中国药典》只收载了缩宫素注射液、促皮质素原料和注射用促皮质素3个品种的升压物质检查。促皮质素是取自猪、牛、羊等哺乳动物的脑垂体，其制剂为注射用促皮质素。

三、过敏物质

过敏物质检查是一种检查异性蛋白的实验方法。在某些生物制品(如各种器官提取物、植物及微生物的提取物等)的制备过程中常可能混入一些具有免疫原性的异性蛋白杂质,临床使用这些生物制品时,则容易引起患者出现多种过敏反应,轻者皮肤出现红斑或丘疹,严重者可出现窒息、发绀、血管神经性水肿、血压下降、甚至休克和死亡。因此,对那些有可能存在异性蛋白的生物制品,应按要求进行过敏反应的检查,以确保生物药品的产品质量和用药的安全性。

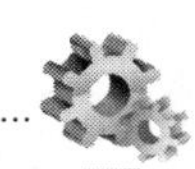

知识链接

过敏反应

生活中有这样的一个现象:有的人吃了鱼、虾、蟹等食物后会发生腹痛、腹泻、呕吐,或是皮肤奇痒难熬;有的人吸入花粉或尘土后会发生鼻炎或哮喘;有的人注射青霉素后会发生休克。这些都是过敏反应的表现,严重的过敏反应还会导致死亡。引起过敏反应的物质在医学上被称为过敏原。当人体抵抗抗原侵入的功能过强时,在过敏原的刺激下就会发生过敏反应。找出过敏原,并且尽量避免再次接触过敏原,是预防过敏反应发生的主要措施。已经发生过过敏反应的人,应当及时去医院治疗。

四、溶血与凝集

凝集反应是一种血清学反应,是指颗粒性抗原(完整的病原微生物或红细胞等)与相应抗体结合,在有电解质存在的条件下,经过一定时间出现肉眼可见的凝集小块。红细胞与相应抗体混合时即可出现凝集反应。

溶血系指红细胞破裂、溶解,血红蛋白逸出的一种现象。当红细胞与相应抗体结合,在电解质存在时,可使红细胞产生凝集现象;若同时加入新鲜动物血清,则血清中的补体可与红细胞及其抗体形成的免疫复合物结合,从而激活补体导致红细胞溶解,产生溶血现象。

某些中药注射剂由于含有溶血成分或物理、化学及生物等方面的原因,在直接注入血管后可产生溶血作用,如人参、桔梗、远志和甘草等含有皂苷,可引起溶血;也有些注射剂中因含有杂质等成分,注入血管后可产生血细胞凝聚,引起血液循环功能障碍等不良反应;另外,因中药制剂的成分复杂,也存在因免疫反应引起的免疫性溶血。因此,为了保证用药安全,以中草药制成的注射剂(特别是供静脉注射者)通常要作溶血检查。

点滴积累

1. 降压物质系指某些药品中含有能导致降血压的杂质,包含组胺、类组胺或其他导致血压降低的物质。
2. 升压物质是指从动物神经垂体中提取或用化学方法合成的缩宫素(催产素)中

所含的能引起血管收缩、血压升高的物质。

3. 对有可能存在异性蛋白的生物制品，应按要求进行过敏反应的检查。

4. 溶血性是指药物制剂引起的溶血和红细胞凝聚等反应。

第二节　降压物质检查

本法系比较组胺对照品(S)与供试品(T)引起麻醉猫血压下降的程度，以判定供试品中所含降压物质的限度是否符合规定。

一、试验前准备

1. 器材及设备

(1)设备：天平(对照品或供试品称量用精度为0.01mg或0.1mg的天平；试剂称量用精度为1mg的天平；动物称量用精度为100g的天平)、血压记录装量(记录仪、汞柱血压计、压力传感器或多导生理记录仪)。

(2)器材：手术台、注射器、吸管、移液管、容量瓶、带塞小瓶、安瓿、测量尺、三通开关、脱脂棉、线、绳；手术器械(剪毛剪、手术剪、眼科直镊、眼科弯镊、止血镊、手术刀、气管插管、动脉夹及动、静脉插管)。

2. 需配制的溶液

(1)试剂：10%苯巴比妥钠溶液、5%戊巴比妥钠溶液、生理盐水、肝素钠溶液。

(2)对照品溶液：取磷酸组胺对照品，放置至室温。割开对照品小管，精密称取磷酸组织胺适量。将称取的毫克数乘以0.362，换算出组胺的实际重量(mg)。加水将组胺溶解配成1.0mg/ml的对照品溶液，分装于安瓿中，熔封，置4～8℃保存备用，在确保降压活性符合要求的前提下，可在3个月内使用。

对照品稀释液：实验当日取出对照品溶液，放置至室温。割开安瓿，精密量取对照品溶液适量，用生理盐水配成10μg/ml的稀释液，再分别稀释成0.25、0.5和0.75μg/ml的组胺溶液，按照动物体重给药0.2mg/kg(剂量即为0.05、0.10和0.15μg/kg)。特殊情况可调整给药体积，但每千克动物体重给组胺的量不能改变。

(3)供试品溶液：按品种项下规定的限值，且供试品溶液与标准品稀释液的注入体积应相等的要求，制备适当浓度的供试品溶液。

3. 实验动物　健康无伤、体重2kg以上的猫，雌雄均可，雌者无孕。

二、操作过程

1. 动物的麻醉和手术　动物称重后，用注射器吸取10%苯巴比妥钠溶液(1.2ml/kg)和5%戊巴比妥钠(0.2ml/kg)混匀，腹腔注射麻醉动物。也可用其他麻醉药品麻醉动物。动物麻醉后，仰卧固定手术台上(需保持动物体温，必要时采取保温措施)，沿颈部正中线切开，分离气管，并插气管插管，必要时可接人工呼吸机。分离一侧颈动脉，剥离附着的脂肪组织和神经，并在动脉底下穿两根线，一线靠远心端将动脉结扎，近心端用动脉夹夹住。分离一侧股静脉。

2. 测压装置和记录仪的调节　将汞柱血压计、动脉插管、压力传感器与记录仪连接好。用生理盐水将压力传感器、汞柱血压计和动脉插管中的空气排尽(每个连接处必须牢固、不漏水,如漏水会影响血压的测量)。接通记录仪的电源。灵敏度或基线的校正,用生理盐水加压,将汞柱血压计液面升高到约13.3kPa(100mmHg),调节记录仪笔的振幅为合适的高度或满量程;将汞柱血压计液面回到0时,记录笔也相应回到零点基线,反复数次调节使稳定,然后关上记录笔,并将压力传感器与汞柱血压计的通道关闭。在颈动脉上剪一小口,插入动脉插管并用另一线结扎固定插管与动脉,使插管和动脉处在自然状态下,避免使动脉扭曲,影响血压的测量。打开动脉夹,从插管上的三通中注入1000U/ml肝素溶液0.4ml左右,以防血液凝固堵塞插管影响血压测量。用生理盐水将静脉插管中的空气排尽,在股静脉上用针头扎孔插入静脉插管,固定插管,同时注射适量肝素溶液抗凝(不超过300U的肝素)。手术全部完毕后,用少许脱脂棉蘸生理盐水后覆盖在动、静脉插管处。正常血压值的测量接通记录笔,走纸记录正常血压(适当调节记录笔的位置)。

3. 动物灵敏度的测定　开启动脉夹,待血压稳定后,从股静脉注入第一组组胺对照品,分别按每千克体重0.05、0.10和0.15μg三个剂量注射,各次注射速度应基本相同,每次注射后立即注入一定量的氯化钠注射液。每次注射应在前一次反应恢复稳定以后进行,且相邻两次注射的间隔时间应尽量保持一致。如此重复2~3组。如0.10μg/kg剂量所致的血压下降值均不小于2.67kPa(20mmHg),同时相应各剂量所致反应的平均值有差别,可认为该动物的灵敏度符合规定。

4. 给药　给药前记录仪慢速走纸,按0.10μg/kg对照品稀释液剂量(d_S)经静脉插管给动物注入,并立即用适宜体积的生理盐水将药液冲入体内,记录血压下降曲线。供试品按药典品种项下规定的剂量(d_T)给药,方法同d_S,给药后记录血压曲线。同上进行d_T的第二次给药,记录血压下降曲线。同上进行d_S的第二次给药,记录血压下降曲线。测量每个剂量降低血压的幅度。以第一与第三、第二与第四剂量所致的反应分别比较。

三、结果判断

1. 如d_T所致的反应值均不大于d_S所致反应值的一半,则判定供试品的降压物质检查符合规定。否则应按上述次序继续注射一组4个剂量,并按相同方法分别比较两组内各对d_S、d_T剂量所致的反应值;如d_T所致的反应值均不大于d_S所致的反应值,仍判定供试品的降压物质检查符合规定。

2. 如d_T所致的反应值均大于d_S所致的反应值,则判定供试品的降压物质检查不符合规定。否则应另取动物复试。如复试的结果仍有d_T所致的反应值大于d_S所致的反应值,则判定供试品的降压物质检查不符合规定。

四、相关要求

1. 试验中要注意调整供试品溶液浓度,使注射体积与对照组相同。

2. 如需在同一只动物上测定多个样品时,需再经灵敏度检查,如仍符合规定,方可进行实验,以此类推。

3. 动物的麻醉根据实验室的经验可单用戊巴比妥钠溶液40~55mg/(ml·kg)腹腔注射麻醉,也可用其他适宜的麻醉剂进行麻醉。

4. 在实验过程中可用恒温手术台或用手术灯照明给动物保温，以便使动物的血压稳定。

5. 如果将动物气管切口时，注意清除气管中的血液凝块（一般用脱脂棉），以防动物呼吸困难，影响血压稳定。

点　滴　积　累

降压物质检查法系比较组胺对照品与供试品引起麻醉猫血压下降的程度，以判定供试品中所含降压物质的限度是否符合规定。

第三节　升压物质检查

本法系比较垂体后叶标准品（S）与供试品（T）升高大鼠血压的程度，以判定供试品中所含升压物质的限度是否符合规定。

一、试验前准备

1. 器材及设备

（1）设备：天平（标准品或供试品称量用精度为0. 01mg或0. 1mg的天平；试剂称量用精度为1mg的天平；大鼠称重用精度为1g的天平）、血压记录装置（记录仪或记纹鼓、球形汞柱血压计、压力传感器、描记杠杆）。

（2）器材：注射器（1ml，精度0. 01ml）、小研磨器、容量瓶、吸管、移液管、带塞三角瓶、带塞小瓶、硬质大试管或三角瓶附空心玻璃球（盖管口用）、小漏斗、安瓿、电炉、水浴锅、脱脂棉、绳、线、pH试纸、滤纸、各种管径乳胶管；手术用器械（大鼠固定板、手术剪、直镊、眼科直镊、眼科弯镊、手术刀、止血镊、动静脉夹及插管、气管插管）。

2. 溶液配制

（1）试剂：生理盐水、0. 25%醋酸溶液、25%乌拉坦溶液、肝素钠溶液、甲磺酸酚妥拉明溶液。

（2）标准品溶液：取垂体后叶标准品放置至室温。割开标准品小管（注意勿使玻屑掉入）迅速精密称量，置小研磨器中。将称得的毫克数乘以标示的每毫克升压素单位数，得总单位数。精密加入0. 25%醋酸溶液0. 5ml，仔细研磨成匀浆。将研磨器移至硬质大试管中，再精密补加0. 25%醋酸溶液使成1. 0U/ml的溶液。试管口轻放一空心玻璃球，将试管浸入沸腾的水浴中，沸水液面要超过试管内溶液液面，时时振摇试管，准确加热煮沸提取5分钟，取出迅速冷却至室温，用滤纸过滤。滤液分装于安瓿中熔封，置4～8℃保存备用，如无沉淀析出，可在3个月内使用。

标准品稀释液：实验当日取标准品溶液，放置至室温。割开安瓿，精密量取标准品溶液适量，用生理盐水配成0. 1U/ml的稀释液。

（3）供试品溶液与稀释液：按2010年版《中国药典》正文规定的限量，配成适当浓度的供试品溶液；试验时，供试品溶液与稀释液的注入体积应相等。

3. 实验动物　健康无伤、体重300g以上的雄性大鼠。

二、操作过程

1. 动物麻醉和手术　动物称重后，按约 0.4ml/100g 腹腔注射 25% 乌拉坦溶液，使麻醉。动物麻醉后，仰卧固定于手术台（板）上（动物需保持体温）。沿颈部正中线切开，分离气管、切口，及时吸出分泌物。分离出一侧颈动脉，剥离附着的脂肪组织和神经，动脉底下穿两根线，靠远心端一线将动脉结扎，近心端用动脉夹夹住。分离一侧股静脉或颈静脉，并穿线两根，靠远心端一线结扎，近心端用静脉夹夹住。

2. 测压装置和记录仪的调节　将球形汞柱血压计、动脉插管、压力传感器与记录仪连接好。用生理盐水将压力传感器、球形汞柱血压计和动脉插管中的空气排尽（每个连接处必须牢固、不漏气，如漏气会影响血压的测量）。接通记录仪的电源。灵敏度或基线的校正用生理盐水加压，将球形汞柱血压计液面升高到 13.3kPa（100mmHg），调节记录仪笔的振幅为 80cm 或满量程；将球形汞柱血压计液面回到 0 时，记录笔也相应回零点基线，反复数次调节使稳定，然后关上记录笔，并将传感器与汞柱血压计的通道关闭。在颈动脉上剪一小口，插入动脉插管并用另一线结扎，固定插管与动脉，使插管和动脉处在自然状态下，避免使动脉扭曲，影响血压的测量。以生理盐水棉覆盖切口。打开动脉夹，从插管上的三通中注入一定体积（根据大鼠体重确定）的 1000U/ml 肝素溶液，以防血液凝固堵塞插管影响血压测量。用生理盐水将静脉插管中的空气排尽，在股静脉上用针头扎孔插入静脉插管，用线固定，同时注射适量肝素溶液抗凝（不超过 100U/100g）。以生理盐水棉覆盖切口。

3. 稳压　接通记录笔和压力换能器，走纸记录正常血压（适当调节记录笔的位置）。从静脉插管中缓缓注入适宜的交感神经阻断药，如甲磺酸酚妥拉明，以 1mg/ml 的溶液按 0.1mg/100g 计，使血压稳定在 5.32～6.65kPa（40～50mmHg）为宜。每次注射甲磺酸酚妥拉明后，立即缓缓注入 0.5ml 生理盐水。如注入 1 次甲磺酸酚妥拉明后血压不能稳定在上述范围，可隔 5～10 分钟用同样的剂量再注射 1 次，直至使血压稳定。

4. 动物灵敏度的测定　使记录仪慢速走纸，注入定量标准品稀释液，低剂量应能使大鼠血压升高 1.35～3.33kPa（10～25mmHg）。给药后立即注入 0.5ml 生理盐水，记录血压升高曲线，当血压升至最高点并开始下降时，停止走纸。当血压恢复到基线时，再慢速走纸约 0.5cm，注入标准品稀释液高剂量，同上记录血压升高曲线，高、低剂量的比值不大于 1∶0.6。将高、低剂量轮流重复注入 2～3 次，如高剂量所致反应的平均值大于低剂量所致的平均值，可认为该动物的灵敏度符合规定。

5. 给药（按 d_S、d_T、d_T、d_S 顺序）　给药前记录仪慢速走纸，记录血压曲线，在上述高、低剂量范围内选定一标准品稀释液的剂量（d_S）经静脉插管给动物注入，并立即用 0.5ml 生理盐水将药液冲入体内。当血压升至最高点并开始下降时，立即停止走纸，当血压恢复到基线，再走纸约 0.5cm。供试品按药典正文中规定的剂量（d_T）给药，并与标准品稀释液注入的体积相等，方法同 d_S，给药后记录血压曲线。同上进行 d_T 的第二次给药，记录血压曲线。同上进行 d_S 的第二次给药，记录血压曲线。测量每个剂量升高血压的高度。以第一与第三、第二与第四剂量所致的反应分别比较。

三、结果判断

1. 如果 d_T 所致的反应值均不大于 d_S 所致反应值的一半，即认为供试品的升压物质检查符合规定。否则应按上述次序继续注射一组 4 个剂量，并按相同方法分别比较两组内各对 d_S、d_T 所致的反应值。如 d_T 所致的反应值均不大于 d_S 所致的反应值，仍认为供试品的升压物质检查符合规定。

2. 如 d_T 所致的反应值均大于 d_S 所致的反应值，即认为供试品的升压物质检查不符合规定；否则应另取动物复试。如果复试的结果仍有 d_T 所致的反应值大于 d_S 所致的反应值，即认为供试品的升压物质检查不符合规定。

四、相关要求

1. 一般雌性大白鼠血压不稳定，灵敏度也较差。选用雄性大白鼠，体重 300～450g，其灵敏度较高，血压相对比较稳定，实验容易成功。

2. 大白鼠多用乌拉坦麻醉，剂量约为每 1kg 腹腔注射 1g。

3. 动物体内的神经递质如肾上腺素、去甲肾上腺素、5-羟色胺等可影响麻醉大白鼠血压的平稳。为了减少神经递质对血压的影响，使血压平稳，用 α 肾上腺素受体的阻断药甲磺酸酚妥拉明缓缓注入麻醉大白鼠的尾静脉或股静脉，使动物血压缓缓下降。甲磺酸酚妥拉明的剂量为大白鼠每 100g 注射 0. 1mg，隔 5～10 分钟后用相同的剂量在注射 1 次，此时血压一般能稳定在 5. 3～6. 6kPa；若不稳定，可再注射 1 次。注射速度不可太快，否则可使大白鼠血压急剧下降而死亡。

4. 为使实验中减少气管内分泌物，也可在手术前皮下注射 0. 5% 硫酸阿托品溶液 0. 4～0. 5ml，以使呼吸畅通。

5. 实验前，必须按 2010 年版《中国药典》规定进行升压素的灵敏度试验，符合要求的动物才能用于升压物质检查。

点　滴　积　累

升压物质检查法系比较垂体后叶标准品(S)与供试品(T)升高大鼠血压的程度，以判定供试品中所含升压物质的限度是否符合规定。

第四节　过敏物质检查

本法系将一定量的供试品溶液注入豚鼠体内，间隔一点时间后静脉注射供试品溶液进行激发，观察动物出现过敏反应的情况，以判定供试品是否引起动物全身过敏反应。

一、试验前准备

1. 器材　无菌注射器（一般为 1ml）、刻度吸管、容量瓶和小烧杯等；天平（动物称重用精度为 0. 1、0. 5 或 1g 的天平；试剂、供试品称量用精度为 0. 01 或 0. 1mg 的天平）。

2. 试剂　75% 乙醇、注射用水、氯化钠注射液或其他规定的溶剂。

3. 供试液 除另有规定外，按各品种项下规定的浓度配制成供试品溶液，配制供试品溶液的过程应无菌操作。

4. 实验动物 豚鼠，体重250~350g，应健康合格，雌雄均可，雌鼠应无孕。在实验前及实验的观察期内，均应按国家对实验动物饲养条件的要求进行饲养。做过实验的豚鼠不得重复使用。

二、操作过程

1. 致敏 除另有规定外，取上述豚鼠6只，隔日每只每次腹腔注射供试品溶液0.5ml，共3次，进行致敏。每日观察每只动物的行为和体征，首次致敏和攻击前称量并记录每只动物的体重。

2. 激发 将致敏后的6只豚鼠均分为2组，每组3只，分别在首次注射后第14日和第21日由静脉注射供试品溶液1ml进行激发。观察静脉注射后30分钟内动物有无竖毛、呼吸困难、抽搐等过敏反应症状。

三、结果判断

静脉注射供试品溶液后30分钟内，不得出现过敏反应。如在同一只动物上出现竖毛、发抖、干呕、连续喷嚏3声、连续咳嗽3声、紫癜和呼吸困难等现象中的2种或2种以上，或出现大小便失禁、步态不稳或倒地、抽搐、休克、死亡现象之一者，判定供试品不符合规定。

四、相关要求

1. 致敏的途径尽可能拟用临床给药途径。

2. 供实验用豚鼠应健康合格，体重250~350g，雌鼠应无孕。在实验前和实验过程中，均应按正常饲养条件饲养。做过本实验的豚鼠不得重复使用。

点滴积累

1. 过敏物质检查法系将一定量的供试品溶液注入豚鼠体内，间隔一点时间后静脉注射供试品溶液进行激发，观察动物出现过敏反应的情况，以判定供试品是否引起动物全身过敏反应。

2. 过敏试验是检查异性蛋白的试验。

第五节 溶血与凝集检查法

本法系将一定量供试品与2%的家兔红细胞混悬液混合，温育一定时间后，观察其对红细胞状态是否产生影响的一种方法。

一、试验前准备

1. 器材及设备

(1)设备：天平(供试品称量用精度为0.01或0.1mg的天平；试剂称量用精度

为0.1或1mg的天平)、离心机、生物显微镜、恒温水浴或适宜的恒温器(37℃±0.5℃)。

(2)器材:兔固定板、注射器、烧杯、三角瓶、大称量瓶、吸管、移液管、试管、离心管、玻璃棒、锥形瓶、时钟、脱脂棉或细软卫生纸、玻璃珠。

2. 试剂　0.9%氯化钠溶液。

3. 实验动物　健康成年实验用兔,性别不限。

二、操作过程

1. 2%红细胞混悬液的制备　取健康家兔血数毫升(约20ml),放入含玻璃珠的三角瓶中振摇10分钟,或用玻璃棒搅动血液,除去纤维蛋白原,使成脱纤血液。加入0.9%氯化钠溶液约10倍量,摇匀,1000~1500r/min离心15分钟,除去上清液,沉淀的红细胞再用0.9%氯化钠溶液按上述方法洗涤2~3次,至上清液不显红色为止。将所得红细胞用0.9%氯化钠溶液配成2%的混悬液,供试验用。

2. 供试品溶液的制备　除另有规定外,按品种项下规定的浓度制成供试品溶液。

3. 检查　取洁净玻璃试管5只,编号,1、2号管为供试品管,3号管为阴性对照管,4号管为阳性对照管,5号管为供试品阴性对照管。按表8-1所示依次加入2%红细胞悬液、0.9%氯化钠溶液、蒸馏水和供试品溶液,混匀后立即置37℃±0.5℃的恒温箱中进行温育,3小时后观察溶血和凝聚反应。

表8-1　溶血与凝聚检查法依次加入反应物次序

试管编号	1、2	3	4	5
2%红细胞悬液/ml	2.5	2.5	2.5	
0.9%氯化钠溶液/ml	2.2	2.5		4.7
蒸馏水/ml			2.5	
供试品溶液/ml	0.3			0.3

三、结果判断

1. 取上述温育后的1、2、3、4和5号管肉眼观察上清液的颜色,如试管中的溶液呈澄明红色,管底无细胞或有少量红细胞残留,表明有溶血发生;如红细胞全部下沉,上清液无色澄明,或上清液虽有色澄明,但1、2号管和5号管肉眼观察无明显差异,表明无溶血发生。

2. 若1、2号溶液中有棕红色或红棕色絮状沉淀并与3号管红细胞沉淀有明显差异,轻轻倒转3次仍不分散,表明可能有红细胞凝聚发生。应进一步置显微镜下观察,如可见红细胞聚集为凝聚。

3. 当阴性对照管无溶血和凝聚发生、阳性对照管有溶血发生时,若供试品管中的溶液在3小时内不发生溶血和凝聚,供试品符合规定;若供试品管中的溶液在3小时内发生溶血和(或)凝聚,判定供试品不符合规定。

点 滴 积 累

1. 溶血与凝集检查法系将一定量供试品与2%的家兔红细胞混悬液混合，温育一定时间后，观察其对红细胞状态是否产生影响的一种方法。

2. 中药注射剂，特别是用于静脉注射的大容量中药注射剂要进行溶血与凝聚试验检查。

目标检测

一、单项选择题

1. 降压物质检查中用到的实验动物是(　　)
   A. 猫　B. 豚鼠　C. 大鼠　D. 兔子　E. 小鼠
2. 升压物质检查中用到的实验动物是(　　)
   A. 猫　B. 豚鼠　C. 大鼠　D. 兔子　E. 小鼠
3. 过敏物质检查中用到的实验动物是(　　)
   A. 猫　B. 豚鼠　C. 大鼠　D. 兔子　E. 小鼠
4. 溶血与凝集检查法中用到的红细胞是(　　)的红细胞。
   A. 猫　B. 豚鼠　C. 大鼠　D. 家兔　E. 小鼠
5. 降压物质检查中用的标准品是(　　)
   A. 垂体后叶标准品　B. 磷酸组胺标准品　C. 组胺
   D. 垂体前叶标准品　E. 类组胺
6. 下列哪种来源的药品需要进行溶血检查(　　)
   A. 动物器官提取物　B. 微生物发酵提取物　C. 中草药
   D. 血液制品　E. 生物制品

二、简答题

简述升、降压物质的药理作用及检查方法。

(李玲玲)

第九章　特殊杂质检查法

从生物材料中提取的药物（如生物药物）有可能引入特殊杂质等污染物，如尿激酶是由新鲜人尿经分离提纯后制得的一种碱性蛋白水解酶，具有溶解血栓的作用，由于人尿中含有凝血质样活性物质，必须控制其最低安全限量，否则会使血液呈短暂高凝状态，不利于血栓病患者，且易并发脑血栓。因此，药品尤其是生物药品的特殊安全性检查非常重要。本章主要介绍宿主细胞（或菌体）蛋白残留量、外源性 DNA 残留量、鼠 IgG 残留量、产品相关杂质及参与抗生素的检查方法。

第一节　概　　述

一、特殊杂质的概念

特殊杂质是指药品在生产和储藏过程中可能引入的一些特有的杂质。由于生物制品具有分子结构特殊、生物活性显著和生产工艺复杂的特点，而生物制品中残留的特殊杂质除了可引起毒性反应及安全性问题以外，还可引起生物制品的生物学活性及药理作用发生改变，而使产品的稳定性受到影响。因此在生物制品的全程质量监控中，对其进行特殊杂质的检查就显得极其重要。

二、生物制品特殊杂质的来源及分类

根据生物制品的生产工艺特点及产品的稳定性，可将其所含的特殊杂质分为以下 3 类：

1. 生物污染物　包括微生物污染、细胞成分（如宿主细胞蛋白、外源性 DNA 等）、培养基成分（如牛血清蛋白、残余 IgG 等）。

2. 产品相关杂质　包括二聚体及多聚体、脱氨或氧化产物、突变物、错误裂解产物、二硫化物异构体等。

3. 工艺添加剂　包括残余的抗生素、蛋白分离剂（如聚乙二醇、乙醇）、产品稳定剂（如辛酸钠、肝素）、防腐剂（如苯酚、硫柳汞等）、佐剂（如氢氧化铝）、细菌及病毒灭活剂（如甲醛、戊二醛等）。

对生物制品的特殊杂质的检测，世界卫生组织（WHO）、国际药品注册协调组织（ICH）等均对此制定了严格的检查项目。2010 年版《中国药典》三部也严格规定了对某些不应残留的污染物的检测项目，而对部分允许存留的杂质进行生物学活性检测，并确定了相应的安全范围和允许限度。

点 滴 积 累

1. 特殊杂质是指药品在生产和储藏过程中可能引入的一些特有的杂质。

2. 生物制品根据生产工艺特点及产品的稳定性，可分为生物污染物、产品相关杂质及工艺添加剂。

第二节　宿主细胞（或菌体）蛋白残留量的检查法

一、概念

宿主细胞（或菌体）的残留蛋白是指与生物制品生产用的细胞、工程菌相关的特殊蛋白杂质。由于目前很难保证在所有的重组药物中绝对不含宿主细胞（或菌体）的蛋白质残留物，因此对该类生物制品的检定应按照2010年版《中国药典》三部的规定来严格测定和控制异源蛋白的含量，以防其超量而导致机体出现的各种不良免疫反应，确保该类产品的质量和安全性。

二、原理及方法

根据2010年版《中国药典》的规定，目前对宿主细胞（或菌体）蛋白残留量的测定主要采用的是酶联免疫吸附试验检测方法（enzyme linked immunosorbent assay，ELISA）。

ELISA是继免疫荧光和放射免疫技术之后发展起来的一种免疫酶技术，此项技术自20世纪70年代初问世以来，发展十分迅速，目前已被广泛用于生物学和医学科学的许多领域。ELISA的原理是根据抗原-抗体反应的特点，先将抗体（抗原）包被在固相载体表面后，按不同的步骤加入待测抗原（抗体）和酶标记的抗体（抗原），待其充分反应后，用洗涤的方法将固相载体上形成的特异性抗原-抗体复合物与其他物质分离，洗去未结合的游离酶标抗体（抗原），最后加入酶的底物，根据酶对底物催化的显色反应的程度，对标本中的抗原（抗体）进行定性或定量检测。

常用的ELISA方法包括夹心法、间接法、竞争法、桥联法、捕获法等。检测生物制品中的宿主细胞（或菌体）蛋白质残留物一般采用的是双抗体夹心法。例如用ELISA（双抗体夹心法）检测大肠埃希菌表达系统生产的重组生物制品中残留菌体蛋白含量。其基本步骤为：

（1）包被抗体：将特异性抗体（兔抗大肠埃希菌菌体蛋白抗体）与固相载体连接，形成固相载体，洗涤除去未吸附的抗体和杂质。

（2）加待测标本并孵育：使标本中的待测抗原（即生物制品中残留的大肠埃希菌菌体蛋白抗原）与上述固相抗体充分反应，形成固相抗原-抗体复合物，洗涤除去其他未结合的游离抗原和杂质。

（3）加酶标抗体孵育：使固相抗原-抗体复合物中的抗原再与相应的酶标抗体（即经辣根过氧化物酶标记的兔抗大肠埃希菌菌体蛋白抗体）相结合，形成固相抗体-待测抗原-酶标抗体复合物（即双抗体夹心法），洗涤除去未结合的酶标抗体和其他杂质。

(4)加底物显色:固相上的辣根过氧化物酶催化加入的底物(邻苯二胺)形成橙色产物,根据颜色反应的程度来进行该抗原的定性或定量检测。最后加入终止液(硫酸)终止反应。用酶标仪在492nm波长处测定吸光度,以不同浓度的标准品溶液的吸光度作出工作曲线,由此可以测出重组生物制品中所残留的大肠埃希菌菌体蛋白的含量。

课堂活动

1. 试述ELISA法测定宿主细胞(或菌体)蛋白残留量的原理。

2. 试述用ELISA(双抗体夹心法)检测大肠埃希菌表达系统生产的重组生物制品中残留菌体蛋白含量测定方法的基本步骤。

由于酶具有极高的催化效率,可间接放大免疫反应的结果,从而提高了检测残留宿主细胞(菌体)蛋白试验的敏感性,以确保生物制品的安全性。

【例】　重组人粒细胞刺激因子注射液原液的宿主菌蛋白质残留量测定(2010年版《中国药典》三部附录ⅨC)

本法采用酶联免疫法测定大肠埃希菌表达系统生产的重组制品中菌体蛋白质残留量。

1. 溶液的配制

(1)包被液(pH9.6碳酸盐缓冲液):称取碳酸钠0.32g、碳酸氢钠0.586g,置200ml量瓶中,加水溶解并稀释至刻度。

(2)磷酸盐缓冲液(pH7.4):称取氯化钠8g、氯化钾0.2g、磷酸氢二钠1.44g、磷酸二氢钾0.24g,加水溶解并稀释至500ml,121℃灭菌15分钟。

(3)洗涤液(pH7.4):量取聚山梨酯200.5ml,加磷酸盐缓冲液至500ml。

(4)稀释液(pH7.4):称取牛血清清蛋白0.5g,加洗涤液溶解并稀释至100ml。

(5)浓稀释液:称取牛血清清蛋白1.0g,加洗涤液溶解并稀释至100ml。

(6)底物缓冲液(pH5.0枸橼酸-磷酸盐缓冲液):称取磷酸氢二钠($Na_2HPO_4 \cdot 12H_2O$)1.84g、枸橼酸0.51g,加水溶解并稀释至100ml。

(7)底物液:取邻苯二胺8mg、30%过氧化氢30μl,溶于底物缓冲液20ml中。临用时现配。

(8)终止液:1mol/L硫酸溶液。

2. 标准品溶液的制备　精密量取适量,用稀释液稀释成每1ml中含菌体蛋白质500、250、125、62.5、31.25、15.625和7.8125ng的溶液。

3. 供试品溶液的制备　取供试品适量,用稀释液稀释成每1ml中约含250μg的溶液。如供试品每1ml中含量小于500μg时,用浓稀释液稀释1倍。

4. 测定法　取兔抗大肠埃希菌菌体蛋白质抗体适量,用包被液溶解并稀释成每1ml中含10μg的溶液,以100μl/孔加至96孔酶标板内,4℃放置过夜(16~18小时)。用洗涤液洗板3次;用洗涤液制备1%牛血清清蛋白溶液,以200μl/孔加至酶标板内,37℃放置2小时;将封闭好的酶标板用洗涤液洗板3次;以100μl/孔加入标准品溶液和供试品溶液,每个稀释度做双孔,同时加入2孔空白对照(稀释液),37℃放置2小时;用稀释液稀释辣根过氧化物酶(HRP)标记的兔抗大肠埃希菌菌体蛋白质抗体1000

倍,以100μl/孔加至酶标板内,37℃放置1小时,用洗涤液洗板10次,以100μl/孔加入底物液,37℃避光放置40分钟,以50μl/孔加入终止液终止反应。用酶标仪在波长492nm处测定吸光度,应用计算机分析软件进行读数和数据分析,也可使用手工作图法计算。

以标准品溶液吸光度对其相应的浓度作标准曲线,并以供试品溶液吸光度在标准曲线上得到相应菌体蛋白质含量。按式(9-1)计算。

$$供试品菌体蛋白质残留量(\%) = \frac{c \times n}{T \times 10^6} \times 100 \qquad 式(9\text{-}1)$$

式中,c 为供试品溶液中菌体蛋白质含量,ng/ml;n 为供试品稀释倍数;T 为供试品蛋白质含量,mg/ml。

5. 结果　重组人粒细胞刺激因子注射液原液的宿主菌蛋白质残留量应不高于蛋白质总量的0.10%。

点滴积累

1. 宿主细胞(或菌体)的残留蛋白是指与生物制品生产用的细胞、工程菌相关的特殊蛋白杂质
2. 宿主细胞(或菌体)蛋白残留量的测定主要采用的是酶联免疫吸附试验检测方法(ELISA)。
3. 检测生物制品中的宿主细胞(或菌体)蛋白质残留物一般采用的是双抗体夹心法。

第三节　外源性DNA残留量的检查法

一、外源性DNA的测定方法

生物制品中残留的外源性DNA对人体的危害问题,已成为备受国际医药学术界和生物制药行业关注的热点问题。随着生物技术的不断发展,以及对细菌、病毒和细胞结构的更深入的研究与认识,人们对生物制品中残留的外源性DNA的安全性问题认识得更为清楚了。经过长时间、大量的、系统的临床试验研究表明,生物制品中残留的外源性DNA一般不会对人体的健康造成潜在的威胁,而应将其看作为生物制品中的一类杂质成分,故目前对生物制品中残留的相关外源性DNA的限量要求也有所放宽。

目前对生物制品中残留外源性DNA的测定方法主要包括分子杂交技术、基于DNA结合蛋白(threshold immunoassay)分析系统及实时定量PCR(Q-PCR)方法3类检测技术,其中以分子杂交技术最为常用。

二、分子杂交技术的基本原理

采用DNA探针来检测固定在硝酸纤维素膜上的变性的宿主细胞DNA。供试品中的外源性DNA经变性成为单链,再吸附在固相膜上,在一定温度下可与相匹配的单链DNA复性而重新结合成双链DNA,称为杂交。阳性对照和标记探针的DNA可由生产

供试品所用的传代细胞、工程菌及杂交瘤细胞提取纯化来制备。根据实验要求的不同，可分别用酶、生物素、放射性核素或地高辛等来标记探针，其中地高辛标记的DNA探针具有灵敏度高、稳定性好、易于储存和操作简便的特点，已成为目前最常用的DNA标记探针。

分子杂交技术的基本操作步骤：先用标记物来标记特异性的单链DNA探针，然后与吸附在固相膜上的供试品单链DNA杂交，并使用与标记物相对应的显示系统来显示杂交结果，再与已知含量的阳性DNA对照对比后，即可测出供试品中外源性DNA的含量，其灵敏度可达10pg以下。

【例】　重组人干扰素-α2b软膏（假单胞菌）的外源性DNA残留量测定（2010年版《中国药典》三部附录ⅨB）

在进行外源性DNA残留量测定时，可根据供试品具体情况选择DNA探针杂交法和荧光染色法中任何一种方法进行测定。本文以荧光染色法为例进行介绍。

1. 溶液的配制

（1）1mol/L二羟甲基氨基甲烷（Tris）溶液（pH7.5）：用盐酸调pH至7.5。

（2）0.5mol/L乙二胺四乙酸二钠溶液（pH7.5）：用10mol/L氢氧化钠溶液调pH至7.5。

（3）TE缓冲液（pH7.5）：量取1mol/L Tris溶液（pH7.5）1.0ml、0.5mol/L乙二胺四乙酸二钠溶液（pH7.5）0.2ml，加灭菌注射用水至100ml。

（4）双链DNA荧光染料：按试剂使用说明书配制。

（5）DNA标准品：取DNA标准品适量溶于TE缓冲液中，制成100μg/ml的DNA标准品，于-20℃保存。

DNA标准品浓度根据式（9-2）计算。

$$\text{DNA浓度}(\mu g/ml) = 50 \times A_{260} \qquad \text{式(9-2)}$$

2. DNA标准品溶液的制备　用TE缓冲液将DNA标准品配成0、1.25、2.5、5、10、20、40和80ng/ml的标准品溶液。

3. 测定法　精密量取DNA标准品溶液和供试品溶液各400μl于1.5ml离心管中，分别加入新配制的双链DNA荧光染料400μl混匀后，避光室温放置5分钟。取250μl上述反应液于96孔黑色酶标板中，并做3个复孔。用荧光酶标仪在激发波长480nm、发射波长520nm处测定荧光强度，以TE缓冲液测得的荧光强度为本底，测定和记录各测定孔的荧光值。以标准品溶液的浓度对其相应的荧光强度作直线回归，求得直线回归方程（相关系数应不低于0.99），将供试品溶液的荧光强度代入直线回归方程，求出供试品中DNA残留量。

4. 结果　外源性DNA残留量每1次人用剂量应不高于10ng。

5. 注意事项

（1）DNA残留量在1.25~80ng/ml范围内，本法线性较好，因此供试品DNA残留量在该范围内可定量测定；当DNA残留量低于1.25ng/ml时应为限量测定，表示为小于1.25ng/ml。

（2）供试品首次应用本法测定时需要进行方法学验证，验证内容至少包括精密度试验和回收率试验。若供试品干扰回收率和精密度，应采用适宜方法稀释或纯化DNA（可参见2010年版《中国药典》三部附录ⅨB第一法）以排除干扰，直至精密度试验和回收率试验均符合要求。需要纯化 DNA 后再进行测定的供试品，每次测定均应从纯化步骤起增加回收率试验，并用回收率对测定结果进行校正。

点 滴 积 累

1. 生物制品中残留外源性 DNA 的测定方法主要包括分子杂交技术、基于 DNA 结合蛋白分析系统及实时定量 PCR(Q-PCR)方法。
2. 分子杂交技术的基本原理。
3. 分子杂交技术的基本操作步骤。

第四节 鼠 IgG 残留量的检查法

一、试验原理

同宿主细胞(或菌体)蛋白残留量的检查法，即利用酶联免疫吸附试验(ELISA)双抗体夹心法来测定经单克隆抗体亲和层析方法纯化的重组制品中残留的鼠 IgG 的含量。

二、试验基本操作步骤

(1)包被抗体：将特异性的抗体(山羊抗鼠 IgG 抗体)包被在固相载体上，洗涤除去未吸附的抗体和杂质。

(2)加待测标本并孵育：使标本中的待测抗原(供试品溶液)和标准品溶液与上述固相抗体结合形成抗原-抗体复合物，洗涤除去其他未结合的游离抗原和杂质。

(3)加酶标抗体孵育：使固相抗原-抗体复合物中的抗原再与对应的经辣根过氧化物酶标记的绵羊抗鼠 IgG 抗体相结合，形成固相抗体-待测抗原-酶标抗体复合物(即双抗体夹心法)，洗涤除去未结合的酶标抗体和其他杂质。

(4)加底物显色：固相上的辣根过氧化物酶催化加入的底物(邻苯二胺)形成有色产物，根据颜色反应的程度进行该抗原的定性或定量检测。最后加入终止液硫酸来终止反应。用酶标仪在 492nm 波长处测定吸光度，以不同浓度的标准品溶液的吸光度作出工作曲线，由此可以测出由单克隆抗体亲和层析法纯化的重组制品中的残留鼠 IgG 的含量。

【例】 重组人干扰素-α1b 滴眼液原液鼠 IgG 残留量测定(2010 年版《中国药典》三部附录ⅨL)

本法系用酶联免疫法测定经单克隆抗体亲和色谱方法纯化的重组制品中鼠 IgG 残留量。具体步骤为：

1. 溶液配制

(1)包被液(pH9.6 碳酸盐缓冲液)：称取碳酸钠 0.32g、碳酸氢钠 0.586g，加水溶解并稀释至 200ml。

(2)PBS(pH7.4)：称取氯化钠 8.0g、氯化钾 0.20g、磷酸氢二钠 1.44g、磷酸二氢钾 0.24g，加水溶解并稀释至 1000ml，121℃灭菌 15 分钟。

(3)洗涤液(PBS-Tween20):量取聚山梨酯20 0.5ml,加PBS稀释至1000ml。

(4)稀释液:称取牛血清清蛋白0.5g,加洗涤液溶解并稀释至100ml。

(5)底物缓冲液(枸橼酸-PBS):称取磷酸氢二钠($Na_2HPO_4 \cdot 12H_2O$)1.84g、枸橼酸0.51g,加水溶解并稀释至100ml。

(6)底物液:取邻苯二胺8mg、30%过氧化氢溶液30μl,溶于底物缓冲液20ml中。临用前配制。

2. 标准品溶液的制备 按使用说明书用适量水复溶鼠IgG标准品。精密量取适量,用稀释液稀释成每1ml中含100、50、25、12.5、6.25和3.13ng的溶液。

3. 供试品溶液的制备 取供试品适量,用稀释液稀释成每1ml中含1个成品剂量(如未能确定制剂的规格,则按成品的最大剂量计算)的溶液。

4. 测定法 取山羊抗鼠IgG抗体适量,用包被液稀释成每1ml含10μg的溶液;以100μl/孔加至96孔酶标板内,4℃放置过夜(16~18小时),用洗涤液洗板3次;用洗涤液制备1%牛血清清蛋白溶液,以200μl/孔加至酶标板内,37℃封闭2小时,将封闭好的酶标板用洗涤液洗3次,以100μl/孔加标准品溶液和供试品溶液,37℃放置1小时,将封闭好的酶标板用洗涤液洗3次;按使用说明书用稀释液稀释辣根过氧化物酶标记的绵羊抗鼠IgG抗体,以100μl/孔加至酶标板内,37℃放置30分钟,用洗涤液洗板3次;以50μl/孔加入底物液,37℃避光放置20分钟,以50μl/孔加入终止液(1mol/L硫酸溶液)终止反应。用酶标仪在波长492nm处测定吸光度,应用计算机分析软件进行读数和数据分析,也可使用手工作图法计算。

以标准品溶液吸光度对其相应的浓度作标准曲线,线性回归的相关系数应大于0.995。以供试品溶液吸光度在标准曲线上读出相应的鼠IgG残留量c,按照公式(9-3)计算供试品的鼠IgG残留量。

$$\text{供试品的鼠 IgG 残留量}(\mu g/\text{剂量}) = \frac{c \times n \times F}{T} \quad \text{式(9-3)}$$

式中,c为供试品溶液鼠IgG残留量,ng/ml;n为供试品溶液的稀释倍数;F为成品的剂量规格,IU/剂量或μg/剂量;T为供试品的效价或主成分蛋白质含量,IU/ml或μg/ml。

5. 结果 每1次人用剂量鼠IgG残留量应不高于100ng。

点滴积累

1. 鼠IgG残留量的检查是利用酶联免疫吸附试验(ELISA)双抗体夹心法来测定的。
2. 鼠IgG残留量检查实验的基本操作步骤为包被抗体、加待测标本并孵育、加酶标抗体孵育及加底物显色。

第五节 产品相关杂质的检查法

产品相关杂质是指生物制品在生产制造、分离纯化和储存过程中产生的与产品结构类似的同系物、异构体、突变物、氧化物、聚合体及降解产物等。目前已有研究资料显示,许多产品相关杂质具有与生物制品相同或相似的生物学活性,而且部分产品的相关杂质还被认为是生物制品的活性成分,尽管有经验表明许多产品相关杂质具有均一性和非免疫原性，但由于对其生物学效应还未经过长期严格的安全性试验研究，故仍应对其制定出相应的限量控制标准，以确保生物制品治疗的安全性。2010 年版《中国药典》三部采用产品相关物质限量和纯度检查项目来控制生物制品中的产品相关杂质。

生物制品中产品相关杂质常用的分离检测方法为高效液相色谱法和电泳法。例如对破伤风抗毒素中的痕量清蛋白的检查；重组人生长激素产品中的相关蛋白质、高分子蛋白质的限量检查。

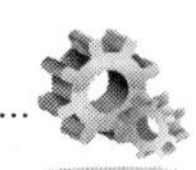

知 识 链 接

凝胶电泳的原理和特点

凝胶电泳是分离和纯化 DNA 片段最常用的技术，根据制备凝胶的材料科分为琼脂糖凝胶电泳和聚丙烯酰胺凝胶电泳。

琼脂糖凝胶和聚丙烯酰胺凝胶均具有网络结构，分子(如核酸、蛋白质等)通过时会受到阻力，分子越大，受到的阻力越大。所以带电颗粒的分离不仅取决电荷的性质和数量，而且还取决于分子大小，这就大大提高了分辨能力。因此，琼脂糖凝胶电泳和聚丙烯酰胺凝胶电泳最大的特点是兼有“分子筛”和“电泳”的双重作用。

【例】 破伤风抗毒素成品中的痕量清蛋白的检查(2010 年版《中国药典》三部附录ⅣB)

本品采用琼脂糖凝胶电泳法，操作步骤为：

1. 溶液的配制

(1)巴比妥缓冲液(pH8.6)：称取巴比妥 4.14g、巴比妥钠 23.18g，加水适量，加热使之溶解，放冷至室温，再加叠氮钠 0.15g，溶解后，加水稀释至 1500ml。

(2)1.5% 琼脂糖溶液：称取琼脂糖 1.5g，加水 50ml 和巴比妥缓冲液(pH8.6)50ml，加热使完全溶胀。

(3)0.5% 氨基黑溶液：称取氨基黑 10B 0.5g，溶于甲醇 50ml、冰醋酸 10ml 及水 40ml 的混合液中。

(4)脱色液：量取乙醇 45ml、冰醋酸 5ml 及水 50ml，混匀。

(5)溴酚蓝指示液：称取溴酚蓝 50mg，加水使之溶解，并稀释至 100ml。

2. 对照品 正常人血清或其他适宜的对照品。

3. 供试品溶液的制备 用生理氯化钠溶液将破伤风抗毒素成品稀释成蛋白质浓度为 2% 的溶液。

4. 测定法 趁热将 1.5% 琼脂糖溶液倾倒于大小适宜的水平玻板上，其厚度约 3mm，静置，待凝胶凝固成无气泡的均匀薄层后，于琼脂糖凝胶板负极端的 1/3 处打孔，孔径 2~3mm。置含有巴比妥缓冲液(pH8.6)的电泳槽架上，测定孔加适量破伤风抗毒素溶液和 1 滴溴酚蓝指示液，对照孔加适量对照品及 1 滴溴酚蓝指示液。用 3 层滤纸搭桥与巴比妥缓冲液(pH8.6)接触，100V 恒压条件下电泳 2 小时(指示剂迁移到前沿)。电泳结束后，用 0.5% 氨基黑溶液染色，再用脱色液脱色至背景无色。

5. 结果　应不含或仅含痕量清蛋白迁移率的蛋白成分。

点 滴 积 累

1. 产品相关杂质是指生物制品在生产制造、分离纯化和储存过程中产生的与产品结构类似的同系物、异构体、突变物、氧化物、聚合体及降解产物等。

2. 生物制品中产品相关杂质常用的分离检测方法为高效液相色谱法和电泳法。

第六节　残余抗生素的检查法

目前在生物制品的制造工艺中原则上不主张使用抗生素。如在注射用重组人干扰素-α2a(酵母)和注射用重组人促红细胞素(CHO 细胞)产品生产的各个环节中严格限制抗生素的使用,故对该类产品(包括原液、半成品、成品)的检定就不需要检查残余抗生素活性。而对另外一些生物制品(如由大肠埃希菌表达系统生产的注射用重组人干扰素-α1b、注射用重组人干扰素-α2a、注射用重组人干扰素-α2b、注射用重组人干扰素-γ 和注射用重组人白细胞介素-2 等),由于在生产过程中使用了抗生素(如氨苄西林或四环素),根据 2010 年版《中国药典》三部的要求,对此类生物制品进行质量检定时,除了要在纯化工艺中除去抗生素以外,还应在原液检定中增加残余抗生素活性的检测项目。

对生物制品残余抗生素活性的检测目前采用的是琼脂扩散法(管碟法)。残余抗生素检测的基本原理是在琼脂培养基内检测抗生素对微生物的抑制作用,比较对照品和供试品对接种的试验菌产生的抑菌圈的大小,以检测供试品中氨苄西林或四环素的残留量。

【例】　注射用重组人白介素-2 原液残余抗生素活性检定(2010 年版《中国药典》三部附录ⅨA)

本品采用琼脂扩散法测定残余抗生素量,操作步骤为:

1. 磷酸盐缓冲液(pH6.0)的制备　称取磷酸二氢钾 8.0g、磷酸氢二钾 20g,加水溶解并稀释至 1000ml,经 121℃灭菌 30 分钟。

2. 抗生素Ⅱ号培养基的制备　称取胨 6g、牛肉提取粉 1.5g、酵母浸出粉 6g,加入适量水溶解后,加入琼脂 13~14g,加热使之溶胀,滤过除去不溶物,加入葡萄糖 1g,溶解后加水至 1000ml,调 pH 使灭菌后为 6.5~6.6;分装于玻璃管或锥形瓶中,经 115℃灭菌 30 分钟,4℃保存。

3. 对照品溶液的制备

(1)取氨苄西林对照品适量,用 0.01mol/L 盐酸溶解并稀释成每 1ml 中含氨苄西林 10mg 的溶液,精密量取适量,用磷酸盐缓冲液稀释成每 1ml 中含 1.0μg 的溶液。

(2)取四环素对照品适量,用生理氯化钠溶液溶解并稀释成每 1ml 中含 0.125μg 的溶液。

4. 菌悬液的制备

(1)金黄色葡萄球菌(*Staphylococcus aureus*)悬液:用于检测氨苄西林。取金黄色葡萄球菌[CMCC(B)26003]营养琼脂斜面培养物,接种于营养琼脂斜面上,35~37℃培养 20～22 小时。临用时，用灭菌水或 0.9% 无菌氯化钠溶液将菌苔洗下，备用。

（2）藤黄微球菌（*Micrococcus luteus*）悬液：用于检测四环素。取藤黄微球菌［CMCC（B）28001］营养琼脂斜面培养物，接种于营养琼脂斜面 E，置 26～27℃ 培养 21 小时。临用时，用 0.9% 无菌氯化钠溶液将菌苔洗下，备用。

5. 检查法　取直径 8 或 10cm 的培养皿，注入熔化的抗生素Ⅱ号培养基 15～20ml，使在碟底内均匀摊布，放置水平台上使凝固，作为底层。取抗生素Ⅱ号培养基 10～15ml 置于 1 支 50℃ 水浴预热的试管中，加入 0.5%～1.5%（ml/ml）的菌悬液 300μl 混匀，取适量注入已铺制底层的培养皿中，放置水平台上，冷却后，在每个培养皿上等距离均匀放置钢管（内径 6～8mm、壁厚 1～2mm、管高 10～15mm 的不锈钢管，表面应光滑平整），于钢管中依次滴加供试品溶液、阴性对照溶液（磷酸盐缓冲液）及对照品溶液。培养皿置 37℃ 培养 18～22 小时。

6. 结果判定　对照品溶液有抑菌圈，阴性对照溶液无抑菌圈，供试品溶液抑菌圈的直径小于对照品溶液抑菌圈的直径时判定为阴性；否则判定为阳性。

点滴积累

1. 生物制品残余抗生素活性的检测目前采用的是琼脂扩散法（管碟法）。
2. 残余抗生素检测的基本原理是在琼脂培养基内检测抗生素对微生物的抑制作用，比较对照品和供试品对接种的试验菌产生的抑菌圈的大小，以检测供试品中氨苄西林或四环素的残留量。

目标检测

一、选择题

（一）单项选择题

1. 2010 年版《中国药典》对大肠埃希菌、假单胞菌、酵母菌等工程菌的菌体蛋白质残留物的检测方法为（　　）

A. ELISA 法　　B. 原子吸收分光光度法
C. 原子吸收分光光度法　　D. 超临界液相色谱法
E. 紫外分光光度法

2. 鼠 IgG 残留量的检查法系通过利用下列（　　）方法来测定经单克隆抗体亲和层析方法纯化的重组制品中残留的鼠 IgG 的含量。

A. 原子吸收分光光度法　　B. 高效液相色谱法
C. ELISA 法　　D. 超临界液相色谱法
E. 紫外分光光度法

3. 生物制品中产品相关杂质的常用分离检测方法是（　　）

A. 气相色谱法和高效液相色谱法
B. 高效液相色谱法和电泳法
C. 紫外分光光度法和原子吸收分光光度法

D. 荧光分析法和火焰光度法

E. 紫外分光光度法

4. 重组人干扰素-α1b注射液原液纯度应不低于(　　)

A. 85.0%　　B. 90.0%　　C. 95.0%　　D. 80.0%　　E. 100%

5. 重组人干扰素-α1b滴眼液原液经单克隆抗体亲和色谱方法纯化的重组制品中鼠IgG残留量应不高于(　　)

A. 100ng　　B. 200ng　　C. 300ng　　D. 400ng　　E. 500ng

6. 重组人粒细胞刺激因子注射液原液的宿主蛋白质残留量应不高于蛋白质总量的(　　)

A. 0.50%　　B. 0.20%　　C. 0.30%　　D. 0.10%　　E. 0.4%

7. 药品中所含的特殊杂质是在下列哪种情况下引入的(　　)

A. 生产和储藏过程中　　B. 检验过程中　　C. 取样过程中

D. 留样过程中　　E. 以上都是

8. 生物制品的生产过程,可能作为工艺添加剂引入的特殊杂质有(　　)

A. 乙醇　　B. 外源性DNA　　C. 牛血清蛋白

D. 二聚体　　E. 鼠IgG残留

9. 生物制品的生产过程,可能作为生物污染物引入的特殊杂质有(　　)

A. 聚乙二醇　　B. 氢氧化铝　　C. 牛血清蛋白

D. 肝素　　E. 乙醇

(二)多项选择题

1. 2010年版《中国药典》三部对外源性DNA残留量测定法主要有(　　)

A. DNA探针杂交法　　B. 酶联免疫法　　C. 荧光染色法

D. 光谱法　　E. 高效液相色谱法

2. 生物制品所含的特殊杂质主要类别有(　　)

A. 生物污染物　　B. 产品相关杂质　　C. 工艺添加剂

D. 甲醇　　E. 乙酸乙酯

3. 常用的ELISA方法包括(　　)

A. 夹心法　　B. 间接法　　C. 竞争法　　D. 桥联法　　E. 捕获法

4. 我国目前生物制品特殊杂质的检测方法有(　　)

A. 宿主细胞(或菌体)蛋白残留量的检查法

B. 外源性DNA残留量的检查法

C. 鼠IgG残留量的检查法

D. 外标法

E. 面积归一法

5. 2010年版《中国药典》三部对外源性DNA残留量均采用ELISA法的菌体蛋白质有(　　)

A. 大肠埃希菌　　B. 假单胞菌　　C. 酵母菌

D. 金黄色葡萄球菌　　E. 铜绿假单胞菌

6. 下列哪些可能是生物制品在生产和储藏过程中可能引入的特殊杂质(　　)

A. 残余抗生素　　B. 聚乙二醇　　C. 氢氧化铝

D. 辛酸钠　　E. 肝素

7. 2010年版《中国药典》三部控制生物制品中的产品相关杂质包括（　　）

A. 生物污染物　　B. 产品相关物质限量

C. 产品相关物质纯度　　D. 供试品含量

E. 蛋白质总量

二、简答题

1. 简述生物制品所含的特殊杂质分类。
2. 简述酶联免疫吸附试验检测宿主细胞（或菌体）残留蛋白质含量的原理。
3. 简述鼠IgG残留量的检查法的基本操作步骤。

（杨　宪）

第三单元　药品生物有效性测定

第十章　生物检定统计法与计算机运算

生物检定是通过测定供试品和标准品在生物体上的特定反应而确定药品的效价或毒性。由于实验对象是生物体，而且供试品大都是未知结构或多组分不均一的混合物，检定过程存在很多变性因素，结果带有不确定性，因此借助生物统计的工具和概率加以解释与检验，使其更具有科学性。

第一节　概　　述

一、生物检定统计法的定义

生物检定统计法主要叙述应用生物检定时必须注意的基本原则、一般要求、实验设计及统计方法。有关品种用生物检定的具体实验条件和要求，必须按照该品种生物检定法项下的规定（2010 年版《中国药典》附录有标准品和供试品溶液的配制、测定法等具体操作内容）。

二、生物检定统计法的有关概念

1. 生物检定标准品　凡 2010 年版《中国药典》规定用生物检定的品种都有它的生物检定标准品（S）。S 都有标示效价，以效价单位（U）表示，其含义和相应的国际标准品的效价单位一致。

2. 供试品　供试品（T）或（U）是供检定其效价的样品，它的活性组分应与标准品基本相同。A_T或 A_U是 T 或 U 的标示量或估计效价。

3. 等反应剂量对比　生物检定是将 T 和其 S 在相同的实验条件下同时对生物体或其离体器官组织等的作用进行比较，通过对比，计算出它们的等反应剂量比值（R），以测得 T 的效价 P_T。

R 是 S 和 T 等反应剂量（d_S、d_T）的比值，即 $R = d_S/d_T$。

M 是 S 和 T 的对数等反应剂量（X_S、X_T）之差，即 $M = \lg d_S - \lg d_T = X_S - X_T$，$R = \lg^{-1} M$。

P_T是通过检定测得 T 的效价含量，称 T 的测得效价，是将效价比值（R）用 T 的标示量或估计效价 A_T校正之后而得，即 $P_T = A_T R$ 或 $P_T = A_T \lg^{-1} M$。

检定时，S 按标示效价计算剂量，T 按标示量或估计效价（A_T）计算剂量，注意调节 T 的剂量或调整其标示量或估计效价，使 S 和 T 的相应剂量组所致的反应程度相近。

4. 生物变异的控制　生物检定具有一定的实验误差，其主要来源是生物变异性。因此生物检定必须注意控制生物变异，或减少生物变异本身，或用适宜的实验设计来减小生物变异对实验结果的影响，以减小实验误差。控制生物变异必须注意以下几点：

（1）生物来源、饲养或培养条件必须均一。

（2）对影响实验误差的条件和因子，在实验设计时应尽可能作为因级限制，将选取的因级随机分配至各组。例如体重、性别、窝别、双碟和给药次序等都是因子，不同体重是体重因子的级，雌性雄性是性别因子的级，不同窝的动物是窝别因子的级，不同双碟是碟间因子的级，给药先后是次序因子的级等。按程度划分的级（如动物体重），在选级时，应选动物较多的邻近几级，不要间隔跳越选级。

（3）按实验设计类型的要求将限制的因级分组时，也必须严格遵守随机的原则。

5. 误差项　指从实验结果的总变异中分去不同剂量及不同因级对变异的影响后剩余的变异成分，用方差（s^2）表示。对于因实验设计类型的限制无法分离的变异成分，或估计某种因级对变异的影响小，可不予分离者，都并入 s^2。但剂间变异必须分离。误差项的大小影响标准误 S_M 和可信限（FL）。

不同的检定方法和实验设计类型，分别按式（10-1）计算 s^2。

$$s^2 = \frac{\sum_{i=1}^{n}(X_i - \overline{X})^2}{n} \qquad 式(10\text{-}1)$$

6. 可靠性测验　平行线检定要求在实验所用的剂量范围内，对数剂量的反应（或反应的函数）呈直线关系，供试品和标准品的直线应平行。可靠性测验即验证供试品和标准品的对数剂量反应关系是否显著偏离平行偏离直线，对不是显著偏离平行偏离直线（在一定的概率水平下）的实验结果，认为可靠性成立方可按有关公式计算供试品的效价和可信限。其检验方法有以下 3 种：

（1）t 检验：只能分析两个样本之间的差异，通常用于计量资料中两均数间的比较。

1）平均值与标准值的比较：为了检查分析数据是否存在较大的系统误差，可对标准试样进行若干次分析，利用 t 检验法比较分析结果的平均值与标准试样的标准值之间是否存在显著性差异。进行 t 检验时，首先按式（10-2）计算出 t 值：

$$\mu = \overline{X} + \frac{ts}{\sqrt{n}} \qquad t = \frac{|\overline{X} - \mu|}{s}\sqrt{n} \qquad 式(10\text{-}2)$$

式中，μ 为总体平均值；$\overline{X}$ 为平均值；n 为试样个数。

2）两组平均值的比较：不同分析人员或同一分析人员采用不同方法分析同一试样，所得到的平均值经常是不完全相等的。要判断这两个平均值之间是否有显著性差异，亦可采用 t 检验法。

设两组分析数据为 n_1、s_1、$\overline{X}_1$；n_2、s_2、$\overline{X}_2$。s_1 和 s_2 分别表示第一组和第二组分析数据的精密度，它们之间是否有显著性差异，可采用后面介绍的 t 检验法进行判断。如证明它们之间没有显著性差异，则可认为 $s_1 \approx s_2$，用式(10-3)求得合并标准偏差 s：

$$s = \sqrt{\frac{偏差平方和}{总自由度}} = \sqrt{\frac{\sum_{i=1}^{n}(X_{1i}-\bar{X}_1)^2 + \sum_{i=1}^{n}(X_{2i}-\bar{X}_2)^2}{(n_1-1)+(n_2-1)}}$$

$$或\quad s = \sqrt{\frac{s_1^2(n-1)+s_2^2(n-2)}{(n_1-1)+(n_2-1)}} \qquad 式(10\text{-}3)$$

然后按式(10-4)计算出 t 值：

$$t = \frac{|\bar{X}_1 - \bar{X}_2|}{s}\sqrt{\frac{n_1 n_2}{n_1+n_2}} \qquad 式(10\text{-}4)$$

在一定置信度时，查出表值 $t_{表}$（总自由度 $f=n_1+n_2-2$）。若 $t>t_{表}$，两组平均值存在显著性差异；若 $t<t_{表}$，则不存在显著性差异。$t_{表}$ 见表 10-1。

(2) F 检验（方差分析）：F 检验法是通过比较两组数据的方差 s^2 以确定它们的精密度是否有显著性差异的方法。统计量 F 的定义为两组数据的方差的比值，分子为大的方差，分母为小的方差，即：

$$F = \frac{S_{大}^2}{S_{小}^2}$$

F 检验使用较广泛，2010 年版《中国药典》生物检定统计主要采用此法。它是对两个以上的变异原因进行分析测定，即可用于超过两个平均数时的相互比较。

(3) χ^2（卡方）检验：卡方检验是以卡方分布为基础的一种常用假设检验方法，主要用于分类变量。它的基本的无效假设是 H_0 行分类变量与列分类变量无关联；H_1 行分类变量与列分类变量有关联；$\alpha=0.05$。

$$统计量\chi_P^2 = \sum_{i=1}^{k}\frac{(A_i-T_i)^2}{T_i}$$

其 A_i 是样本资料的计数；T_i 是在 H_0 为真的情况下的理论数（期望值）。

当 H_0 为真时，实际观察数与理论数之差 A_i-T_i 应该比较接近 0。所以在 H_0 为真时检验统计量 $\chi_P^2 = \sum_{i=1}^{k}\frac{(A_i-T_i)^2}{T_i}$ 服从自由度为 $\kappa-1$ 的卡方分布。即 $\chi_P^2>\chi_\alpha^2$，拒绝 H_0。

上述卡方检验由此派生了不同应用背景的各种问题的检验，特别最常用的是两个样本率（或构成比）的检验等。该原理的使用范围很广。

卡方检验用于记数资料的比较。记数资料的相关分析，如两个或多个率（或构成比）的比较和实际频数分布与理论分布的拟合度检验及实验结果的合并计算等 2010 年版《中国药典》生物检定需应用卡方检验。

在以上的检验中，通过统计分析计算测出的数值分别称为计算的 t 值、F 值或 χ^2 值，然后用计算值与相应的 $t_{表}$、$F_{表}$ 或 $\chi_{表}^2$ 内的值进行比较，从而得出差异是否显著或不显著。例如在 F 检验中，将计算的 F 值与 $F_{表}$ 值（表 10-11）中按一定自由度查得的 $F_{(f_1,f_2)0.05}$ 或 $F_{(f_1,f_2)0.01}$ 进行比较以得出结论：如处理组的 F 值大于 $F_{(f_1,f_2)0.05}$，则认为该处理所引起的差别有显著意义，$P\leqslant 0.05$；如处理组的 F 值大于 $F_{(f_1,f_2)0.01}$，则认为该处理引起的差别有非常显著的意义，$P\leqslant 0.01$；F 值小于 $F_{(f_1,f_2)0.05}$，则认为该处理所引起的差别无显著意义，$P>0.05$。

在可靠性测验时，差别显著或不显著的标准是因统计的习惯上采用 $P<0.05$ 或

$P<0.01$ 或 $P>0.05$ 或 $P>0.01$ 作为下结论的界限，因此，$P<0.05$，差别有显著意义；$P<0.01$，差别有非常显著的意义；$P>0.05$，差别无显著意义。

7. 可信限和可信限率　可信限（FL）标志检定结果的精密度。M 的可信限是 M 的标准误 S_M 和 t 值的乘积（tS_M），用95%的概率水平。$M+tS_M$ 是可信限的高限；$M-tS_M$ 是可信限的低限。用其反对数计算得 R 和 P_T 的可信限低限及高限，是在95%的概率水平下从样品的检定结果估计其真实结果的所在范围。

R 或 P_T 的可信限率（$FL\%$）是用 R 或 P_T 的可信限计算由式（10-5）而得。效价的可信限率为可信限的高限与低限之差除以 2 倍平均数（或效价）后的百分率。

$$FL\% = \frac{可信限高限 - 可信限低限}{2 \times 平均数（或效价）}100\% \qquad 式（10\text{-}5）$$

计算可信限的 t 值是根据 s^2 的自由度（f）查 t 值表而得。t 值与 f 的关系见表 10-1。

表 10-1　t 值表（$P=0.95$）

f	t	f	t
3	3.18	14	2.15
4	2.78	16	2.12
5	2.57	18	2.10
6	2.45	20	2.09
7	2.37	25	2.06
8	2.31	30	2.04
9	2.26	40	2.02
10	2.23	60	2.00
11	2.20	120	1.98
12	2.18	∞	1.96

各品种的检定方法项下都有其可信限率的规定，如果检定结果不符合规定，可缩小动物体重范围或年龄范围，或调整对供试品的估计效价或调节剂量，重复实验以减小可信限率。

对同批供试品重复试验所得 n 次实验结果（包括 $FL\%$ 超过规定的结果），可按实验结果的合并计算法算得 P_T 的均值及其 $FL\%$ 作为检定结果。

点滴积累

1. 生物检定统计法主要叙述应用生物检定时必须注意的基本原则、一般要求、实验设计及统计方法。

2. 生物检定统计法涉及生物检定用标准品、供试品、等反应剂量对比、生物变异的控制、误差项、可靠性测验、可信限和可信限率等基本概念。

第二节　直接测定法

一、直接测定法及应用

所谓直接测定法是指直接测得药物对各个动物最小效量或最小致死量的检定方法，如洋地黄制剂的效价测定。

x_S、x_T分别为 S 和 T 组各只动物的对数最小致死量，它们的均值$\overline{x_S}$、$\overline{x_T}$分别为 S 和 T 的等反应剂量，n_S、n_T分别为 S 和 T 组的动物数。

1. 效价计算　按式(10-6)～(10-8)计算 M、R 和 P_T。

$$M=\overline{x_S}-\overline{x_T} \qquad \text{式(10-6)}$$

$$R=\lg^{-1}(\overline{x_S}-\overline{x_T})=\lg^{-1}M \qquad \text{式(10-7)}$$

$$P_T=A_TR \qquad \text{式(10-8)}$$

2. 误差项及可信限计算　按式(10-9)～(10-14)计算 s^2、S_M、R 或 P_T的 FL 和 $FL\%$。

$$s^2=\frac{\sum x_S^2-(\sum x_S)^2/n_S+\sum x_T^2-(\sum x_T)^2/n_T}{n_S+n_T-2} \qquad \text{式(10-9)}$$

$f=n_S+n_T-2$，用自由度查表 10-1，得 t 值。

$$S_M=\sqrt{\frac{s^2(n_S+n_T)}{n_Sn_T}} \qquad \text{式(10-10)}$$

$$R\text{ 的 }FL=\lg^{-1}(M\pm tS_M) \qquad \text{式(10-11)}$$

$\lg^{-1}(M+tS_M)$是 R 的高限；$\lg^{-1}(M-tS_M)$是 R 的低限。

$$P_T\text{的 }FL=A_T\lg^{-1}(M\pm tS_M) \qquad \text{式(10-12)}$$

$A_T\lg^{-1}(M+tS_M)$是 P_T的高限；$A_T\lg^{-1}(M-tS_M)$是 P_T的低限。

$$R\text{ 或 }P_T\text{的 }FL\%=\frac{R(\text{或 }P_T)\text{高限}-R(\text{或 }P_T)\text{低限}}{2R(\text{或 }2P_T)}\times100\% \qquad \text{式(10-13)}$$

当两批以上供试品(T、U…)和标准品同时比较时，按式(10-14)计算 S、T、U 的合并方差 s^2。

$$s^2=\frac{\sum x_S^2-\frac{(\sum x_S)^2}{n_S}+\sum x_T^2-\frac{(\sum x_T)^2}{n_T}+\sum x_U^2-\frac{(\sum x_U)^2}{n_U}}{n_S-1+n_T-1+n_U-1+\cdots} \qquad \text{式(10-14)}$$

效价 P_T、P_U…则是 T、U 分别与 S 比较，按式(10-6)～(10-8)计算。

【例】　洋地黄效价测定——鸽最小致死量(MLD)法

采用直接测定法，S 为洋地黄标准品，按标示效价配成 1.0U/ml 的酊剂，临试验前稀释 25 倍。T 为洋地黄叶粉，估计效价 $A_T=10\mu g/ml$，配成 1.0U/ml 的酊剂，临试验前配成稀释液(1→25)。测定结果见表 10-2。

表 10-2　洋地黄叶粉效价测定结果

S		T	
$MLD_S(d_S)$　U/kg	x_S　$\lg(d_s \times 10)$	$MLD_T(d_T)$　U/kg	x_T　$\lg(d_T \times 10)$
1.15	1.061	1.11	1.045
1.01	1.004	1.23	1.090
1.10	1.041	1.06	1.025
1.14	1.057	1.31	1.117
1.06	1.025	0.94	0.973
0.95	0.978	1.36	1.134
$\sum x_S$	6.166	$\sum x_T$	6.384
x_S	1.028	x_T	1.064

按式(10-6)~(10-8)计算：

$$M = 1.028 - 1.064 = -0.036$$

$$R = \lg^{-1}(-0.036) = 0.9204$$

$$P_T = 10 \times 0.9204 = 9.2\text{U/g}$$

按式(10-9)~(10-14)计算 s^2、S_M、R 或 P_T的 FL 和 $FL\%$：

$$s^2 = \frac{\left(1.061^2 + 1.004^2 + \cdots + 0.978^2 - \frac{6.166^2}{6} + 1.045^2 + 1.090^2 + \cdots + 1.134^2 - \frac{6.384^2}{6}\right)}{6+6-2}$$

$= 0.002\ 373$

$$f = 6+6-2 = 10 \quad 查\ t\ 值表, t = 2.23$$

$$S_M = \sqrt{0.002\ 373^2 \cdot \frac{6+6}{6 \times 6}} = 0.028\ 12$$

$$P_T的\ FL = 10 \cdot \text{antilg}(-0.036 \pm 2.23 \times 0.028\ 12) = 7.97 - 10.6\text{U/g}$$

$$R\ 或\ P_T的\ FL\% = \frac{10.6 - 7.97}{2 \times 9.20} \times 100\% = 14.3\%$$

二、直接测定法与计算机运算

生物检定统计数据计算烦琐，随着计算机技术的发展，利用统计软件包对数据进行统计分析愈来愈为更多的人所使用。常用的统计软件包有 SPSS 和 MICROSOFT OFFICE 中的 EXCEL 组件。下面以 Excel 2003 下洋地黄效价测定结果为例运行，运算步骤如下：

已知：标示量 A_T = 10U/g，标准品组的动物数 n_S = 6，供试品组的动物数 n_T = 6。测定结果见表 10-2。

1. 建立统计表格　单击"Microsoft Excel"图标，进入 Excel 窗口。单击单元格 A1，输入"直接测定法"，按 ENTER 键。然后依次在各单元格输入表 10-2 中所示数据，把鼠标移动到所在单元格的列标右边框处，当鼠标变为左右双箭头时，按下鼠标左键，左、右拖动使单元格调接剑合适宽度后，放开鼠标左键即可。调整单元格宽度亦可用菜单方式调整，点击格式—列—列宽，然后输入合适数值即可。如果不想整列调整，可以用合并命令把相邻两个单元格合并，这样也可调节单元格宽度，如表10-3所示。

表10-3　建立直接测定法的统计表格

	A	B	C	D	E	F	G
1	直接测定法						
2							
3	A_T =	10					
4	n_S =	6	n_T	6			
5	测定结果						
6	d_S	x_S	d_T	x_T			
7	1.15		1.11				
8	1.01		1.23				
9	1.1		1.06				
10	1.14		1.31				
11	1.06		0.94				
12	0.95		1.36				
13							
14							
15							
16							
17	$\sum x_S$		$\sum x_T$				
18	均值		均值				
19							
20	M	R	P_T	方差 s^2	f	$t_{(0.05)}$	S_M
21							
22							
23	P_T的 FL						
24	P_T的 $FL\%$						

2. 输入已知项目数据　在表10-3单元格B3、B4、D4、A7至A12、C7至C12内输入相应已知数值。

3. 计算

(1)测定结果表的计算

1) x_S、x_T的计算：将光标键移动到单元格B7，输入 x_S 的计算公式“ = LOG（A7 * 10）”，其中的函数部分通过下述菜单操作完成：“插入”→“fx 函数”→“函数分类”→“函数名”，下同，按 Enter 键后，将鼠标移到单元格B7的右下角处，当鼠标变成个黑

“+”时，按下鼠标左键不放，向下拖动到单元格 B16，放开鼠标左键后即可将 B7 中的公式复制到单元格 B8～B12 中。然后将光标键分别移动到以上各单元格，观察该单元格的结果及列标上方编辑栏中显示出的公式情况。

将光标键移动到单元格 D7，输入 x_T的计算公式“=LOG(C7*10)”，按 Enter 键后，用同前的方法将 D7 中的公式复制到单元格 D8～D12 中，并将光标键分别移动到以上各单元格，观察该单元格的结果及列标上方编辑栏中显示出的公式情况。

2）$\sum x_S$、$\sum x_T$及 x_S、x_T的均值计算：将光标键分别移动到单元格 B17、D17、B18 和 D18，依次输入：$\sum x_S$ 的计算公式“=SUM(B7:B16)”，$\sum x_T$ 的计算公式“=SUM(D7:D16)”，x_S 的均值计算公式“=AVERAGE(B7:B16)”，x_T 的均值计算公式“=AVERAGE(B7:B16)”。

(2)M、R、P_T、s^2 f、$t_{(0.05)}$、S_M的计算：将光标键分别移到单元格 A21、B21、C21、D21、E21、F21 和 G21，依次输入：M 的计算公式“=B18－D18”，R 的计算公式“=10^A21”，P_T的计算公式“=B3*B21”，s^2的计算公式“=SUNSQ((B7:B16)－B7^2/B4+SUNSQ(D7:D16)－D17^2/D4)/(B4+D4－2)”，f 的计算公式“=B4+D4－2”，t 分布的逆函数公式“=TINV(0.05,E21)”，S_M 的计算公式“=SQRT(D21*(B4+D4)/(B4*D4))”。F21 单元格的“=TINV(0.05,E21)”函数中的 0.05 为 95% 的概率水平，E21 中单元格 E21 中显示的自由度值。如果将 0.05 改为 0.01，则为 99% 的概率水平。

(3)可信限及可信限率的计算：将光标分别移到单元格 B23、B24，依次输入 P_T的 FL 计算公式“=B3*10^(A21－F21*G21&"~“&=B3*10^(A21+F21*G21)”，P_T的 $FL\%$ 计算公式“=B3*10^(A21+F21*G21)－B3*10^(A21－F21*G21)/(2*C21)*100&“100%”。

4. 修饰　通过加边框、单元格的内容居中等方法，可使编制的统计模块更加美观和完善。直接测定法的统计结果见表 10-4。

表 10-4　直接测定法的计算结果

	A	B	C	D	E	F	G
1		直接测定法					
2							
3	A_T =	10					
4	n_S =	6	n_T	6			
5		测定结果					
6	d_S	x_S	d_T	x_T			
7	1.15	1.0607	1.11	1.0453			
8	1.01	1.0043	1.23	1.0899			
9	1.1	1.0414	1.06	1.0253			
10	1.14	1.0569	1.31	1.1173			
11	1.06	1.0253	0.94	0.9731			
12	0.95	0.9777	1.36	1.1335			

续表

	A	B	C	D	E	F	G
13							
14							
15							
16							
17	$\sum x_S$	4.1013	$\sum x_T$	4.2492			
18	均值	1.0253	均值	1.0623			
19							
20	M	R	P_T	方差 s^2	f	$t_{(0.05)}$	S_M
21	-0.037	0.920	9.19699	0.002363	10	2.228139	0.028639
22							
23	P_T的 FL	7.96370815156~10.62126065082					
24	P_T的 $FL\%$	14.45%					

5. 设置纸张及打印　单击“文件”菜单中的“页面设置”命令，然后单击其中的“页面”选项卡。在“纸张大小”下拉编辑框中单击所需纸张大小选项。单击“文件”菜单中“打印”命令，然后单击其中的“确定”按钮。

6. 文件的保存与退出　单击“文件”菜单中的“保存”命令。在“保存位置”框中选择希望保存工作簿的驱动器和文件夹。在“文件名”框中键入“直接测定法的计算机运算”，然后单击“保存”按钮。单击“文件”菜单中的“退出”命令。

点滴积累

1. 直接测定法是指直接测得药物对各个动物最小效量或最小致死量的检定方法。
2. 直接测定法的计算方法和公式比较复杂，可借助于计算机进行运算。

第三节　量反应平行线测定法

药物对生物体所引起的反应随着药物剂量的增加产生的量变可以测量者，称为量反应。量反应检定用平行线测定法，要求在一定剂量范围内，S 和 T 的对数剂量 x 和反应或反应的特定函数 y 呈直线关系，当 S 和 T 的活性组分基本相同时，两直线平行。

2010 年版《中国药典》量反应检定主要用(2.2)法、(3.3)法或(2.2.2)法、(3.3.3)法，即 S、T(或 U)各用 2 个剂量组或 3 个剂量组，统称(k.k)法或(k.k.k)法，如果 S 和 T 的剂量组数不相等，则称(k.k′)法；前面的 k 代表 S 的剂量组数，后面的 k 或 k′代表 T 的剂量组数。一般都按(k.k)法实验设计。

2010年版《中国药典》平行线测定法的计算都用简算法，因此各种(k. k)法要求如下：①S和T相邻高、低剂量组数的比值(r)要相等，一般r用1∶0.5～1∶0.8，$\lg r = I$；②各剂量组的反应个数(m)应相等。

一、平行线设计的实验类型

根据不同的检定方法可加以限制的因级数采用不同的实验设计类型。2010年版《中国药典》主要用以下3种实验设计类型。

1. 随机设计 剂量组内不加因级限制，有关因子的各级随机分配到各剂量组。本设计类型的实验结果只能分离不同剂量(剂间)所致变异，如绒促性素的生物检定。

2. 随机区组设计 将实验动物或实验对象分成区组，一个区组可以是一窝动物、一只双碟或一次实验，在剂量组内的各行间加以区组间(如窝间、碟间、实验次序间)的因级限制。随机区组设计要求每一区组的容量(如每一窝动物的受试动物只数、每一只双碟能容纳的小杯数等)必须和剂量组数相同，这样可以使每一窝动物或每一只双碟都能接受到各个不同的剂量。因此随机区组设计除了从总变异中分离剂间变异之外，还可以分离区组间变异，减小实验误差。例如抗生素杯碟法效价测定。

3. 交叉设计 同一动物可以分两次进行实验者适合用交叉设计。交叉设计是将动物分组，每组可以是一只动物，也可以是几只动物，但各组的动物只数应相等。标准品(S)和供试品(T)对比时，一组动物在第一次试验时接受(S)的一个剂量，第二次试验时则接受(T)的一个剂量，如此调换交叉进行，可以在同一动物身上进行不同试品、不同剂量的比较，以去除动物间差异对实验误差的影响，提高实验精确度，节约实验动物。

(2.2)法S和T各两组剂量，用双交叉设计，将动物分成4组；对各组中的每一只动物都标上识别号。每一只动物都按给药次序按表10-5进行两次实验。

表10-5 双交叉设计两次实验的给药次序表

	第一组	第二组	第三组	第四组
第一次实验	d_{S_1}	d_{S_2}	d_{T_1}	d_{T_2}
第二次实验	d_{T_2}	d_{T_1}	d_{S_2}	d_{S_1}

二、平行线测定法的方差分析和可靠性测验

1. 随机设计和随机区组设计的方差分析与可靠性测验

(1)剂量分组方阵表：将反应值或其规定的函数(y)按S和T的剂量分组列成方阵表，见表10-6。

表10-6 剂量分组方阵表

项目		S和T的剂量组					总和$\sum y_m$
		(1)	(2)	(3)	…	(k)	
行间（组内）	1	$y_{1(1)}$	$y_{1(2)}$	$y_{1(3)}$	…	$y_{1(k)}$	$\sum y_1$
	2	$y_{2(1)}$	$y_{2(2)}$	$y_{2(3)}$	…	$y_{2(k)}$	$\sum y_2$

续表

项目		S 和 T 的剂量组					总和$\sum y_m$
		(1)	(2)	(3)	…	(k)	
	3	$y_{3(1)}$	$y_{3(2)}$	$y_{3(3)}$	…	$y_{3(k)}$	$\sum y_3$
	…	…	…	…	…	…	…
	m	$y_{m(1)}$	$y_{m(2)}$	$y_{m(3)}$	…	$y_{m(k)}$	$\sum y_m$
总和$\sum y_{(k)}$		$\sum y_{(1)}$	$\sum y_{(2)}$	$\sum y_{(3)}$	…	$\sum y_{(k)}$	$\sum y$

方阵中，k 为 S 和 T 的剂量组数和；m 为各剂量组内 y 的个数，如为随机区组设计，m 为行间或组内所加的因级限制；n 为反应的总个数，$n = mk$。

(2)特异反应剔除和缺项补足

1)特异反应剔除：在同一剂量组内的各个反应中，如出现个别特大或特小的反应，应按下法判断其是否可以剔除。

设 y_a表示特异反应值（或其规定的函数），y_m为与 y_a相对的另一极端的反应值，y_2、y_3为与 y_a最接近的两个反应值，y_{m-1}、y_{m-2}为与 y_m最接近的两个反应值，m 是该剂量组内的反应个数，将各数值按大小次序排列如下：

y_a、y_2、y_3、…、y_{m-2}、y_{m-1}、y_m，如 y_a为特大值，则依次递减，y_m最小；如 y_a为特小值，则依次递升，y_m最大。按式(10-15)～(10-17)计算 J 值。

$$\text{当 } m = 3 \sim 7 \text{ 时}, J_1 = \frac{(y_2 - y_a)}{(y_m - y_a)} \qquad \text{式(10-15)}$$

$$\text{当 } m = 8 \sim 13 \text{ 时}, J_2 = \frac{(y_3 - y_a)}{(y_{m-1} - y_a)} \qquad \text{式(10-16)}$$

$$\text{当 } m = 14 \sim 20 \text{ 时}, J_3 = \frac{(y_3 - y_a)}{(y_{m-2} - y_a)} \qquad \text{式(10-17)}$$

如 J 的计算值大于 J 值表（表 10-7）中规定的相应数值时，y_a即可剔除。

表 10-7　剔除特异反应的 J 值表

m	3	4	5	6	7	8	9	10	11
J 值	0.98	0.85	0.73	0.64	0.59	0.78	0.73	0.68	0.64
m	12	13	14	15	16	17	18	19	20
J 值	0.61	0.58	0.60	0.58	0.56	0.54	0.53	0.51	0.50

2)缺项补足：因反应值被剔除或因故反应值缺失造成缺项，致 m 不等时，根据实验设计类型做缺项补足，使各剂量组的反应个数 m 相等。

3)随机设计：对缺失数据的剂量组，以该组的反应均值补入，缺 1 个反应补 1 个均值，缺 2 个反应补 2 个均值。

4)随机区组设计：按式(10-18)计算，补足缺项。

$$\text{缺项 } y = \frac{kC + mR - G}{(k-1)(m-1)} \qquad \text{式(10-18)}$$

式中，C 为缺项所在剂量组内的反应值总和；R 为缺项所在行的反应值总和；G 为全部反应值总和。

如果缺1项以上，可以分别以 y_1、y_2、y_3…等代表各缺项，然后在计算其中之一时，把其他缺项 y 直接用符号 y_1、y_2…当做未缺项代入式(10-18)，这样可得与缺项数相同的方程组，解方程组即得。

随机区组设计当剂量组内安排的区组数较多时，也可将缺项所在的整个区组除去。随机设计的实验结果中，如在个别剂量组多出1~2个反应值，可按严格的随机原则去除，使各剂量组的反应个数 m 相等。

不论哪种实验设计，每补足1个缺项，就需把 s^2 的自由度减去1，缺项不得超过反应总个数的5%。

(3)方差分析：方阵表(表10-6)的实验结果按式(10-19)~(10-26)计算各项变异的差方和、自由度(f)及误差项的方差(s^2)。

1)随机设计：按式(10-19)、(10-20)计算差方和(总)、差方和(剂间)，按式(10-25)式计算差方和(误差)，按式(10-23)或(10-26)计算 s^2。

2)随机区组设计：按式(10-19)~(10-22)计算差方和(总)、差方和(剂间)、差方和(区组间)、差方和(误差)。按式(10-23)或(10-24)计算 s^2。

$$\text{差方和(总)} = \sum y^2 - \frac{(\sum y)^2}{mk} \qquad \text{式(10-19)}$$

$$f(\text{总}) = mk - 1$$

$$\text{差方和(剂间)} = \frac{\sum[\sum y(k)]^2}{m} - \frac{(\sum y)^2}{mk} \qquad \text{式(10-20)}$$

$$f(\text{剂间}) = k - 1$$

$$\text{差方和(区组间)} = \frac{\sum[\sum ym]^2}{k} - \frac{(\sum y)^2}{mk} \qquad \text{式(10-21)}$$

$$f(\text{区组间}) = m - 1$$

$$\text{差方和(误差)} = \text{差方和(总)} - \text{差方和(剂间)} - \text{差方和(区组间)}$$

$$f(\text{误差}) = f(\text{总}) - f(\text{剂间}) - f(\text{区组间}) = (k-1)(m-1) \qquad \text{式(10-22)}$$

$$\text{各变异项方差} = \frac{\text{各变异项差方和}}{\text{各变异项自由度}} \qquad \text{式(10-23)}$$

$$\text{误差项方差}(s^2) = \frac{\text{差方和(误差)}}{f(\text{误差})}\text{或} \qquad \text{式(10-24)}$$

$$s^2 = \frac{km\sum y^2 - k\sum[\sum y(k)]^2 - m\sum[\sum y(m)]^2 - (\sum y)^2}{km(k-1)(m-1)}$$

$$f = (k-1)(m-1)$$

$$f(\text{误差}) = f(\text{总}) - f(\text{剂间}) = k(m-1) \qquad \text{式(10-25)}$$

$$s^2 = \frac{m\sum y^2 - \sum[\sum y(k)]^2}{km(m-1)} \qquad \text{式(10-26)}$$

$$f = k(m-1)$$

(4)可靠性测验:通过对剂间变异的分析,以测验 S 和 T 的对数剂量与反应的关系是否显著偏离平行直线。(2.2)法和(2.2.2)法的剂间变异分析为试品间、回归、偏离平行 3 项,其他(k.k)法还需再分析二次曲线、反向二次曲线等。

1)可靠性测验的剂间变异分析:(k.k)法、(k.k′)法按表 10-8 计算各变异项的 $m\cdot\sum C_i^2$ 及 $\sum[C_i\sum y(k)]$,按式(10-27)计算各项变异的差方和。

$$各变异相差方和=\frac{[\sum(C_i\sum y_{(k)})]^2}{m\sum C_i^2} \qquad 式(10\text{-}27)$$

$$f=1$$

(k.k.k)法按式(10-28)、(10-29)式计算试品间差方和。

(2.2)法:

$$差方和_{(试品间)}=\frac{(S_1+S_2)^2+(T_1+T_2)^2+(U_1+U_2)^2}{3m}-\frac{(\sum y)^2}{mk} \qquad 式(10\text{-}28)$$

$$f_{(试品间)}=2$$

(3.3)法:

$$差方和_{(试品间)}=\frac{(S_1+S_2+S_3)^2+(T_1+T_2+T_3)^2+(U_1+U_2+U_3)^2}{3m}-\frac{(\sum y)^2}{mk}$$

式(10-29)

$$f_{(试品间)}=2$$

按表 10-9 计算回归、二次曲线、反向二次曲线各项变异的 $m\cdot\sum C_i^2$ 及 $\sum[C_i\sum y(k)]$,按式(10-27)计算差方和(回归)、差方和(二次曲线),按式(10-30)计算差方和(偏离平行)及差方和(反向二次曲线)。

$$差方和(偏离平行)、差方和(反向二次曲线)=\frac{2\sum[\sum(C_i\cdot\sum y(k))]^2}{\sum m\cdot\sum C_i^2} \qquad 式(10\text{-}30)$$

$$f=2$$

按式(10-28)计算各项变异的方差。

用(2.3)法及(3.4)法时,分别将(3.2)法及(4.3)法中 S 和 T 的正交多项系数互换即得。

表 10-9 中 S_1、S_2、…、T_1、T_2、…在量反应分别为标准品和供试品每一剂量组内的反应值或它们规定函数的总和[相当于表 10-9 的 $\sum y(k)$ 各项];所有足序 1、2、3… 都是顺次由小剂量到大剂量;C_i是与之相应的正交多项系数;$m\cdot\sum C_i^2$是该项变异各正交多项系数的平方之和与 m 的乘积;$\sum[C_i\sum y(k)]$为 S_1、S_2、…、T_1、T_2…分别与该项正交多项系数乘积之和。

将方差分析结果列表进行可靠性测验,例如随机区组设计(3.3)法可靠性测验结果列表(表 10-10)。

表 10-10 中概率 P 是以该变异项的自由度为分子,误差项(s^2)的自由度为分母,查 F 值表(表 10-11),将查表所得 F 值与表 10-10 中 F 项下的计算值比较而得。当 F 计算值大于 $P=0.05$ 或 $P=0.01$ 的查表值时,则 $P<0.05$ 或 $P<0.01$,即为在此概率水平下该项变异有显著意义。

随机设计没有区组间变异项。

表 10-8　(k. k)法、(k. k′)法可靠性测验正交多项系数表

方法	变异来源	$\sum y(k)$的正交多项系数								$m \cdot \sum C_i^2$	$\sum[C_i \sum y(k)]$
		S_1	S_2	S_3	S_4	T_1	T_2	T_3	T_4		
2.2	试品间	-1	-1			1	1			4*m*	$T_2+T_1-S_2-S_1$
	回归	-1	1			-1	1			4*m*	$T_2-T_1+S_2-S_1$
	偏离平行	1	-1			-1	1			4*m*	$T_2-T_1-S_2+S_1$
3.3	试品间	-1	-1	-1		1	1	1		6*m*	$T_3+T_2+T_1-S_3-S_2-S_1$
	回归	-1	0	1		-1	0	1		4*m*	$T_3-T_1+S_3-S_1$
	偏离平行	1	0	-1		-1	0	1		4*m*	$T_3-T_1-S_3+S_1$
	二次曲线	1	-2	-1		1	-2	1		12*m*	$T_3-2T_2+T_1+S_3-2S_2+S_1$
	反向二次曲线	-1	2	-1		1	-2	1		12*m*	$T_3-2T_2+T_1+S_3-2S_2-S_1$
4.4	试品间	-1	-1	-1	-1	1	1	1	1	8*m*	$T_4+T_3+T_2+T_1-S_4-S_3-S_2-S_1$
	回归	-3	-1	1	3	-3	-1	1	3	40*m*	$3T_4+T_3-T_2-3T_1+3S_4+S_3+S_2-3S_1$
	偏离平行	3	1	-1	-3	-3	-1	1	3	40*m*	$3T_4+T_3-T_2-3T_1-3S_4-S_3-S_2-3S_1$
	二次曲线	1	-1	-1	1	1	-1	-1	1	8*m*	$T_4-T_3-T_2+T_1+S_4-S_3-S_2+S_1$
	反向二次曲线	-1	1	1	1	1	-1	-1	1	8*m*	$T_4-T_3-T_2+T_1-S_4+S_3+S_2-S_1$
3.2	试品间	-2	-2	-2		3	3			30*m*	$3(T_2+T_1)-2(S_3+S_2+S_1)$
	回归	-2	0	-2		-1	1			10*m*	$T_2-T_1+2(S_3-S_1)$
	偏离平行	1	0	-1		-2	2			10*m*	$2(T_2-T_1)-S_3+S_1$
	二次曲线	1	2	1		0	0			6*m*	$S_3-2S_2+S_1$
4.3	试品间	-3	-3	-3	-3	4	4	4		84*m*	$4(T_3+T_2+T_1)-3(S_4+S_3+S_2+S_1)$
	回归	-3	-1	1	3	-2	0	2		28*m*	$2(T_3-T_1)+3(S_4-S_1)-S_2+S_3$
	偏离平行	3	1	-1	-3	-5	0	5		70*m*	$5(T_3-T_1)-3(S_4-S_1)-S_3+S_2$
	二次曲线	3	-3	-3	3	2	-4	2		60*m*	$2(T_3+T_1)-4T_2+3(S_4-S_3-S_2+S_1)$
	反向二次曲线	-1	1	1	-1	1	-2	1		10*m*	$T_3-2T_2+T_1-S_4+S_3+S_2-S_1$

表 10-9 (k. k. k)法可靠性测验正交多项系数表

方法	变异来源	$\Sigma y(k)$的正交多项系数(C_i)									$m \cdot \Sigma C_i^2$	$\Sigma[C_i \Sigma y(k)]$
		S_1	S_2	S_3	T_1	T_2	T_3	U_1	U_2	U_3		
2.2.2	回归	-1	1		-1	1		-1	1		6m	$S_2-S_1+T_2-T_1+U_2-U_1$
	偏离平行	1	-1		-1	1		-1	1		4m	$T_2-T_1-S_2+S_1$
		1	-1								4m	$U_2-U_1-S_2+S_1$
					-1	1		-1	1		4m	$U_2-U_1-T_2+T_1$
3.3.3	回归	-1	0	1	-1	0	1	-1	0	1	6m	$U_3-U_1+T_3-T_1+S_3-S_1$
	偏离平行	1	0	-1	-1	0	1				4m	$T_3-T_1-S_3+S_1$
		1	0	-1				-1	0	1	4m	$U_3-U_1-S_3+S_1$
					1	0	-1	-1	0	1	4m	$U_3-U_1-T_3+T_1$
	二次曲线	1	-2	1	1	-2	1	1	-2	1	18m	$U_3-2U_2+U_1+T_3-2T_2+T_1+S_3-2S_2+S_1$
	反向二次曲线	-1	2	-1	1	-2	1				12m	$T_3-2T_2+T_1-S_3+2S_2-S_1$
		-1	2	-1				1	-2	1	12m	$U_3-2U_2+U_1-S_3+2S_2-S_1$
					-1	2	-1	1	-2	1	12m	$U_3-2U_2+U_1-T_3+2T_2-T_1$

表 10-10　随机区组设计(3.3)法可靠性测验结果

变异来源	f	差方和	方差	F	P
试品间	1	公式(10-22)	差方和/f	方差/s^2	
回归	1	公式(10-22)	差方和/f	方差/s^2	
偏离平行	1	公式(10-22)	差方和/f	方差/s^2	
二次曲线	1	公式(10-22)	差方和/f	方差/s^2	
反向二次曲线	1	公式(10-22)	差方和/f	方差/s^2	
剂间	$k-1$	公式(10-15)	差方和/f	方差/s^2	
区组间	$m-1$	公式(10-16)	差方和/f	方差/s^2	
误差	$(k-1)(m-1)$	公式(10-17)	差方和/f^2		
总	$mk-1$	公式(10-14)			

表 10-11　F值表

项目		f_1(分子的自由度)								
		1	2	3	4	6	12	20	40	∞
f_2(分母的自由度)	1	161	200	216	225	234	244	248	251	254
		4052	4999	5403	5625	5859	6106	6208	6286	6366
	2	18.51	19.00	19.16	19.25	19.33	19.41	19.44	19.47	19.50
		98.49	99.00	99.17	90.25	99.33	99.42	99.45	99.48	99.50
	3	10.13	9.55	9.28	9.12	8.94	8.74	8.66	8.60	8.53
		34.12	30.82	29.46	28.71	27.91	27.05	26.69	26.41	26.12
	4	7.71	6.94	6.59	6.39	6.16	5.91	5.80	5.71	5.63
		21.20	18.00	16.69	15.98	15.21	14.37	14.02	13.74	13.46
	5	6.61	5.79	5.41	5.19	4.95	4.68	4.56	4.46	4.36
		16.26	13.27	12.06	11.39	10.67	9.89	9.55	9.29	9.02
	6	5.99	5.14	4.76	4.53	4.28	4.00	3.87	3.77	3.67
		13.74	10.92	9.78	9.15	8.47	7.72	7.39	7.14	6.88
	7	5.59	4.74	4.35	4.12	3.87	3.57	3.44	3.34	3.23
		12.25	9.55	8.45	7.85	7.19	6.47	6.15	5.90	5.65
	8	5.32	4.46	4.07	3.84	3.58	3.28	3.15	3.05	2.93
		11.26	8.65	7.59	7.01	6.37	5.67	5.36	5.11	4.86
	9	5.12	4.26	3.86	3.63	3.37	3.07	2.93	2.82	2.71
		10.56	8.02	6.99	6.42	5.80	5.11	4.80	4.56	4.31
	10	4.96	4.10	3.71	3.48	3.22	2.91	2.77	2.67	2.54
		10.04	7.56	6.55	5.99	5.39	4.71	4.41	4.17	3.91
	15	4.54	3.68	3.29	3.06	2.79	2.48	2.33	2.21	2.07
		8.68	6.36	5.42	4.89	4.32	3.67	3.36	3.12	2.87
	20	4.35	3.49	3.10	2.87	2.60	2.28	2.12	1.99	1.84
		8.10	5.85	4.94	4.43	3.87	3.23	2.94	2.69	2.42

续表

项目	f_1（分子的自由度）								
	1	2	3	4	6	12	20	40	∞
30	4.17	3.32	2.92	2.69	2.42	2.09	1.93	1.79	1.62
	7.56	5.39	4.51	4.02	3.47	2.84	2.55	2.29	2.01
40	4.08	3.23	2.84	2.61	2.34	2.00	1.84	1.69	1.51
	7.31	5.18	4.31	3.83	3.29	2.66	2.37	2.11	1.81
60	4.00	3.15	2.76	2.52	2.25	1.92	1.75	1.59	1.39
	7.08	4.98	4.13	3.65	3.12	2.50	2.20	1.93	1.60
∞	3.84	2.99	2.60	2.37	2.09	1.75	1.57	1.40	1.00
	6.64	4.60	3.78	3.32	2.80	2.18	1.87	1.59	1.00

注：上行 $P=0.05$；下行 $P=0.01$

2）可靠性测验结果判断：可靠性测验结果回归项应非常显著（$P<0.01$）（2.2）法、（2.2.2）法偏离平行应不显著（$P>0.05$）。其他（k.k）法、（k.k.k）法偏离平行、二次曲线、反向二次曲线各项均应不显著（$P>0.05$）。

试品间一项不作为可靠性测验的判断标准，试品间变异非常显著者，重复试验时，应参考所得结果重新估计 T 的效价或重新调整剂量试验。

2. 双交叉设计的方差分析和可靠性测验

（1）双交叉设计实验结果的方阵表：将动物按体重随机分成 4 组，各组的动物数（m）相等，4 组的动物总数为 $4m$。对 4 组中的每一只动物都加以识别标记，按双交叉设计给药次序表进行实验，各组的每一只动物都给药两次，共得 $2\times4m$ 个反应值。将 S、T 各两个剂量组两次实验所得反应值排列成表（表 10-12）。

（2）缺项补足：表 10-12 中如有个别组的 1 个反应值因故缺失，均作该只动物缺失处理，在组内形成两个缺项。此时，可分别用两次实验中该组动物其余各反应值的均值补入；也可在其余 3 组内用严格随机的方法各去除 1 只动物，使各组的动物数相等。每补足 1 个缺项，误差$_{(\mathrm{I})}$和误差$_{(\mathrm{II})}$的方差 s^2_{I} 和 s^2_{II} 的自由度都要减去 1。缺项不得超过反应总个数的 5%。同一组内缺失的动物不得超过 1 只。

（3）方差分析：双交叉设计的总变异中，包含有动物间变异和动物内变异。对表 10-8 的 $2\times4m$ 个反应值进行方差分析时，总变异的差方和$_{(总)}$按式（10-31）计算。

$$差方和(总)=\sum y^2-\frac{(\sum y)^2}{2\times4m} \qquad 式(10\text{-}31)$$

$$f(总)=2\times4m-1$$

动物间变异是每一只动物两次实验所得反应值的和（表 10-8 每组动物的第 3 列）之间的变异，其差方和按式（10-32）计算。

$$差方和(动物间)=\frac{\sum[y(1)+y(2)]^2}{2}-\frac{(\sum y)^2}{2\times4m} \qquad 式(10\text{-}32)$$

$$f(动物间)=4m-1$$

总变异中分除动物间变异，余下为动物内变异。

（4）动物间变异和动物内变异的分析：将表 10-12 中 S 和 T 各剂量组第（1）次实验所得反应值之和 $S_{1(1)}$、$S_{2(1)}$、$T_{1(1)}$、$T_{2(1)}$ 及第（2）次实验反应值之和 $S_{1(2)}$、$S_{2(2)}$、$T_{1(2)}$、$T_{2(2)}$ 按表 10-13 双交叉设计正交系数表计算各项变异的 $m\cdot\sum C_i^2$ 及 $\sum(C_i\cdot y)$，按式

表 10-12　双交叉试验结果

项目	第一组			第二组			第三组			第四组			项目
	第(1)次	第(2)次	两次反应和	第(1)次	第(2)次	两次反应和	第(1)次	第(2)次	两次反应和	第(1)次	第(2)次	两次反应和	
	d_{S_1}	d_{T_2}		d_{S_2}	d_{T_1}		d_{T_1}	d_{S_2}		d_{T_2}	d_{S_1}		
y	$y_{S_1(1)}$ …	$y_{T_2(2)}$ …	$y_{(1)}+y_{(2)}$ …	$y_{S_2(1)}$ …	$y_{T_1(2)}$ …	$y_{(1)}+y_{(2)}$ …	$y_{T_1(1)}$ …	$y_{S_2(2)}$ …	$y_{(1)}+y_{(2)}$ …	$y_{T_2(1)}$ …	$y_{S_1(2)}$ …	$y_{(1)}+y_{(2)}$ …	总和
Σ	$S_{1(1)}$										$S_{1(2)}$		S_1
				$S_{2(1)}$				$S_{2(2)}$					S_2
					$T_{1(2)}$		$T_{1(1)}$						T_1
		$T_{2(2)}$								$T_{2(1)}$			T_2

表 10-13 双交叉设计正交系数表

变异来源	第(1)次实验				第(2)次实验				$m \cdot \sum C_i^2$	$\sum(C_i \sum y)$
	$S_{1(1)}$	$S_{2(1)}$	$T_{1(1)}$	$T_{2(1)}$	$S_{1(2)}$	$S_{2(2)}$	$T_{1(2)}$	$T_{2(2)}$		
	正交多项系数 C_i									
试品间*	−1	−1	1	1	−1	−1	1	1	$8m$	$T_{2(1)}+T_{1(1)}-S_{2(1)}-S_{1(1)}+T_{2(2)}+T_{1(2)}-S_{2(2)}-S_{1(2)}$
回归*	−1	1	−1	1	−1	1	−1	1	$8m$	$T_{2(1)}-T_{1(1)}+S_{2(1)}-S_{1(1)}+T_{2(2)}-T_{1(2)}+S_{2(2)}-S_{1(2)}$
偏离平行	1	−1	−1	1	1	−1	−1	1	$8m$	$T_{2(1)}-T_{1(1)}-S_{2(1)}+S_{1(1)}+T_{2(2)}-T_{1(2)}-S_{2(2)}+S_{1(2)}$
次间*	−1	−1	−1	−1	1	1	1	1	$8m$	$T_{2(2)}+T_{1(2)}+S_{2(2)}+S_{1(2)}-T_{2(1)}-T_{1(1)}-S_{2(1)}-S_{1(1)}$
次间×试品间	1	1	−1	−1	−1	−1	1	1	$8m$	$T_{2(2)}+T_{1(2)}-S_{2(2)}-S_{1(2)}-T_{2(1)}-T_{1(1)}+S_{2(1)}+S_{1(1)}$
次间×回归	1	−1	1	−1	−1	1	−1	1	$8m$	$T_{2(2)}-T_{1(2)}+S_{2(2)}-S_{1(2)}-T_{2(1)}+T_{1(1)}-S_{2(1)}+S_{1(1)}$
次间×偏离平行*	−1	1	1	−1	1	−1	−1	1	$8m$	$T_{2(2)}-T_{1(2)}-S_{2(2)}+S_{1(2)}-T_{2(1)}+T_{1(1)}+S_{2(1)}-S_{1(1)}$

注:有*号标记的4项为动物内变异,其余3项为动物间变异

(10-27)计算各项变异的差方和。

总变异的差方和减去动物间变异的差方和，再减去动物内各项变异的差方和，余项为误差$_{(\mathrm{I})}$的差方和，按式(10-33)计算。

$$f_{(误差\mathrm{I})}=f_{(总)}-f_{(动物间)}-f_{(试品间)}-f_{(回归)}-f_{(次间)}-f_{(次间\times偏离平行)}=4(m-1) \quad 式(10\text{-}33)$$

误差$_{(\mathrm{I})}$的方差s^2用以计算实验误差S_M、FL，及进行动物内各项变异(*标记者)的F测验。

误差$_{(\mathrm{II})}$的差方和为动物间变异的差方和减去表10-13中其余3项变异(无*标记者)的差方和，按式(10-34)计算。

$$f_{(误差\mathrm{II})}=f_{(动物间)}-f_{(偏离平行)}-f_{(次间\times试品间)}-f_{(次间\times回归)}=4(m-1) \quad 式(10\text{-}34)$$

误差$_{(\mathrm{II})}$的方差s_{II}^2用以进行上述3项变异的F测验。

(5)可靠性测验：将方差分析及F测验的结果列表(表10-14)。

表10-14 双交叉设计可靠性测验结果

变异来源	f	差方和	方差	F	P
偏离平行	1	公式(10-22)	差方和/f	方差/s_{II}^2	
次间×试品间	1	公式(10-22)	差方和/f	方差/s_{II}^2	
次间×回归	1	公式(10-22)	差方和/f	方差/s_{II}^2	
误差$_{(\mathrm{II})}$	$4(m-1)$	公式(10-29)	差方和/f(s_{II}^2)		
动物间	$4(m-1)$	公式(10-27)	差方和/f	方差/s_{I}^2	
试品间	1	公式(10-22)	差方和/f	方差/s_{I}^2	
回归	1	公式(10-22)	差方和/f	方差/s_{I}^2	
次间	1	公式(10-22)	差方和/f	方差/s_{I}^2	
次间×偏离平行	1	公式(10-22)	差方和/f	方差/s_{I}^2	
误差$_{(\mathrm{I})}$	$4(m-1)$	公式(10-28)	差方和/f(s_{I}^2)		
总	$2\times4m-1$	公式(10-26)			

表10-14中的概率P的计算同表10-10，但表的上半部分是以s_{II}^2的自由度为分母，表的下半部分以s^2的自由度为分母，查F值表(表10-11)，将查表所得的F值与表10-14中F项下的计算值比较而得。

(6)可靠性测验结果判断：回归、偏离平行、试品间3项的判断标准同(2.2)法。次间×试品间、次间×回归、次间×偏离平行3项中，如有F测验非常显著者，说明该项变异在第一次和第二次实验的结果有非常显著的差别，对出现这种情况的检定结果，下结论时应慎重，最好复试。

三、效价(P_T)及可信限(FL)的计算

1. 各种(k.k)法效价及可信限的计算　各种(k.k)法都按表10-15计算V、W、D、

A、B、g 等数值，代入式(10-35)～(10-38)及(10-8)、(10-13)计算 R、P_T、S_M 以及 R、P_T 的 FL 和 $FL\%$ 等。

$$R = D\lg^{-1}\left(\frac{IV}{W}\right) \quad \text{式(10-35)}$$

$$S_M = \frac{I}{W^2(1-g)}\sqrt{ms^2[(1-g)AW^2 + BV^2]} \quad \text{式(10-36)}$$

$$R\text{的 }FL = \lg^{-1}\frac{\lg R}{(1-g)} \pm tS_M \quad \text{式(10-37)}$$

$$P_T\text{的 }FL = A_T\lg^{-1}\frac{\lg R}{(1-g)} \pm tS_M \quad \text{式(10-38)}$$

2. (2.2)法双交叉设计计算方法同上述(2.2)法　双交叉设计各剂量组都进行两次试验，S 和 T 每一剂量组的反应值个数为组内动物数的两倍($2m$)。

(1)双交叉设计用 S 和 T 各组剂量两次试验所得各反应值之和(表 10-12)中的 S_1、S_2、T_1、T_2 按表 10-15(2.2)法公式计算 V、W、D、g 等数值。

表 10-15　量反应平行线检定法的计算公式

方法	S	T	效价计算用数值			S_M计算用数值		
			V	W	D	A	B	g
2.2	d_{S_1} d_{S_2}	d_{T_1} d_{T_2}	$1/2(T_1+T_2-S_1-S_2)$	$1/2(T_2-T_1+S_2-S_1)$	d_{S_2}/d_{T_2}	1	1	t^2s^2m/W^2
3.3	d_{S_1} d_{S_2} d_{S_3}	d_{T_1} d_{T_2} d_{T_3}	$1/3(T_1+T_{2+}T_3-S_1-S_2-S_3)$	$1/3(T_3-T_1+S_3-S_1)$	d_{S_3}/d_{T_3}	$\frac{2}{3}$	$\frac{1}{4}$	$t^2s^2m/4W^2$
4.4	d_{S_1} d_{S_2} d_{S_3} d_{S_4}	d_{T_1} d_{T_2} d_{T_3} d_{T_4}	$1/4(T_1+T_2+T_3+T_4-S_1-S_2-S_3-S_4)$	$1/20(T_3-T_2+S_3VS_2)+3(T_4-T_1+S_4-S_1)$	d_{S_4}/d_{T_4}	$\frac{1}{2}$	$\frac{1}{10}$	$t^2s^2m/4W^2$
3.2	d_{S_1} d_{S_2} d_{S_3}	d_{T_1} d_{T_2}	$1/2(T_2+T_1)-1/3(S_1+S_2+S_3)$	$1/5[(T_2-T_1)+2(S_3-S_1)]$	$d_{S_3}/(d_{T_2}\sqrt{r})$	$\frac{5}{6}$	$\frac{2}{5}$	$2t^2s^2m/5W^2$
2.3	d_{S_1} d_{S_2}	d_{T_1} d_{T_2} d_{T_3}	$1/3(T_1+T_2+T_3)-1/2(S_1+S_2)$	$1/5[2(T_3-T_1)+(S_2-S_1)]$	$d_{S_2}/(d_{T_3}\sqrt{r})$	$\frac{5}{6}$	$\frac{2}{5}$	$2t^2s^2m/5W^2$
4.3	d_{S_1} d_{S_2} d_{S_3} d_{S_4}	d_{T_1} d_{T_2} d_{T_3}	$1/3(T_1+T_2+T_3)-1/4(S_1+S_2+S_3+S_4)$	$1/14[2(T_3-T_1)+(S_3-S_2)+4(S_4-S_1)]$	$d_{S_4}/(d_{T_3}\sqrt{r})$	$\frac{7}{12}$	$\frac{1}{7}$	$t^2s^2m/7W^2$

续表

方法	S	T	效价计算用数值			S_M计算用数值		
			V	W	D	A	B	g
3.4	d_{S_1} d_{S_2} d_{S_3}	d_{T_1} d_{T_2} d_{T_3} d_{T_4}	$1/4(T_1+T_2+T_3+T_4)-1/3(S_1+S_2+S_3)$	$1/14[2(S_3-S_1)+(T_3-T_2)+4(T_4-T_1)]$	$d_{S_3}/(d_{T_4}\sqrt{r})$	$\frac{7}{12}$	$\frac{1}{7}$	$t^2s^2m/7W^2$
2.2.2	d_{S_1} d_{S_2}	d_{T_1} d_{T_2} d_{U_1} d_{U_2}	$1/2(T_1+T_2-S_1-S_2)$ $1/2(U_1+U_2-S_1-S_2)$	$1/3(T_2-T_1+U_2-U_1+S_2-S_1)$	d_{S_2}/d_{T_2} d_{S_2}/d_{U_2}	1	$\frac{2}{3}$	$2t^2s^2m/3W^2$
3.3.3	d_{S_1} d_{S_2} d_{S_3}	d_{T_1} d_{T_2} d_{T_3} d_{U_1} d_{U_2} d_{U_3}	$1/3(T_1+T_2+T_3-S_1-S_2-S_3)$ $1/3(U_1+U_2+U_3-S_1-S_2-S_3)$	$1/6(T_3-T_1+U_3-U_1+S_3-S_1)$	d_{S_3}/d_{T_3} d_{S_3}/d_{U_3}	$\frac{2}{3}$	$\frac{1}{6}$	$t^2s^2m/6W^2$

注：表中字母S、T、U后面的字数1、2、3均表示其的下标。表中d_S、d_T分别为S和T的剂量，下角1、2、3是顺次由小剂量到大剂量

（2）参照式（10-36）计算S_M，因每只动物进行两次实验，式中m用$2m$代替，（2.2）法$A=1$，$B=1$，S_M的计算公式为式（10-39）。

$$S_M=\frac{I}{W^2(1-g)\sqrt{2ms^2[(1-g)W^2+V^2]}} \quad \text{式(10-39)}$$

式中，s^2为表10-14中误差$_{(I)}$的方差$g=\frac{s^2t^22m}{W^2}$。

【例】　管碟法测定新霉素效价

采用量反应平行线测定随机区组设计（3.3）法。已知S为新霉素标准品，稀释液d_{S_1}:8.0U/ml，d_{S_2}:10.0U/ml，d_{S_3}:12.5U/ml；T为新霉素，标示量A_T:670U/mg，稀释液d_{T_1}:8.0U/ml，d_{T_2}:10.0U/ml，d_{T_3}:12.5U/ml；$r=1:0.8$ $I=0.0969$；反应（y）：抑菌圈直径（mm），测定结果见表10-16。

表 10-16　新霉素效价测定结果

剂量 U/ml	d_{S_1}	d_{S_2}	d_{S_3}	d_{T_1}	d_{T_2}	d_{T_3}	$\sum y_m$
	8. 0	10. 0	12. 5	8. 0	10. 0	12. 5	
	16. 05	16. 20	16. 50	15. 80	16. 35	16. 60	97. 50
	16. 20	16. 45	16. 65	16. 20	16. 45	16. 70	98. 65
	16. 00	16. 45	16. 70	16. 05	16. 35	16. 70	98. 25
	15. 95	16. 35	16. 60	16. 00	16. 25	16. 60	97. 75
y	15. 70	16. 25	16. 60	15. 85	16. 25	16. 60	97. 25
	15. 55	16. 20	16. 55	15. 70	16. 20	16. 60	96. 80
	15. 65	16. 20	16. 40	15. 80	16. 15	16. 40	96. 60
	15. 90	16. 10	16. 45	15. 80	16. 10	16. 50	96. 85
	15. 90	16. 00	16. 30	15. 70	15. 95	16. 30	95. 85
$\sum y(k)$	142. 60	146. 20	148. 75	142. 90	146. 05	149. 00	875. 50
	S_1	S_2	S_3	T_1	T_2	T_3	

随机区组设计(3. 3)法，$k=6$；不同双碟(碟间)是剂量组内所加的因级限制，共 9 个双碟，$m=9$。

(1)计算各项差方和

$$差方和(总)=16.05^2+16.20^2+\cdots+16.50^2+16.30^2-\frac{875.5^2}{9\times6}=5.4709$$

$$f=9\times6-1=53$$

$$差方和(剂间)=\frac{142.60^2+146.20^2+\cdots+146.05^2+149.00^2}{9}-\frac{875.5^2}{9\times6}=4.1926$$

$$f=6-1=5$$

$$差方和(剂间)=\frac{97.50^2+98.65^2+\cdots+96.85^2+95.85^2}{9\times6}-\frac{875.5^2}{6}=1.0018$$

$$f=9-1=8$$

$$差方和(误差)=5.4709-4.1926-1.0018=0.2765$$

$$f=53-5-8=40$$

(2)剂间变异分析及可靠性测验：结果见表 10-17、10-18。

表 10-17　新霉素(3.3)法剂间变异分析

变异来源	$\sum y(k)$						$m \cdot \sum C_i^2$	$\sum[C_i \cdot \sum y(k)]$	差方和 $[\sum(C_i \cdot \sum y(k))]^2$
	S_1	S_2	S_3	T_1	T_2	T_3			
	142.60	146.20	148.75	142.90	146.05	149.00			
	正交多项系数 C_i								
试品间	-1	-1	-1	+1	+1	+1	9×6	0.4000	0.002963
回归	-1	0	+1	-1	0	+1	9×4	12.25	4.168
偏离平行	+1	0	-1	-1	0	+1	9×4	0.05000	0.00006944
二次曲线	+1	-2	+1	+1	-2	+1	9×12	1.250	0.01447
反向二次曲线	-1	+2	-1	+1	-2	+1	9×12	0.8500	0.006690

表 10-18　新霉素效价测定(3.3)法可靠性测验结果

变异来源	f	差方和	方差	F	P
试品间	1	0.002963	0.002963	<1	>0.05
回归	1	4.168	4.168	602.9	<0.01
偏离平行	1	0.00006944	0.00006944	<1	>0.05
二次曲线	1	0.01447	0.01447	2.1	>0.05
反向二次曲线	1	0.006690	0.006690	<1	>0.05
剂间	5	4.1926	0.8385	121.3	<0.01
碟间	8	1.0018	0.1252	18.1	<0.01
误差	40	0.2765	0.006912(s^2)		
总	53	5.4709			

结论：回归非常显著($P<0.01$)，偏离平行、二次曲线、反向二次曲线均不显著($P>0.05$)，实验结果成立。组内(碟间)差异非常显著($P<0.01$)，分离碟间差异可以减小实验误差。

(3)效价(P_T)及可信限(FL)的计算

$$r=1:0.8 \quad I=0.0969 \quad s^2=0.006912 \quad f=40 \quad t=2.02(P=0.95)$$

$$V=\frac{1}{3}(142.90+146.05+149.00-142.6-146.2-148.75)=0.1333$$

$$W=\frac{1}{4}(149.0-142.9+148.75-142.6)=3.0625$$

$$g=\frac{2.02^2\times0.006912\times9}{4\times3.0625^2}=0.007$$

$$R=\frac{12.5}{12.5}\cdot anti\ \lg\left(\frac{0.1333}{3.0625}\times0.0969\right)=1.01$$

$$P_T=670\times1.01=676.70\text{U/mg}$$

$$S_M=\frac{0.0969}{3.0625^2\times(1-0.007)}\times\sqrt{9\times0.006912\times\left[(1-0.007)\times\frac{2}{3}\times3.0625^2+\frac{1}{4}\times0.1333^2\right]}$$
$$=0.006469$$

$$R\text{的}FL\%=anti\ \lg\left(\frac{\lg1.010}{1-0.007}\pm2.02\times0.006469\right)=0.980\sim1.041$$

$$P_T\text{的}FL=670\times(0.980\sim1.041)=656.60\sim697.47\text{U/mg}$$

$$P_T\text{的}FL\%=\frac{697.47-656.60}{2\times676.70}\times100\%=3.0\%$$

$$s^2=\frac{6\times9\times(16.05^2+16.20^2+\cdots+16.50^2+16.30^2)}{6\times9\times(6-1)\times(9-1)}-$$
$$\frac{6\times(142.6^2+\cdots+149.0^2)-9\times(97.5^2+\cdots+95.85^2)+875.5^2}{6\times9\times(6-1)\times(9-1)}=0.006912$$

$$f=(6-1)\times(9-1)=40$$

点　滴　积　累

1. 量反应检定用平行线测定法，要求在一定剂量范围内，S 和 T 的对数剂量 x 和反应或反应的特定函数 y 呈直线关系，当 S 和 T 的活性组分基本相同时，两直线平行。

2. 2010 年版《中国药典》量反应检定主要用(k. k)法或(k. k. k)法，如果 S 和 T 的剂量组数不相等，则称(k. k′)法；前面的 k 代表 S 的剂量组数．后面的 k 或 k′代表 T 的剂量组数。一般都按(k. k)法实验设计。

3. 量反应平行线法实验设计包括随机设计、随机区组设计和交叉设计。

第四节　实验结果的合并计算

同一批供试品重复 n 次测定，所得 n 个测定结果，可用合并计算的方法求其效价 P_T的均值及其 FL。

（一）参加合并计算的 n 个结果

1. 各个实验结果是独立的、完整的，是在动物来源、实验条件相同的情况下与标准品同时比较所得的检定结果（P_T）。

2. 各次检定结果经用标示量或估计效价（A_T）校正后，取其对数值（$\lg P_T$）参加合并计算。

计算时，令 $\lg P_T = M$

n 次实验结果共 n 个 M 值，按式(10-40)进行 χ^2 测验。

$$\chi^2 = \sum WM^2 - \frac{(\sum WM)^2}{\sum W} \qquad \text{式(10-40)}$$

$$f = n - 1$$

式中，W 为各次实验结果的权重，相当于各次实验 S_M平方的倒数，按式(10-41)计算。

$$W = \frac{1}{S_M^2} \qquad \text{式(10-41)}$$

按式(10-40)的自由度(f)查 χ^2 值表（表 10-19），得 $\chi^2(f)0.05$ 查表值；当 χ^2 计算值小于 $\chi^2(f)0.05$ 查表值时，认为 n 个实验结果均一，可按式(10-42)、(10-43)和(10-44)计算 n 个 M 的加权均值 M、S_M及其 FL。

$$\overline{M} = \frac{\sum WM}{\sum W} \qquad \text{式(10-42)}$$

$$S_{\overline{M}} = \sqrt{\frac{1}{\sum W}} \qquad \text{式(10-43)}$$

合并计算的自由度(f)是 n 个实验结果的 s^2 自由度之和。$f = \sum f_i$，按此 f 查 t 值表（表 10-1）得 t 值。

$$M \text{ 的 } FL = \overline{M} \pm tS_{\overline{M}} \qquad \text{式(10-44)}$$

$\overline{P}_T$ 及其可信限按式(10-45)、(10-46)计算：

$$\overline{P}_T = \lg^{-1}\overline{M} \qquad \text{式(10-45)}$$

$$\overline{P}_T \text{的 } FL = \lg^{-1}(\overline{M} \pm tS_{\overline{M}}) \qquad \text{式(10-46)}$$

$FL\%$ 按式(10-13)计算。

表10-19　χ^2值表($P=0.05$)

f	χ^2	f	χ^2	f	χ^2	f	χ^2	f	χ^2
1	3.84	7	14.1	13	22.4	19	30.1	25	37.6
2	5.99	8	15.5	14	23.7	20	31.4	26	38.9
3	7.82	9	16.9	15	25.0	21	32.7	27	40.1
4	9.49	10	18.3	16	26.3	22	33.9	28	41.3
5	11.2	11	19.7	17	27.6	23	35.2	29	42.6
6	12.6	12	21.0	18	28.9	24	36.4	30	43.8

(二)当χ^2计算值大于$\chi^2(f)0.05$查表值时,则n个实验结果不均一,可用以下方法进行合并计算

1. 如为个别实验结果影响n次实验结果的均一性,可以剔除个别结果,将其余均一的结果按以上公式进行合并计算,但删除个别结果应符合“特异反应剔除”的要求。

2. 如果n次实验结果的不均一性并非个别实验结果的影响,则按式(10-47)、(10-48)计算校正权重W'。如经式(10-48)计算结果为负值,可以删除减号后面一项,计算近似的S_m^2和各次实验的W'。用W'和$\Sigma W'$代替式(10-42)、(10-43)中W和ΣW计算$\overline{M}$、$S_{\overline{M}}$,再按式(10-44)、(10-45)和(10-46)计算M的FL、$\overline{P}_T$及其FL。

$$W'=\frac{1}{S_M^2+S_m^2} \quad \text{式(10-47)}$$

$$S_m^2=\frac{\frac{\sum M^2-(\sum M)^2}{n}}{dx}-\frac{\sum(S_M^2)}{n} \quad \text{式(10-48)}$$

$$f=n-1$$

点滴积累

同一批供试品重复n次测定,所得n个测定结果,可用合并计算的方法求其效价P_T的均值及其FL。

第五节　符　　号

A　S_M计算公式中的数值

A_T　供试品的标示量或估计效价

B　S_M计算公式中的数值

C　缺项所在列各反应值之和

C_i　可靠性测验用正交多项系数

D　效价计算用数值

$d_{S_1},d_{S_2}\cdots$　标准品的各剂量

$d_{T_1}, d_{T_2} \cdots$　供试品的各剂量

F　两方差值之比,用于方差分析等

FL　可信限

$FL\%$　可信限率

f　自由度

G　缺项补足式中除缺项外各反应值之和

G　回归的显著性系数

I　相邻高、低剂量比值的对数,$I = \lg r$

$J_1, J_2 \cdots$　特异反应剔除用的 J 值

k　S 和 T 的剂量组数和

k. k′　S 或 T 的剂量组数

M　S 和 T 的对数等反应剂量之差,即效价比值(R)的对数,$M = \lg R$

合并计算中 $M = \lg P_T$

m　平行线测定法各剂量组内反应的个数或动物数

n　S 和 T 反应个数之和

n_S　最小效量法 S 反应的个数

n_T　最小效量法 T 反应的个数

P　概率

P_T、P_U　供试品(T)、(U)的测得效价

R　S 和 T 的等反应剂量比值

R　缺项所在行反应值之和

r　S 和 T 相邻高、低剂量的比值

S　标准品

$S_1, S_2 \cdots$　平行线测定标准品(S)各剂量组反应值之和,等于 S 各剂量组的 $\Sigma y(k)$

S_M　M 的标准误

s^2　实验的误差项

S_m^2　合并计算中各次实验间的差方

T　供试品

$T_1, T_2 \cdots$　平行线测定供试品(T)各剂量组反应值之和,相当于 T 各剂量组的 $\Sigma y(k)$

t　可信限计算用 t 值(表 10-1)

U　供试品的另一符号

$U_1, U_2 \cdots$　平行线测定供试品(U)各剂量组反应值之和,相当于 U 各剂量组的 $\Sigma y(k)$

U　供试品的效价单位

V　平行线测定效价计算用数值

W　同 V

W　合并计算中为各次实验结果的权重

W'　合并计算中各次实验结果的校正权重

W_C　权重系数

nW_C　权重

x　对数剂量，$x=\lg d$

x_S　S 的对数剂量或 S 的对数最小效量

x_T　T 的对数剂量或 T 的对数最小效量

$\bar{x}_S$　直线测定法中，S 组对数最小效量的均值

$\bar{x}_T$　直接测定法中，T 组对数最小效量的均值

y　反应或其规定的函数

y_a、y_m　特异反应所在组的两极端值

$\sum$　总和

$\sum y(k)$　S 和 T 各剂量组反应值之和

$\sum y(m)$　S 和 T 各剂量组内各区组反应值之和

χ^2　卡方

点滴积累

进行计算时，应明确生物检定统计法所涉及符号的含义。

目标检测

一、选择题

（一）单项选择题

1. 供检测用的样品称（　　）
   A. 供试品　　B. 工作标准品　　C. 国家标准品
   D. 国际标准品　　E. 行业标准品
2. 生物标准品的生物活性统一采用（　　）表示。
   A. μg　　B. 单位（U）　　C. 国际单位（IU）
   D. B＋C　　E. 都不是
3. 药物标准品是指（　　）
   A. 用于生物检定、抗生素或生化药品中含量测定或效价测定的标准物质
   B. 用于鉴别、检查、含量测定的标准物质
   C. 用于校正检定仪器性能的标准物质
   D. 色谱用的内标物
   E. 检定用的基准物质
4. 生物检定实验误差的主要来源是（　　）
   A. 生物变异性　　B. 标准品的选择　　C. 实验系统误差
   D. 实验设计　　E. 采用的方法
5. 可信限是（　　）的标志。
   A. 检测结果可靠性　　B. 检测结果离散性　　C. 检测结果一致性
   D. 检测结果精密度　　E. 检测结果正态性

（二）多项选择题

1. 生物检定时控制生物变异的主要方法有(　　)
   A. 生物来源一致
   B. 饲养条件一致
   C. 培养条件一致
   D. 实验设计选择影响实验误差的条件和因子作为因级限制
   E. 因级分组时,必须按照随机的原则
2. 可靠性测验的主要方法包括(　　)
   A. χ^2检验　　B. t(卡方)检验　　C. F(卡方)检验
   D. 卡方检验　　E. 误差检验
3. 如检定结果不符合可信限率规定,可以通过(　　)方法减小可信限率。
   A. 缩小动物体重范围　　B. 缩小动物年龄范围
   C. 调整供试品的估计效价　　D. 调节供试品的剂量
   E. 增加实验重复
4. 《中国药典》平行线实验设计类型主要有(　　)
   A. 随机设计　　B. 随机区组设计　　C. 交叉设计
   D. 可靠性设计　　E. 结果合并设计
5. 在可靠性检验中根据 P 值得到差异性是否显著,其判断标准是(　　)
   A. $P<0.05$　　B. $P<0.01$　　C. $P>0.05$
   D. $P>0.01$　　E. 以上都是

二、简答题

1. 如何在 excel 中设置单元格的数值、居中、边框、宽度等?
2. 若在 excel 某单元格中出现“####”代表什么意思?

（崔润丽）

第十一章　抗生素效价的微生物检定法

抗生素是医疗上广泛使用的药品，自从人类发现第一种抗生素以来，目前已有近百种抗生素在临床上使用，因此对其活性成分的检定在临床应用中具有重要的指导作用。

第一节　概　　述

一、抗生素的定义及作用机制

（一）抗生素定义

抗生素是指一类由生物（包括微生物、动物和植物在内）在其生命活动过程中所产生的，能在低微浓度下有选择地抑制或杀灭其他生物的化学物质，主要是细菌、放线菌和真菌等微生物的代谢产物，可用微生物发酵法或化学合成与半合成法进行生产。根据作用特点和化学结构进行分类，如抗细菌、抗真菌、抗寄生虫、抗肿瘤抗生素以及β-内酰胺类、氨基苷类、大环内酯类、四环类、多肽类、多烯类抗生素等。

（二）抗生素作用的机制

1. 阻碍细菌细胞壁的合成　导致细菌在低渗透压环境下溶胀破裂死亡，以这种方式作用的抗生素主要是β-内酰胺类抗生素。哺乳动物的细胞没有细胞壁，不受这类药物的影响。

2. 与细菌细胞膜相互作用　增强细菌细胞膜的通透性，打开膜上的离子通道，让细菌内部的有用物质漏出菌体或电解质平衡失调而死。以这种方式作用的抗生素有多黏菌素和短杆菌肽等。

3. 与细菌核糖体或其反应底物（如tRNA、mRNA）相互所用　抑制蛋白质的合成——这意味着细胞存活所必需的结构蛋白和酶不能被合成。以这种方式作用的抗生素包括四环素类抗生素、大环内酯类抗生素、氨基苷类抗生素、氯霉素等。

4. 阻碍细菌DNA的复制和转录　阻碍DNA复制将导致细菌细胞分裂繁殖受阻，阻碍DNA转录成mRNA则导致后续的mRNA翻译合成蛋白的过程受阻。以这种方式作用的主要是人工合成的抗菌剂喹诺酮类（如氧氟沙星）。

二、抗生素的特点及检查项目

（一）抗生素药物的特点

1. 结构、组成复杂　经过微生物发酵、化学纯化、精制、化学修饰等过程，最后制成制剂。

2. 化学纯度低　同系物多,异构体多,降解物多。发酵过程不易控制。生产工艺复杂易受污染。分子结构大多不稳定,降解后疗效下降、失效或增加毒副作用。活性产物易发生变异。

3. 稳定性差　抗生素分子结构中通常含有活泼基团(往往是抗生素的活性中心)。

(二)抗生素药物的检查项目

1. 鉴别试验　包括官能团的显色反应、光谱法、色谱法和生物学方法。

2. 产品稳定性检测项目　酸碱度实验、水分测定、晶型或干燥失重等。

3. 控制杂质的指标　溶液澄清度检查、有关物质、溶媒残留量、重金属等。

4. 与临床安全性相关　异常毒性试验、无菌试验、热原试验、降压试验等。

三、效价测定

效价是以抗菌效能(活性部分)作为衡量标准,以“单位”(U)来表示,因此,效价的高低是衡量抗生素质量的相对标准。效价的测定是指抗生素的活性物质的测定,主要采用微生物检定的方法。

微生物检定法是以抗生素对微生物的杀伤或抑制程度为指标来衡量抗生素效价,是抗生素效价测定的最基本方法,对同一类型的抗生素不需分离,可一次测定其总效价。这种方法的优点是灵敏度高、需要量小、测定结果直观;适用范围广,对于已知或新发现的抗生素、高纯度的精制品或纯度较差的制品均能应用;但其存在操作步骤多、测定时间长、误差大等缺点。

除此之外,抗生素还可采用理化方法测定其百分含量。理化方法是指根据抗生素的分子结构,利用其特有的化学或理化性质及反应进行的。其优点主要是专属性强、测定反应迅速、准确度高,主要用于提纯的产品及化学结构确定的抗生素。缺点是所用的化学方法一定要运用其化学结构上官能团的特殊化学反应,对含有相同官能团的杂质的供试品就不适用,或需采取适当的方法加以校正。

点滴积累

1. 抗生素作用的机制主要有阻碍细菌细胞壁的合成、与细菌细胞膜相互作用、与细菌核糖体或其反应底物相互所用、阻碍细菌 DNA 的复制和转录。

2. 抗生素药物具有组成结构复杂、化学纯度低、稳定性差等特点,故其检查的项目主要包括产品稳定性检测、控制杂质检查及临床安全性检查等项目。

3. 抗生素效价测定的最基本方法是微生物检定法。

第二节　抗生素的效价和单位

一、抗生素效价定义

抗菌活性是指抗菌药物抑制或杀死病原微生物的能力。抗生素的抗菌活性通常用效价单位来表示,即抗菌效价指抗生素药物的作用强度。在临床应用中,抗生素的效价可准确地反映抗生素的医疗价值,以“单位(U/IU)”表示。

如：硫酸链霉素　　798U/mg
　　青霉素钠　　1670U/mg
　　杆菌肽　　74U/mg

二、抗生素效价单位

抗生素效价的标示量原则上应按所含特定的抗菌活性部分的重量来计算。

在应用中，抗生素类药物有效成分的表示方法是按照各种抗生素的特点及使用经验，采用符合客观实际的效价单位表示。常用的抗生素效价单位有质量单位、类似质量单位、质量折算单位、特定单位。

点滴积累

1. 抗菌活性是指抗菌药物抑制或杀死病原微生物的能力，通常用效价单位来表示，即以"单位(U/IU)"表示。
2. 抗生素效价单位有质量单位、类似质量单位、质量折算单位、特定单位。

第三节　抗生素效价单位的表示方法

一、质量单位

质量单位以抗生素中所含特定的抗菌活性部分(纯游离碱或游离酸)的质量1μg作为1U，即1mg＝1000U。碱性抗生素以纯碱的量作为有效部分的量；酸性抗生素以纯酸的量作为有效部分的量。

案例分析

案例

硫酸链霉素抗菌活性是以链霉素效价单位表示的，其链霉素的效价单位是以具活性成分链霉素碱的"活性"质量表示的，即1链霉素效价单位＝1μg链霉素碱，这里是"活性微克"而不是"重量微克"。

分析

在抗生素的生产、研究和应用等方面，均以抗生素活性成分的"活性"重量计量抗生素的效价单位，采用活性成分的"活性"重量1μg＝1效价单位的方法表示。

采用这种方法表示，对不同有机酸根的同一抗生素，只要单位一样或有效部分质量一样，则这一抗生素的各种盐类虽然称重不同，但实际有效含量是相同的。

二、类似质量单位

类似质量单位以特定的纯抗生素制品盐的质量1μg作为1U，即1mg＝1000U，其中包括了无抗菌活性的酸根在内，如四环素盐酸盐（包括无生物活性的盐酸根在内）。这种类似质量单位虽然并不合理，但在国际上已经习惯沿用。

三、质量折算单位

质量折算单位是以特定的纯抗生素制品的某一质量为1U而加以折算。

如：青霉素国际标准品

第一批青霉素国际标准品，青霉素钠0.6μg为1U，即1667U/mg。

第二批青霉素国际标准品，青霉素钠0.5988μg为1U，即1670U/mg。

课堂活动

青霉素国际标准品（1952年）青霉素G钠称重0.5998μg为1单位，即1mg = 1670单位，则80万单位的青霉素G钠称重应为多少？

四、特定单位

特定单位是指对于不易得到纯品、组成成分较复杂的抗生素，在开始生产及临床使用时，只能以一特定量的标准品（或对照品）作为1U。

如：杆菌肽国际标准品

第一批杆菌肽A国际标准品为55U/mg。

第二批杆菌肽A国际标准品为74U/mg。

这类抗生素的效价单位的精确定义很难确定，折算效价也难以计算，只能以国际标准品的效价单位作为比较的基准。

目前，抗生素的剂量原则上以纯品的质量表示，并加注单位。如土霉素0.25g（250 000U）；但个别品种仍以习惯沿用，如青霉素仍用单位表示剂量。

点滴积累

1. 质量单位以抗生素中所含特定的抗菌活性部分的重量1μg作为1U。
2. 类似质量单位以特定的纯抗生素制品盐的重量1μg作为1U。
3. 质量折算单位是以特定的纯抗生素制品的某一重量为1U而加以折算。
4. 特定单位是以一特定量的标准品（或对照品）作为1U。

第四节　抗生素的标准品与供试品

一、抗生素微生物检定用标准品

标准品是指用于生物检定、抗生素或生化药品中含量或效价测定的标准物质，按效价单位（或μg）计，以国际标准品进行标定。抗生素的标准品是与供试品同质、纯度较高的抗生素,用作效价测定时的标准,每毫克含有一定的单位。标准品分为国际标准品和国家标准品。经国际协议,每1mg标准品中含有一定的单位,其单位称为国际单位(IU)。通过一定的检定方法,以原有的国际标准品的效价单位为基准测得的效价也用国际单位(IU)表示。国际标准品制备量有限,主要供各国检定国家标准品时作对照用,不用于常规检验和具体科研工作中。随着技术的发展,制品的纯度不断提高,即单位质量的制品中所含的效价单位不断增加,但新标出的国际标准品的效价单位是根据上一次国际标准品的标示效价标化出来的,因此每一个效价单位的效力在前后两批国际标准品是一样的,供试品若与上一批的国际标准品对比,也应得出相同的效价。实际上新标准品开始生效后,上一批标准品即停止使用。

我国的标准品由中国食品药品检定研究院(简称中检院)统一负责选样、分装、协作标定、确定效价单位等,并统一向全国各使用单位分发。凡是国际上已制备的国际标准品的品种,在制备国家标准品时,均须与国际标准品比较而定出效价,对于我国特有的品种则根据一定的原则自定效价单位。每当中检院下发新批标准品后,原有批号的标准品则自动作废。

标准品必须能久贮不变质,一般制成干燥粉末,熔封于装有惰性气体或真空安瓿里,或准确量分后冷冻干燥,置于-20℃避光保存。

二、供试品

供试品是供检定其效价的样品,它的活性组分应与标准品基本相同。需用各品种项下规定的溶剂溶解,再按估计效价或标示量稀释至与标准品相当的浓度。

点滴积累

1. 标准品是指用于生物检定、抗生素或生化药品中含量或效价测定的标准物质。
2. 标准品分为国际标准品和国家标准品。
3. 标准品必须能久贮不变质。

第五节　抗生素微生物检定法的种类

一、概况

抗生素微生物检定法是国际上通用的、经典的抗生素效价测定方法。自20世纪40年代建立至今,各国药典普遍采用。虽然伴随着HPLC等化学分析技术的发展,一些抗生素品种的效价测定已被化学分析法所取代,但由于微生物检定法能直观、特异地反映出抗生素药品的抗菌活性;多组分抗生素由于不同活性组分生物活性的差异,化学测定结果难以准确表征组分组成、含量和生物活性间的关系;另外,许多抗生素品种由于各种原因目前有适当的化学分析方法表征其活性,故抗生素微生物检定法目前在各国药典中仍占有重要的地位,短期内化学分析法也不可能完全取代微生物检定法。

抗生素微生物检定法是利用抗生素在低微浓度下有选择地抑制或杀死微生

物的特点，以抗生素的抗菌活性为指标，来衡量抗生素中的有效成分效力的方法。

依据试验设计原理的不同，抗生素微生物检定法可分为稀释法、浊度法、管碟法。目前各国药典通常采用后两种方法测定抗生素的效价。2010年版《中国药典》收载的微生物检定法包括两种，即管碟法和浊度法。

二、稀释法

依据抗生素最小抑菌浓度而设计的方法称为稀释法。该方法通过监测等量的试验菌菌液在不同浓度的抗生素液体培养基中的生长情况，观察含不同浓度抗生素的液体培养基中有无细菌生长，从而测定抗生素最低抑菌浓度（*MIC*），用以评价该抗生素的抑菌性能。该方法常用于新药的研制及药敏试验等方面。

三、浊度法

浊度法是利用抗生素在液体培养基中对试验菌生长的抑制作用，通过测定培养后细菌浊度的大小比较标准品与供试品对试验菌生长抑制的程度，以测定供试品效价的一种方法。其测定原理是分别加入抗生素标准品和供试品到已接种有试验菌的培养液中，因不同浓度的抗生素对试验菌的抑制作用不同，在一定时间内，通过测量培养基内试验菌浓度（浊度）变化就可确定供试品的效价。

浊度法在液体中进行，故不受扩散因素的影响，因此不会像管碟法那样易受钢管的放置、滴液的速度、液面的高低、菌层厚薄等种种因素影响抗生素在琼脂表面扩散，而造成结果的差异或实验的失败。同时，浊度法测定时间短、误差小、可进行自动化测定、易实行规范化操作。各国药典相继收载，2005年版《中国药典》开始收载此法，为抗生素生物检定的第二法。

四、管碟法

管碟法是利用抗生素在琼脂培养基内的扩散作用，比较标准品与供试品两者对接种的试验菌产生抑菌圈的大小，以测定供试品效价的一种方法。

管碟法测定的原理是利用抗生素在含敏感试验菌的琼脂培养基中的球面扩散渗透作用，从而形成一定的抑菌圈。通过琼脂培养基，可观察并测量出抑菌圈的大小。在一定的抗生素浓度范围内，对数剂量（浓度）与抑菌圈的表面积或直径成正比。所谓抑菌圈，是指抗生素抑菌浓度所能到达之处细菌不能生长而呈现出透明的抑菌范围，此范围一般呈圆形。根据抑菌圈的大小除了可将供试品和标准品进行比较，计算出供试品效价外，还可根据抑菌圈的大小判断细菌和真菌对药物的敏感程度，进行药敏试验。该法是我国药典抗生素微生物检定的第一法。

点滴积累

1. 抗生素微生物检定法可分为稀释法、浊度法、管碟法。
2. 稀释法主要用于测定抗生素的最低抑菌浓度。
3. 浊度法和管碟法主要用于抗生素效价的测定。

第六节　管　碟　法

一、检定原理

管碟法又称杯碟法，是通过将不锈钢小管（俗称为牛津杯）放置在含敏感试验菌的琼脂培养基上，将抗生素溶液注入小钢管中，抗生素分子随溶剂向培养基内呈球面状放射状扩散。同时将培养基置入适宜试验菌生长的培养箱内，使试验菌开始生长。抗生素分子在琼脂培养基中的浓度随与小钢管间距离的增大而降低，离小钢管越远，培养基中的抗生素分子越少，相应的抗生素浓度越低。当抗生素分子扩散达到一定时间，可在小钢管周围形成一个抑菌圈。抗生素溶液的浓度不同，抑菌圈的大小也不同（图11-1）。抗生素在琼脂培养基内可以用琼脂球面扩散动力学公式表示，见式（11-1）：

$$r^2 = 9.21DT(\lg M - \lg C' - \lg 4\pi DTH) \qquad \text{式(11-1)}$$

将琼脂球面扩散动力学公式简化、移行可得管碟法量反应直线方程，见式（11-2）：

$$\lg M = \frac{1}{9.21DT}r^2 + \lg C' 4\pi DTH \qquad \text{式(11-2)}$$

式中，T 为扩散时间（h）；M 为管中抗生素的量（μg 或 U）；r 为抑菌圈的半径（mm）；L 为管的高度（mm）；H 为培养基的厚度（mm）；C' 为抗生素最低抑菌浓度（$\mu g/mm^3$ 或 U/mm^3）；D 为扩散系数（mm^2/h）。

由式（11-2）可知，抗生素总量的对数（$\lg M$）与所形成抑菌圈半径的平方（r^2）呈直线关系（图 11-2）。由此奠定了以抑菌圈的大小来测定抗生素抗菌活性物质量的理论基础。

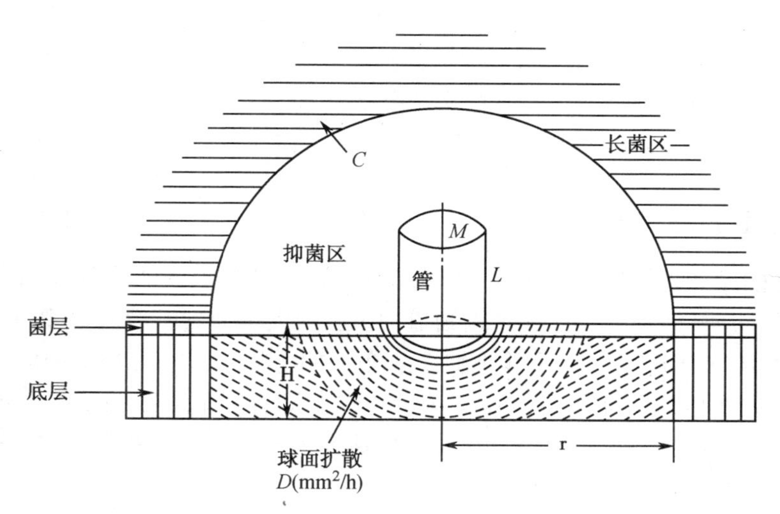

图 11-1　抑菌圈形成示意图

从图 11-1 和式（11-1）、（11-2）可以看出，抑菌圈的半径大小与最小抑菌浓度 c、琼脂层厚度 H、抗生素在琼脂内扩散系数 D、抗生素在小钢管中的量 M 以及抗生素的扩散时间 T 有关。这些因素的改变会影响抑菌圈的大小和清晰度。故在抗生素效价测定时，为消除各种因素的干扰，采用标准品和供试品在相同试验条件下进行，测得相对效

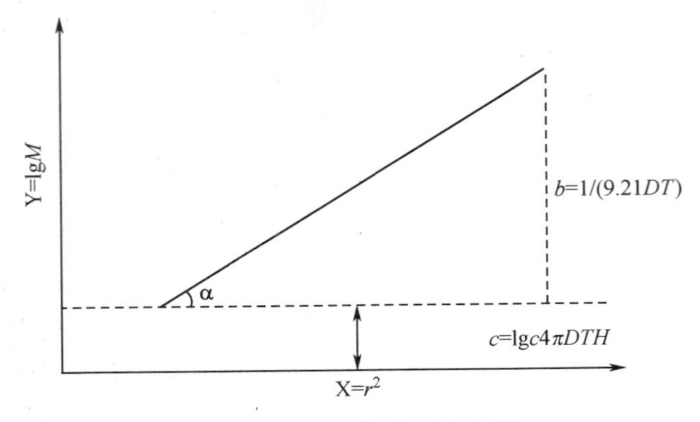

图 11-2　抗生素量-反应直线

价的比率，再由已知标准品效价计算供试品效价。

管碟法的优点是样品用量少、灵敏度高，但同时专属性较差、操作烦琐、影响因素多。

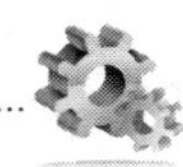
知 识 链 接

量反应平行线原理

抗生素微生物检定法是基于量反应平行线原理，即“在量反应指标中，当抗生素浓度的对数剂量与反应呈直线关系，且供试品与标准品的作用性质相同时，供试品与标准品的两条量反应关系曲线相互平行”。

管碟法试验中，在一定剂量范围内，抗生素的对数剂量与其抑菌圈大小呈直线关系，这在理论上决定了（活性）成分相同的抗生素标准品和供试品在一定剂量范围内产生的两条量反应直线平行，符合量反应平行线原理。

二、检定的影响因素

管碟法的原理是以扩散为基础的，所以只要是能影响扩散的因素就能影响测定结果的准确性。从扩散动力学公式可以知道抑菌圈的大小受到扩散系数 D、扩散时间 T、抗生素总量 M、琼脂层厚度 H 及最小抑菌浓度 c 等因素的影响，在检定中应控制这些因素的影响。另外，管碟法又是以抗生素浓度与抑菌圈直径呈直线关系的平行原理设计的，因此对影响直线的斜率、截距及直线平行性等因素也要加以控制，才能保证检验结果的准确可靠。

（一）抑菌圈质量的控制

1. 抑菌圈的形状　实验中抑菌圈常有破裂、不圆、甚至无圈的现象。其原因是多方面的，这些情况的产生主要是由于在滴加抗生素溶液时药液溅出或漏出、毛细滴管碰到钢管；双碟、钢管、钢管放置器内有残留抗生素污染；试验菌菌龄过老；污染杂菌或菌层培养基加菌液时，培养基温度偏高或受热时间过长，使检定菌部分被烫死，这些均会致使抑菌圈不圆整、破裂甚至无圈。稀释抗生素溶液用的缓冲液 pH 和盐浓度也可影响抑菌圈的圆整。如四环素类抗生素，当缓冲液 pH 过低或过高，相邻抑菌圈可相互影响而呈椭圆形；氨基苷类抗生素当缓冲液 pH 过低、盐浓度偏高或标准品与供试品溶液中盐浓度不等时，会出现无抑菌圈或呈向心形、椭圆形抑菌圈。当抑菌圈过大或钢管位置不规则时，相邻圈之间的抗生素浓度超过最低抑菌浓度，而使抑菌圈扩大呈椭圆形等。

2. 抑菌圈的大小　抗生素所致抑菌圈的大小(r)不仅受抗生素量多少的影响，而且与抗生素的最低抑菌浓度 c、琼脂层厚度 H、抗生素在琼脂内扩散系数 D、抗生素在小钢管中的量 M 以及抗生素的扩散时间 T 等因素有关。当抗生素浓度 c 不变时，$\lg M$ 与 r^2 呈直线关系。故钢管中滴加抗生素的量应保持一致准确，包括称量、稀释均匀准确，稀释用的仪器、容器均匀标准。同时小钢管的规格也应一致，内外壁光，两端平齐光滑，壁厚薄均匀一致，质量一致，切面圆整；适时恰当地放置小钢管，防止放置小钢管时重力不一致。抑菌圈的大小还受 T 值增减的影响，故预先延长抗生素的扩散时间会使抑菌圈变大。操作中若各钢管中加液时间不同，会影响抑菌圈的大小。所以一组双碟加样时，应尽量缩短加液间隔时间，并保持加样速度的均匀性，以减小误差。

3. 抑菌圈边缘的清晰度　抑菌圈边缘的清晰度是影响测量误差的重要因素之一。导致抑菌圈不清晰的原因主要有抑菌圈在形成过程中抗生素的扩散系数紊乱、不均一，不符合动力学公式中各项之间的关系或各种扩散系统交叉；试验菌培养物不纯；不适当地延长培养时间；以及培养基原材料的成分与质量、pH、盐浓度等都有可能影响抑菌圈边缘的清晰度。

（二）标准品与供试品的同质性

抗生素效价测定方法依据的原理是量反应平行线原理，即标准品与供试品的剂量反应直线是相互平行的，若不平行，则斜率不等，计算结果将产生较大的误差。造成两者不平等的原因，除操作上可能引入的误差外，主要是标准品与供试品内在质量的不同所致。如多组分抗生素标准品所含的抗菌活性物质或影响抗菌活性物质的量与供试品有所不同，则可使量反应平行直线不平行。

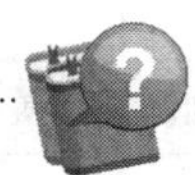

难 点 释 疑

在实际工作中，要特别注意供试品和标准品不同质的问题。

如果供试品中含有维生素、氨基酸、无机盐或其他生长物质，而标准品中没有，会对营养条件较低的培养基上产生影响。某些光敏感性的抗生素在配制标准品或供试品溶液时，应避免光线直射。对于有差向异构性的抗生素，测定时尤其应注意 pH、盐浓度、温度和光照对抗生素差向化的影响，保证标准品与供试品在相同条件下进行测定。

（三）斜率的控制

在一定范围内，反应直线的斜率越小越好。斜率小，即抗生素浓度差异小，而抑菌圈的直径差异大，灵敏度的准确性高。反之斜率越大，生物反应的灵敏度降低，重现性差。由动力学公式可知，直线斜率为$\frac{1}{9.21DT}$，故斜率大小决定于 D、T。如果 D、T 不变，则斜率恒定，即各直线相互平行。如扩散快，即 D 值大，则斜率就小；如试验菌生长慢，时间长，即 T 值大，则斜率也小。当扩散系数 D 不变时，T 值变小，即试验菌生长速度快，则斜率增大，灵敏度降低，重现性差。因此在快速测定效价时，其误差大于一般常规测定法。在一般试验条件下扩散系数 D 变化不大，但培养基中盐量、琼脂量、加菌量、温度等发生变化均会使 D 值改变，从而影响斜率。

（四）直线截距的控制

相同浓度的抗生素，截距小的抑菌圈大，效价测定的灵敏度高。直线截距决定于 c、D、T、H 等因素，其中 D、T 相对稳定，因此 c、H 是决定截距的主要因素。培养基厚度越薄，截距越小，抑菌圈越大。所以，制备双碟时应保持在相同的实验组中，每只双碟中底层培养基和菌层培养基的厚度应保持一致性与均匀性。另外 c 对截距的影响也较大，而 c 常受到接种量、培养基成分、pH 及温度的影响发生变化。

三、检定方法

（一）操作流程

管碟法操作流程（图 11-3）主要包括：

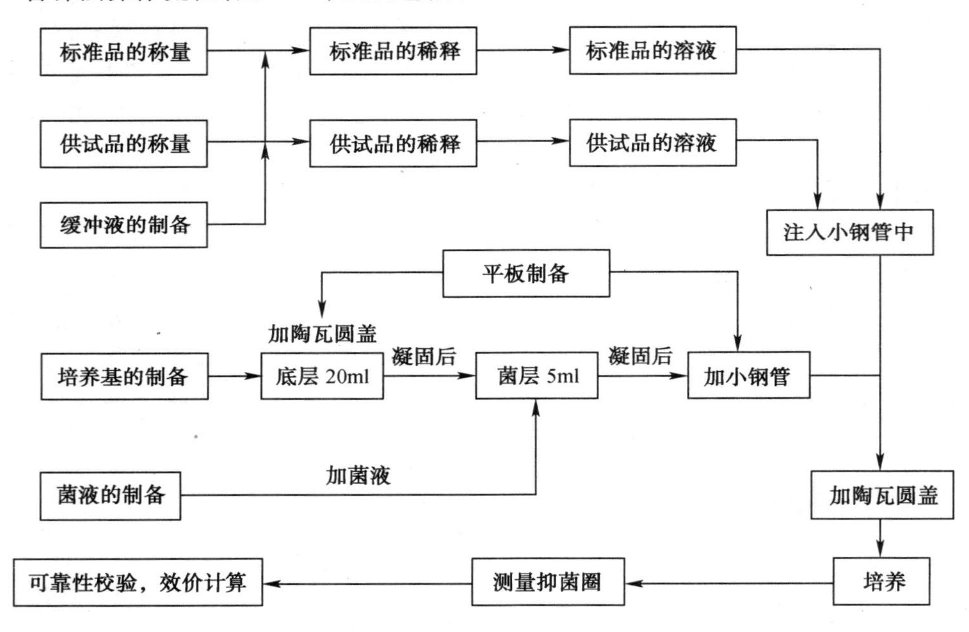

图 11-3　抗生素效价检定操作流程图

1. 试验用菌液、缓冲液、培养基的配制　按药典规定进行制备。

2. 标准品与供试品溶液的制备　按药典规定制备标准品与供试品高、低不同浓度的溶液。

3. 双碟的制备　制备底层及含一定量试验菌的菌层，并安置小钢管。

4. 滴加药液到小钢管内　将标准品、供试品溶液滴入相应的小钢管中。注意滴加顺序及高、低剂量溶液的滴加顺序；控制加样操作，以保证滴加样品溶液速度及量的均匀一致。

5. 培养　在恒温培养箱中培养至规定时间，在培养箱中水平叠放的双碟数以不超过 3 个为宜。

6. 抑菌圈测量　可用于手工测量或仪器测量，每组试验双碟应在相同的测量参数下进行测量。

7. 计算结果　先进行可靠性测验，若符合规定，再进行效价计算。

（二）管碟法分类

管碟法可分为一剂量法（标准曲线法，一般用于制备标准曲线和测定血药浓度）、二剂量法（含量测定）、三剂量法（检品仲裁和标准品标定）。2010 年版《中国药典》现采用二剂量法和三剂量法，而《美国药典》采用一剂量法、二剂量法和三剂量法。

一剂量法：将标准品一组剂量对微生物的反应在对数坐标上制成直线图，相同条件下测得供试品对微生物得反应值，在标准品的标准曲线上查出引起该反应的抗生素的相对浓度及效力。

二剂量法：用标准品、供试品各高、低两个剂量，采用量反应平行线原理，在相同试验条件下比较标准品和供试品两者对供试品产生的效力。

三剂量法：用标准品、供试品各高、中、低 3 个剂量，采用量反应平行线原理，在相同试验条件下比较标准品和供试品溶液抑菌圈的大小，以求得供试品的效价。

（三）操作注意事项

1. 试验环境　由于管碟法是微量的微生物分析法，因此实验室应防止抗生素及微生物的污染。用于样品处理的实验室和用于制备双碟的半无菌间内、地板、水平操作台、钢管放置器、钢管、墙壁及各种玻璃仪器、工作服、工作人员双手等都要避免抗生素污染。半无菌间要求有紫外灯、温控设备、稳固水平的试验台、隔水式培养箱、恒温水浴箱。实验室温度应控制在 30℃以下。

2. 仪器用具　玻璃容器应清洗、灭菌；用于容量分析的玻璃仪器应标化，校正后方可使用。双碟的规格应符合药典规定（直径约 90mm，高 16~17mm）；双碟需清洗、灭菌后使用。钢管的规格应符合药典规定（内径 6.0mm ±0.1mm，高 10.0mm ±0.1mm，外径 7.8mm ±0.1mm；每组钢管重量差异不大于 ±0.5mg）；钢管需清洗、灭菌后使用。

3. 试验菌　抗生素效价测定用试验菌应具备如下特点：对抗生素成分敏感，对杂质、降压物质及毒性物质无作用或作用很低；灵敏、稳定、抑菌圈边缘清晰、测定误差小；易于培养、保存，无致病性；与同品种国际通用药典所用试验菌一致，以便效价单位的统一。

试验菌的菌龄对抑菌圈有一定影响，故检定时应保持菌种及菌液的新鲜。一般菌种 1 个月转种 1 次，冰箱冷藏保存。对易变异菌株，在制备菌悬液前应进行单菌分离，其他菌株可半年分离 1 次。

4. 操作次序上的误差　滴加双碟小钢管的次序所致的误差受操作者的熟练程度的影响，同时在方法设计上也无法抵消这种误差。因此，要求滴加迅速。在操作很多检品时，以分批操作为好，切勿同时放置几排双碟先滴好标准品溶液后滴加个批供试品溶液，这样会造成供试品与标准品溶液的扩散时间和细菌生长时间产生人为差异，引起误差。在一剂量法制备标准曲线时，双碟数量较多，滴加抗生素溶液至钢管的时间、各个双碟的时间应基本一致。

5. 抑菌圈的测量　测量抑菌圈是管碟法的重要环节，应尽量避免主观误差的产生。

四、二剂量法

（一）效价计算公式

二剂量法是将抗生素的标准品、供试品各稀释成高、低两种剂量（4∶1 或 2∶1），在同一含试验菌的琼脂培养基平板上进行对比，根据两种剂量 4 种溶液所产生的抑菌圈大小，计算出供试品的效价。

二剂量法效价计算公式经推导可得出供试品的效价计算公式：

$$V = T_1 + T_2 - S_1 - S_2 \quad \text{式(11-3)}$$

$$W = T_2 - T_1 + S_2 - S_1 \quad \text{式(11-4)}$$

$$\lg R = \frac{W}{V} \cdot I \quad \text{式(11-5)}$$

$$R = \lg^{-1}(\frac{W}{V} \cdot I) \quad \text{式(11-6)}$$

$$P_T = A_T \cdot R \quad \text{式(11-7)}$$

$$\lg \theta = \frac{V}{W} \cdot I \quad \text{式(11-8)}$$

$$\theta = lg^{-1}(\frac{V}{W} \cdot I) \quad \text{式(11-9)}$$

式中，T_2为供试品高剂量；T_1为供试品低剂量；S_2为标准品高剂量；S_1为标准品低剂量；R为供试品和标准品等反应剂量的比值；I为高、低剂量间浓度比的对数（常数）；P_T为供试品的测得效价；A_T为供试品的标示量。

（二）操作方法

1. 检验用溶液的制备

（1）标准品溶液的制备：标准品的使用与保存应遵循标准品使用说明书的规定。从冰箱中取出标准品，与室温平衡后，用天平以减量法精密称取不少于 20mg，一般为 50mg 的标准品（不得反复称取），根据标准品的标示效价单位加入稀释液，制成浓度一般为 1000U/ml 的浓溶液，贮存于冰箱中备用。根据要求，将上述 1000U/ml 的标准品浓溶液用缓冲液稀释成滴碟所用最终高、低两个浓度，作为标准品溶液。

（2）供试品溶液的制备：精密称取供试品适量，用各药品项下规定的溶剂溶解后，根据估计效价单位加入稀释液，制成浓度一般为 1000U/ml 的浓溶液，再根据要求用缓冲液稀释至与标准品相当的滴碟所用最终高、低两个浓度，作为供试品溶液。

称样量的计算：

$$W = \frac{V \cdot C}{P} \quad \text{式(11-10)}$$

式中，W为需称取标准品或供试品的质量，mg；V为溶解标准品或供试品制成浓溶液时用容量瓶的体积，ml；c为标准品或供试品浓溶液的浓度，U/ml 或 μg/ml；P为标准品的纯度或供试品的估计效价，U/mg 或 μg/mg。

称取标准品和供试品时要使用同一天平与砝码；称量样品的容器一般不大于 10g；取样后要立即将称量瓶和被称物盖好，以免吸水；不得将标准品或供试品倒回原容器内。

标准品和供试品所用的溶剂量与溶解时间应尽量一致。

稀释标准品和供试品时应尽量使用容量瓶，一般分3次进行稀释，每步稀释取样量一般不少于2ml；所用的刻度吸管要先润洗2~3次，吸取溶液后用滤纸将外壁多余液体擦去，从起始刻度开始放溶液。稀释标准品与供试品用的缓冲液应是同一批和同瓶或同批合并的数瓶缓冲液，以免因pH或浓度不同影响测定结果。稀释时，每次加液近容量瓶刻度时要放置片刻，待瓶壁的液体完全流下再准确补加至刻度。所用的容量瓶和刻度吸管必须经过标定。

标准品和供试品高、低浓度的剂量比一般为2∶1或4∶1。高剂量抗生素溶液所形成的抑菌圈直径应在18~22mm，个别抗生素的抑菌圈可在18~24mm。高、低剂量所形成的抑菌圈之差最好大于2mm。当有些抗生素的抑菌圈差数较小时，可用4∶1的高、低剂量比率。

2. 菌悬液的制备

（1）枯草芽孢杆菌[*Bacillus subtilis* CMCC（B）63 501]悬液：取枯草芽孢杆菌的营养琼脂斜面培养物，接种于盛有营养琼脂培养基的培养瓶中，在35~37℃培养7日，用革兰染色法涂片镜检，应有芽孢85%以上。用灭菌水将芽孢洗下，在65℃加热30分钟，备用。

（2）短小芽孢杆菌[*Bacillus pumilus* CMCC（B）63 202]悬液：取短小芽孢杆菌的营养琼脂斜面培养物，照上述方法制备。

（3）金黄色葡萄球菌[*Staphylococcus aureus* CMCC（B）26 003]悬液：取金黄色葡萄球菌的营养琼脂斜面培养物，接种于营养琼脂斜面上，在35~37℃培养20~22小时。临用时，用灭菌水或0.9%灭菌氯化钠溶液将菌苔洗下，备用。

（4）藤黄微球菌[*Micrococcus luteus* CMCC（B）28 001]悬液：取藤黄微球菌的营养琼脂斜面培养物，接种于盛有营养琼脂培养基的培养瓶中，在26~27℃培养24小时，或采用适当方法制备的菌斜面。用培养基Ⅲ或0.9%灭菌氯化钠溶液将菌苔洗下，备用。

（5）大肠埃希菌[*Escherichia coli* CMCC（B）44 103]悬液：取大肠埃希菌的营养琼脂斜面培养物，接种于营养琼脂斜面上，在35~37℃培养20~22小时。临用时，用灭菌水将菌苔洗下，备用。

（6）啤酒酵母菌[*Saccharomyces cerevisiae* ATCC9763]悬液：取啤酒酵母的Ⅴ号培养基琼脂斜面培养物，接种于Ⅳ号培养基琼脂斜面上，在32~35℃培养24小时。用灭菌水将菌苔洗下置含有灭菌玻璃珠的试管中，振荡摇匀，备用。

（7）肺炎克雷伯菌[*Klebosiella Pneumoniae* CMCC（B）46 117]悬液：取肺炎克雷伯菌的营养琼脂斜面培养物，接种于营养琼脂斜面上，在35~37℃培养20~22小时。临用时，用无菌水将菌苔洗下，备用。

（8）支气管炎博德特菌[*Bordetella Bronchiseptica* CMCC（B）58 403]悬液：取支气管炎博德特菌的营养琼脂斜面培养物，接种于营养琼脂斜面上，在32~35℃培养24小时。临用时，用无菌水将菌苔洗下，备用。

3. 双碟的制备　在抗生素效价测定中，装有培养基和试验菌的玻璃培养皿称为双碟。双碟的制备通常是在半无菌室内或超净工作台上进行，应注意微生物及抗生素的污染，放双碟的台面应用水平仪调水平。

（1）底层平板培养基的制备（倒底层）：①将培养皿置烤箱中160℃消毒2小时后取出，移入无菌操作室内效价测定操作台面上，单个摆开；②用100℃水浴加热使培养基熔化后，在室温冷却至70℃左右，并仔细检查琼脂培养基是否熔化均匀、有无凝块；③用灭菌大口吸管（20ml）或其他灭菌分装器吸取已熔化的培养基，注入各个培养皿内，均匀摊布，盖上干燥的陶瓦圆盖，待其凝固。

（2）菌层平板培养基的制备（倒菌层）：①从冰箱中取出菌液，回温至室温；②按已试验过的菌量（具体的量根据抑菌圈大小预测实验而定），用灭菌吸管吸取菌悬液加入已熔化并保温在水中（一般细菌48~50℃，芽孢可至60℃）的培养基内，充分摇匀（应避免出现气泡），使呈均匀的菌层培养基；③用灭菌大口10ml吸管或其他分装器吸取菌层培养基5ml，注入已凝固的底层培养基上，迅速旋摇，使其均匀摊布。将双碟放着在水平台上，并盖好陶瓦盖，放置20~30分钟，待凝固，备用。

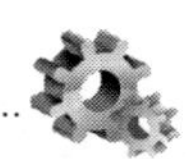

知识链接

双碟制备注意事项

1. 玻璃双碟一定要干燥，不能有冷凝水。

2. 刻度吸管要用砂轮将尖嘴割掉一点，变成大口后用，否则易发生堵塞。

3. 冬季室温较低，倒好底层的双碟，待凝固后，可先放入37℃恒温箱内温热，这样倒菌层时，培养基易于摊布水平。

4. 摇匀菌层培养基时，一定注意不能摇出气泡。

5. 无论是倒底层还是倒菌层动作都要快，尤其是倒菌层时要更快。

4. 放置钢管　菌层凝固后，立即通过钢管放置器在每一双碟中以等距离均匀放置小钢管，使钢管平稳落在培养基上，注意使各个钢管下落的高度基本一致。钢管放妥后，双碟应静置5~10分钟，使钢管在琼脂内稍下沉稳定后，再开始滴加抗生素溶液。

5. 滴碟、培养　取上述制备好的双碟（每批供试品不少于4，一般取4~10个双碟），用毛细滴管分别取高、低浓度的标准品溶液，滴加在每一双碟对角的2个小钢管中，至钢管口平满。用同法在其余2个小钢管中分别滴加相应的高、低两种浓度的供试品溶液。

操作时应注意排出毛细管中的空气，标准品与供试品各种浓度的溶液各用1个毛细滴管。在滴加前要用滴加液洗毛细管2~3次。滴加时应尽量使每个钢管的液位一致，溶液不能滴到钢管外。滴加溶液间隔不可过长，因为溶液的扩散时间不同会影响测定结果。双碟中4个小钢管的滴加顺序为SH→TH→TL→SL，其中，SH为标准品高浓度；SL为标准品低浓度；TH为供试品高浓度；TL为供试品低浓度。

滴加完毕，用陶瓦盖覆盖双碟，将双碟水平置于双碟托盘内，双碟叠放不可超过3个，避免受热不均，影响抑菌圈大小，水平移入培养箱中间位置，35~37℃或该药品标准规定的温度下培养至所需时间。培养过程中应尽量避免开启培养箱，以减少对培养稳定的影响。

6. 测量抑菌圈　将培养好的双碟取出，打开陶瓦盖，将钢管倒入消毒液中，换上玻璃盖，按批号排好。测量前应对双碟进行检查：双碟透明度好，无破损和不透明现象；抑菌圈应圆满，无破圈或圈不完整现象，否则应弃去该双碟。

可用游标卡尺或抑菌圈测量仪测量各个抑菌圈的直径（或面积），按照药典规定的生物检定统计法进行可靠性测验及效价计算。

（三）记录与计算

1. 记录　试验记录应包括抗生素的品种、剂型、规格、标示量、生产厂商、批号、检验目的、检验依据、检验日期、温度、湿度、标准品与供试品的称量、稀释步骤与核对人、抑菌圈测量结果。用游标卡尺测量抑菌圈直径时，应将测试数据以框图方式顺双碟数记录。用测量仪测量时，应将电脑测试、技术、统计分析的打印纸贴附于记录中。

2. 计算　计算公式为：

$$P = \lg^{-1}\left[\frac{T_2 + T_1 - S_2 - S_1}{T_2 + S_2 - T_1 - S_1} \times I\right] \times 100\% \qquad 式(11\text{-}11)$$

式中，P 为供试品效价相当于标示值或估计效价的百分数；S_2 为标准品高浓度所致抑菌圈直径（面积）总和；S_1 为标准品低浓度所致抑菌圈直径（面积）总和；T_2 为供试品高浓度所致抑菌圈直径（面积）总和；T_1 为供试品低浓度所致抑菌圈直径（面积）总和；I 为高、低剂量间浓度比的对数，高、低剂量之比为 2∶1 时，$I = 0.301$；高、低剂量之比为 4∶1 时，$I = 0.602$。

$$P_T = P \times A_T \qquad 式(11\text{-}12)$$

式中，P_T 为供试品的效价，U/mg；A_T 为供试品的估计效价，U/mg。

（四）结果判断

1. 可靠性测验　可靠性测验是运用统计学理论，通过方差分析进行 F 测验，判断试验假设是否有效、试验是否可靠。在试验所用的剂量范围内对数剂量和反应呈直线关系，供试品和标准品的直线应平行。在一定的概率水平下，不显著偏离平行偏离直线，即可靠性测验符合规定时，才能按有关公式计算供试品的效价和可信限。可靠性测验不符合规定时，不能计算效价，应重新设计试验。

二剂量法试验结果的可靠性测验的项目：

（1）试品间期望差别不显著（$P > 0.05$）：该项是检测标准品与供试品结果是否有显著差别。如果差别显著，表明对供试品效价估计不正确，将影响试验结果的准确性，应重新估计效价进行试验。

（2）回归期望差别非常显著（$P < 0.01$）：该项是检测剂量与反应是否呈直线。越显著说明越接近直线。

（3）偏离平行期望差别不显著（$P > 0.05$）：该项是检测标准品与供试品直线是否平行。不显著说明两直线平行。

（4）剂间期望差别显著（$P < 0.05$）：该项是检测不同剂量所致的反应是否有明显差别。差别显著，可提高检测的灵敏度，如不显著应重新调整剂量试验。

（5）碟间期望差别不显著（$P > 0.05$）：该项是检测试验的一组双碟之间误差的大小。误差小可使试验的总误差减小。

2. 可信限（FL）率　可信限率是估计试验的误差范围，考核试验的精密度。

$$可信限率 = [(P_T 的高限 - P_T 的低限)/(P_T \times 2)] \qquad 式(11\text{-}13)$$

除药典各论另有规定外，本法的可信限率不得大于5%。上述各项规定都能符合的，试验结果成立。如果不符合规定，可调整供试品的估计效价或调节剂量，重复试验以减小可信限率。

3. 效价计算　本法计算所得的效价，如低于估计效价的90%或高于估计效价的

110%时,则检验结果仅作为初试,应调整供试品的效价估计,予以重试。

课堂活动

哪些因素会影响二剂量法测定结果的准确性?哪些情况出现时结果可判定为无效?

4. 效价测定　一般需要双份样品,平行试验以便核对。对不符合规定的样品应至少有2次符合规定的结果,才能作出报告。

五、三剂量法

三剂量法是指用高、中、低3种剂量,在同一条件下比较抗生素标准品与供试品溶液产生的抑菌圈大小,以求得供试品效价的方法。三剂量比二剂量多1种抗生素剂量,能增加结果的准确度。在选用三剂量法时,要求剂量的大小一定要在直线关系的范围内。在测定标准品的准确效价时通常选用三剂量法。

(一)效价计算公式

$$P_T = \lg^{-1}\left[\frac{0.1292(T_3+T_2+T_1-S_3-S_2-S_1)}{T_3+S_3-T_1-S_1}\right]\times 100\% \qquad 式(11\text{-}14)$$

(二)测定方法

按2010年版《中国药典》规定制备试验菌悬液、培养基,并配制抗生素标准品与供试品高、中、低3种剂量的溶液,3种溶液的剂距为1∶0.8,标准品中剂量的抑菌圈直径为15~18mm。选用的双碟不得少于6个,在每一双碟中间隔的3个小钢管中分别滴加高、中、低3个浓度的标准品溶液,其余3个小钢管中分别滴加高、中、低3个浓度的供试品溶液。培养后,精密测量各抑菌圈直径,经可靠性测定后,如符合规定,按效价计算公式计算效价;如不符合规定,予以重试。

六、一剂量法

一剂量法是用已知效价的标准溶液绘制出标准曲线,并在同样条件下测出供试品溶液所产生抑菌圈直径的平均值后,再求出其与标准品溶液所产生抑菌圈直径平均值之差。即可在标准曲线上直接获得供试品溶液的浓度,换算可得效价,故又称标准曲线法。由于检定标准品和供试品都采用1个剂量,因此称一剂量法。

七、供试品测定操作

(一)原料药品

原料药品是指大包装或半成品干燥粉末或结晶性粉末,不含辅料。一般测定纯度(U/mg),根据抗生素品种及厂方提供的效价估计效价单位,称取样品。估计效价应尽量接近真实效价,如估计效价与真实效价距离较远时,可先做初测试验,按初测结果来估计效价,再做精密测定。原料药品一般皆以干燥品计算效价,先测其含水的供试品效价,再根据供试品的水分或干燥失重的结果折算成干燥品或无水物的效价。

$$干燥品效价(U/mg)=\frac{含水效价(U/mg)}{1-供试品水分含量(\%)} \qquad 式(11\text{-}15)$$

（二）制剂

1. 粉针剂　需测定整瓶效价。取装量差异测量后的内容物，称出适量（50mg 以上），放入容量瓶中，按估计效价进行溶解、稀释，测出每 1mg 的单位数，在根据装量差异项下每瓶平均质量计算出整瓶的效价。

2. 水针剂　标示量为每毫升所含效价的单位数。效价测定时开启安瓿或小瓶盖后，用干燥的标准吸管吸取一定量供试品，将吸管外壁用滤纸擦净，沿着容量瓶口内壁缓缓放入已盛有一定溶剂的容量瓶内，以免抗生素结晶析出，振摇，继续加溶液至刻度，摇匀，再稀释至规定的浓度。

3. 片剂　分为素片、糖衣片和肠衣片

（1）素片：称取 20 片的总量，求出平均片重。研细混合均匀后，精密称取出适量（约相当 1 片的质量）至称量瓶中，根据每片的标示量，用规定的溶剂溶解，稀释至容量瓶中。注意：研磨时要注意环境干燥；研磨要迅速，避免吸水；因片剂内含赋形剂较多，如稀释时赋形剂浮于溶液表面，量取体积时应读取赋形剂层下的溶液度；如沉淀较多，应待其下沉后量取其悬浮液；有些片剂辅料吸附抗生素，需加注意。为节约供试品，可与片剂的质量差异检查结合进行。

（2）糖衣片、肠衣片：取规定的供试品数片，在玻璃乳钵中研细，根据标示量和规定的溶剂边研磨边溶解，移入放有小漏斗的容量瓶中，稀释至刻度，摇匀、静置，使赋形剂下沉而抗生素溶解在溶液内，精密吸取容量瓶中的悬浮液适量，作进一步稀释。

4. 胶囊剂　取装量差异试验后的内容物，混匀，精密称取出约相当平均 1 个胶囊的质量，研细，按规定的溶剂溶解并转移至容量瓶中，稀释至刻度，摇匀。如供试品中含较多的辅料，照糖衣片项下的方法进行。

5. 颗粒剂或糖浆剂　取装量差异试验后的内容物，混匀，精密称取出约相当平均 1 袋的质量，根据每袋的标示量，用规定的溶剂溶解，稀释至容量瓶中，再照片剂操作方法进行。

6. 软膏剂或眼膏剂　将软膏剂或眼膏剂软管的封口切开，擦净管的外壁，置干燥器内约 1 小时，将膏剂软管在天平上称重，戴手套取出软管，将膏剂挤入洁净的分液漏斗中，约 2g，再称其膏剂软管的质量，前后称量之差即为分液漏斗内膏剂供试品的质量，用不含过氧化物的乙醚或石油醚溶解膏剂，且所提取的抗生素应不溶或微溶于该有机溶剂，以避免提取过程中抗生素的损失。按规定量加提取溶剂至分液漏斗中，振摇，使基质溶解后，用规定的缓冲液使抗生素转移至水相溶液中，用缓冲液提取 3 次，合并 3 次提取液，置容量瓶内，加缓冲液至刻度，摇匀，再稀释至规定浓度。

点滴积累

1. 管碟法可分为一剂量法（标准曲线法）、二剂量法和三剂量法。

2. 抑菌圈的大小主要受到扩散系数 D、扩散时间 T、抗生素总量 M、琼脂层厚度 H 及最小抑菌浓度 c 等因素的影响。

第七节　浊　度　法

浊度法是利用抗生素在液体培养基中对试验菌生长的抑制作用，通过测定培养后细菌浊度的大小比较标准品与供试品对试验菌生长抑制的程度，以测定供试品效价的一种方法。

浊度法因在液体中进行，所以不受扩散因素的影响，不会像管碟法那样易受如钢圈的放置、向钢圈内滴液的速度、液面的高低、菌层厚薄等种种因素影响抗生素在琼脂表面扩散，而造成结果的差异或试验的失败。同时本法误差较小，管碟法的可信限率为5%，最大可达7%，而本法在1%~3%；而且可进行自动化测定，易实行规范化操作。

一、菌悬液的制备

1. 金黄色葡萄球菌[*Staphylococcus aureus* CMCC(B)26 003]悬液　取金黄色葡萄球菌的营养琼脂斜面培养物，接种于营养琼脂斜面上，在35~37℃培养20~22小时。临用时，用灭菌水或0.9%灭菌氯化钠溶液将菌苔洗下，备用。

2. 大肠埃希菌[*Escherichia coli* CMCC(B)44 103]悬液　取大肠埃希菌的营养琼脂斜面培养物，接种于营养琼脂斜面上，在35~37℃培养20~22小时。临用时，用灭菌水将菌苔洗下，备用。

3. 白色念珠菌悬液[*Candida albicans* CMCC(B)98 001]　取白色念珠菌的改良马丁琼脂斜面的新鲜培养物，接种于10ml Ⅸ号培养基中，置35~37℃培养8小时，再用Ⅸ号培养基稀释至适宜浓度，备用。

二、检查用溶液的制备

（一）标准品溶液的制备

标准品的使用和保存应照标准品说明书的规定。临用时照各品种项下的规定进行稀释。具体操作是：

1. 称量　要求同管碟法。

2. 稀释　标准品与供试品溶液的稀释应采用容量瓶，每步稀释的取样量以不得少于2ml为宜，稀释步骤一般不超过3步。

3. 标准品溶液　按《中国药典》各品种含量测定项下要求，制成一定浓度的标准品贮备液。在各品种项下规定的剂量反应线性范围内，以线性浓度范围的中间值作为中间浓度。标准品溶液选择5个剂量，剂量间的比例应适宜（通常为1∶1.25或更小）。

（二）供试品溶液的制备

供试品根据估计效价或标示量，按标准品溶液制备方法选择中间浓度，选择至少2个剂量，每一剂量不少于3个试管。

三、含试验菌液体培养基的制备

临用前，取规定的试验菌悬液适量（35~37℃培养3~4小时后测定的吸光度在0.3~0.7之间，且剂距为2的相邻剂量间的吸光度差值不小于0.1），加入到各规定的液体培养基中，混合，使在试验条件下能得到满意的剂量-反应关系和适宜的测定浊度。

已接种试验菌的液体培养基应立即使用。

四、检定操作方法

采用标准曲线法进行检定。其步骤为:

(一)线性试验

除另有规定外,取适宜的大小厚度均匀的已灭菌试管,在各试验管内精密加入含试验菌的液体培养基9.0ml,再分别精密加入各浓度的标准品溶液1.0ml,立即混匀,按随机区组分配将各管在规定条件下培养至适宜测量的浊度值(通常约为4小时)。

(二)样品规定

取适宜的大小厚度均匀的已灭菌试管,在各试管内精密加入含试验菌的液体培养基9.0ml,再分别精密加入2个浓度标准品和供试品溶液各1.0ml,立即混匀,按随机区组分配将各管在规定条件下培养至适宜测量的浊度值(通常约为4小时)。

(三)空白试验

另取2支试管,各加入药品稀释剂1.0ml,再分别加入含试验菌的液体培养基9.0ml。其中一支试管立即加入甲醛溶液0.5ml,混匀,作为空白对照。另一支试管同法培养,作为细菌生长对照。

(四)吸光度的测量

在线测定各管的吸光度。或取出,立即加入12%甲醛溶液(1→3)0.5ml以终止微生物生长,在530或580nm波长处测定各管的吸光度。

(五)记录与计算

1. 试验记录要求应包括抗生素的品种、剂型、标示量、生产厂、批号、检查目的、检验依据、检验日期、温度、湿度、标准品与供试品的称量、稀释步骤与核对人、抑菌圈测量结果。
2. 标准曲线的计算 标准品的各浓度lg值及相对应的吸光度列成表。
3. 回归系数的显著性测验判断回归得到的方程是否成立,即x、y是否有直线关系,可采用t检验。
4. 测定结果的计算及可信限率估计。
5. 实验计算所得效价低于估计效价的90%或高于估计效价的110%,则检验结果仅作为初试,应调整供试品估计效价,予以重试。
6. 原料药效价测定一般需双份样品,平行实验以便核对。对不符合规定的样品应至少有2次符合规定的结果,才能发出报告。
7. 效价结果的有效数字按《中国药典》的规定取舍小数位。

五、二剂量法和三剂量法

除另有规定外,取大小一致的已灭菌的试管,在各品种项下规定的剂量反应线性范围内选择适宜的高、(中)、低浓度,分别精密加入各浓度的标准品和供试品溶液各1.0ml,管碟法的二剂量的剂距为2:1或4:1,三剂量的剂距为1:0.8,比浊法剂量间的比例通常为1:1.25或更小。同标准曲线法操作,每一浓度组不少于4个试管,按随机区组分配将各试管在规定条件下培养。照生物检定统计法的规定进行可靠性测验及效价计算。二剂量法或三剂量法同(2.2)和(3.3)法要求直线回归、剂间$P<0.01$,偏离

平行 $P>0.05$。

点 滴 积 累

浊度法是通过测定培养后细菌浊度的大小比较标准品与供试品对试验菌生长抑制的程度，以测定供试品效价的一种方法。

目标检测

一、选择题

（一）单项选择题

1. 下列关于管碟法的特点叙述不正确的是（　　）
   A. 影响因素多　　B. 专属性差　　C. 灵敏度高
   D. 操作烦琐　　E. 样品用量多
2. 下列说法不正确的是（　　）
   A. 标准品系指用于生物检定、抗生素或生化药品中含量或效价测定的标准物质
   B. 抗生素国际标准品由各国指定检定机构或药厂协作标定后决定
   C. 凡是国际上已制备的国际标准品的品种，在制备国家标准品时，均与国际标准品比较而定出效价
   D. 每当中检所下发新批标准品后，原有批号的标准品则自动作废
   E. 标准品必须能久贮不变质
3. 下列哪个不是影响抗生素效价测定的因素（　　）
   A. 抑菌圈的大小　　B. 抑菌圈的形状
   C. 抑菌圈边缘的清晰度　　D. 高、低剂量供试液滴加的顺序
   E. 标准品与供试品的同质性
4. 下列关于双碟制备前准备的叙述正确的是（　　）
   A. 无菌室开启紫外灯最多 30 分钟
   B. 无须用水平仪校正测定操作平台的水平
   C. 将已灭菌的生物检定用培养皿及吸管移至无菌室内
   D. 将熔化好的生物检定用培养基于 70℃保温
   E. 从冰箱中拿出的菌液可直接使用
5. 抗生素效价单位的表示方法不包括（　　）
   A. 质量单位　　B. 重量单位　　C. 类似质量单位
   D. 特定单位　　E. 质量折算单位
6. 关于双碟制备的注意事项，叙述错误的是（　　）
   A. 玻璃双碟一定要干燥，不能有冷凝水
   B. 刻度吸管的尖嘴被割掉一点变成大口后易发生堵塞
   C. 用于倒菌层的培养基温度不能高于 48℃，芽孢可至 60℃

D. 摇匀菌层培养基时，一定注意不能摇出气泡
E. 无论是倒底层还是菌层动作都要快

7. 抗生素鉴别常用的方法不包括(　　)
A. 官能团的显色反应　　B. 光谱法　　C. 色谱法
D. 物理化学法　　E. 生物学法

8. 下列关于抗生素的说法错误的是(　　)
A. 结构、组成复杂
B. 同系物多，异构体多，降解物多
C. 分子结构大多不稳定，降解后疗效上升，活性产物易发生变异
D. 发酵过程不易控制
E. 生产工艺复杂易受污染

9. 二剂量法进行滴碟时，滴加顺序为(　　)
A. SH→TH→SL→TL　　B. SH→SL→TH→TL　　C. TH→SH→TL→SL
D. TH→TL→SH→SL　　E. SL→TL→SH→TH

10. 抗生素效价测定中，可靠性检验的方法(　　)
A. t 检验　　B. P 检验　　C. F 检验
D. K 检验　　E. M 检验

11. 抗生素类药物的常规检查项目中不包括(　　)
A. 异常毒性试验　　B. 鉴别试验　　C. 热原试验
D. 水分测定　　E. 降压试验

(二) 多项选择题

1. 根据试验设计不同，管碟法可分为(　　)
A. 一剂量法　　B. 稀释法　　C. 二剂量法
D. 三剂量法　　E. 浊度法

2. 抗生素效价单位的表示方法有(　　)
A. 质量单位　　B. 类似质量单位　　C. 重量单位
D. 特定单位　　E. 质量折算单位

3. 根据抗生素的特定，其含量测定方法可分为(　　)
A. 微生物检定法　　B. 化学方法　　C. 物理方法
D. 物理化学方法　　E. 生化方法

4. 2010 年版《中国药典》收载的抗生素微生物检定法包括(　　)
A. 一剂量法　　B. 稀释法　　C. 二剂量法
D. 管碟法　　E. 浊度法

5. 抗生素的作用机制包括(　　)
A. 阻碍细菌细胞壁的合成　　B. 与细菌细胞膜相互作用
C. 抑制蛋白质的合成　　D. 阻碍细菌 DNA 的生物合成
E. 阻碍细菌 RNA 的生物合成

6. 管碟法检定的影响因素包括(　　)
A. 扩散系数 D　　B. 扩散时间 T　　C. 抗生素总量 M
D. 琼脂层厚度 H　　E. 最小抑菌浓度 c

二、简答题

1. 抗生素微生物检定法的原理是什么?
2. 管碟法测定抗生素效价是怎样进行的?在操作时有哪些基本要求?
3. 在抗生素效价的微生物测定中,有哪些因素会影响到效价测定的准确性?

三、实例分析

1. 某药厂对新霉素进行效价测定,结果见下表:

新霉素效价测定结果(单位:mm)

双碟号	d_{S_1}	d_{S_2}	d_{T_1}	d_{T_2}	Σy_m
1	14.63	16.59	14.23	16.58	
2	14.13	16.42	14.63	16.58	
3	14.75	16.85	14.56	16.78	
4	14.53	14.44	14.33	16.65	
5	14.68	16.69	14.49	16.49	
6	14.59	16.38	14.75	16.95	
7	14.69	16.75	14.69	16.53	
8	14.71	16.58	14.68	16.72	

S:新霉素国家标准品,稀释液浓度 $d_{S_1}=1U/ml$,$d_{S_2}=2U/ml$。T:新霉素原料,估计效价为650U/mg。对此测定结果进行可靠性测验、效价计算及可信限率计算。

(黄秀珍)

实训项目六 抗生素效价的微生物检定法
(链霉素的效价测定)

【实训目的】

1. 掌握管碟法的基本原理和方法。
2. 掌握二剂量法测定链霉素效价的操作。

【试验原理】

管碟法是利用抗生素在琼脂培养基内的扩散作用,将已知浓度的标准品溶液与未知浓度的样品溶液在含有敏感试验菌的琼脂表面进行扩散渗透,形成含一定浓度的抗生素球形区,从而抑制试验菌的繁殖,呈现出透明的抑菌圈。根据抗生素在一定浓度范围内的对数剂量与抑菌圈的直径(面积)呈线性关系,通过比较标准品溶液与样品溶液产生抑菌圈的大小,计算出样品的效价。

【实训内容】

一、试验材料

1. 设备与器材　恒温培养箱、分析天平、抑菌圈面积(直径)测量仪、培养皿(双碟)、小钢管(牛津杯)、镊子、容量瓶、吸管、移液管、陶瓦盖、游标卡尺。

2. 药品与试剂　链霉素标准品、链霉素样品、pH7.8 灭菌磷酸盐缓冲液、营养琼脂培养基(普通培养基)、效价测定用培养基(培养基Ⅰ)。

3. 试验菌　以枯草芽孢杆菌[CMCC(B)63 501]为试验菌。

二、试验方法与步骤

1. 菌悬液的制备　取枯草芽孢杆菌[CMCC(B)63 501]的营养琼脂斜面培养物,接种于盛有营养琼脂培养基的培养瓶中,在35~37℃培养7日,用革兰染色法涂片镜检,应有芽孢85%以上。用灭菌水5ml将芽孢洗下,在65℃加热30分钟,备用。

2. 磷酸盐缓冲液、标准品溶液、供试品溶液的配制

(1)pH7.8 灭菌磷酸盐缓冲液:用于标准品的稀释。取磷酸氢二钾5.59g与磷酸二氢钾0.41g加水成1000ml,滤过,115℃灭菌30分钟即得。

(2)标准品溶液:准确称取链霉素标准品30mg左右,溶解在一定量的灭菌蒸馏水中,然后用pH7.8磷酸盐缓冲液分2~3步稀释,最终使成S_2(高剂量)为1.4U/ml、S_1(低剂量)为0.7U/ml的两种链霉素溶液。

(3)供试品溶液:按链霉素样品的标示效价或原料药的估计效价,称取或量取一定量,先用灭菌蒸馏水溶解或稀释,再用pH7.8磷酸盐缓冲液分2~3步稀释,最终使成T_2(高剂量)为1.4U/ml、T_1(低剂量)为0.7U/ml的两种链霉素样品溶液。

3. 配制效价测定用培养基

(1)营养琼脂培养基(普通培养基):见附录二。

(2)效价测定用培养基(培养基Ⅰ):见附录二。

4. 制备双碟

(1)倒底层培养基:用灭菌大口吸管(20ml)吸取预先在100℃水浴中熔化的测定用培养基20ml,注入培养皿,凝固后更换干燥的陶瓦盖,于35~37℃培养箱中保温。

(2)倒含菌层:取出储备菌液,用灭菌吸管吸取菌悬液,加入100ml测定用培养基内,摇匀。用灭菌大口10ml吸管(或小量筒)吸取菌层培养基5ml,迅速均匀摊布在底层培养基上,置于水平台上,盖上陶瓦盖,放置20~30分钟,备用。

5. 放置小钢管(牛津杯)　菌层凝固后,用灭菌镊子或钢管放置器在每一双碟中以等距离均匀安置4个牛津杯,注意使牛津杯平稳落在培养基上,各个牛津杯下落的高度应一致。盖上陶瓦盖,双碟静置5~10分钟,使牛津杯在琼脂内稍下沉稳定后,再开始滴加抗生素溶液。

6. 滴碟、培养　取上述标准品两种溶液和供试品两种溶液,用毛细滴管滴加到牛津杯内。滴加完毕后,盖上陶瓦盖,水平移入培养箱中,于35~37℃培养14~16小时。

注意:滴加链霉素溶液的毛细滴管在滴加前必须用滴加液流洗2~3次,滴加溶液至牛津杯口平满,滴加溶液间隔不可过长。按S_2(SH)、T_2(TH)、T_1(SL)、S_1(TL)顺序滴加。每种溶液必须各用1支毛细滴管。

7. 测量抑菌圈及记录　培养14~16小时后，取出双碟，打开陶瓦盖，将牛津杯取出，放入消毒液中，换以玻璃盖。检查抑菌圈是否圆整，若破圈或抑菌圈不圆整，应弃之。用游标卡尺测量出每一抑菌圈的直径。测量时，眼睛视线应与读数刻度垂直，用游标卡尺的尖端与抑菌圈直径的切点呈垂直，然后测量并读数。数值保留至小数点后2位。也可用抑菌圈面积测量仪进行测量。

【实训报告】

1. 记录抑菌圈直径

链霉素抑菌圈直径记录表

品名		包装规格				
出厂批号		生产批次(检号)				
来源		取样日期　　年　　月　　日				
数量		报告日期　　年　　月　　日				
依据						
培养基批号		培养时间	培养温度(℃)		估计效价	
底层加量		上层加量	菌号		菌液量	
称量						
标准品	稀释步骤					
供试品	稀释步骤					
抑菌圈直径/mm	双碟号	d_{S_2}	d_{S_1}	d_{T_2}	d_{T_1}	
	1					
	2					
	3					
	4					
	5					
	6	$S_2=$	$S_1=$	$T_2=$	$T_1=$	
计算						
判定						

复核人：　　　　　　　　　　　　检验人：

2. 可靠性测验与效价计算

【实训检测】

1. 试分析双碟中出现破圈或抑菌圈不完整现象的原因。

2. 滴加抗生素溶液为何要按S_2、T_2、T_1、S_1的顺序？可否将所有双碟的S_2滴加好以后，再滴加T_2等其他溶液？为什么？

【实训评价】

评价项目、内容及标准详见附录四。

（黄秀珍）

第十二章　基因工程药物的生物检定

基因工程是利用 DNA 重组技术将目标 DNA 片段插入到质粒、病毒等载体中，形成遗传物质的新组合，然后再转移到宿主细胞中扩增和表达。基因工程目前主要用于农业生产、环境保护和药物生产领域。

自 1982 年世界第一个基因工程药物——美国 Lilly 公司的重组胰岛素投放市场，至今已有 100 多个基因工程药物问世。基因工程药物的研制为人类的遗传性疾病、癌症的转移和扩散等并发症、衰老疾病、心血管病症、传染性病毒和代谢性疾病等众多疾病治疗提供了有效手段。但由于该类药物的生产工艺复杂，往往需要借助于生物检定法控制并评价其质量。

第一节　概　　述

一、基因工程药物的概念及分类

（一）概念

将分离提取的可表达有免疫原性或治疗性物质的目的基因（DNA）插入适宜的质粒载体中，而后导入选定的受体细胞（哺乳动物、酵母、大肠埃希菌或昆虫的细胞）中进行增殖，由培养分泌物或细胞破碎物中提取精制目的基因产物，制成用于预防、治疗或诊断的生物制品，称重组 DNA 制品，即基因工程药物。

基因工程的操作模式是先确定对某种疾病有预防和治疗作用的蛋白质，然后将控制该蛋白质合成过程的基因取出来，经过一系列基因操作，最后将该基因放入可以大量生产的受体细胞中去，在受体细胞不断繁殖，大规模生产具有预防和治疗这些疾病的蛋白质。

（二）分类

基因工程药物主要包括重组蛋白多肽类药物和核酸类药物。

1. 重组蛋白多肽类药物　又分为以下几类：

（1）细胞因子药物：干扰素、集落因子、白细胞介素、肿瘤坏死因子、趋化因子、生长因子、凝血因子等。

（2）蛋白质类激素药物：生长激素、胰岛素、胰岛素样生长因子、促卵泡素、甲状旁腺素、降钙素、胰高血糖素、促黄体生成素、甲状腺刺激激素和心钠素等。

（3）溶血栓药物：组织型纤溶酶激活剂、尿激酶型纤溶原激活物、蝙蝠唾液纤溶酶原激活剂、链激酶和葡激酶等。

（4）治疗用酶：超氧化物歧化酶、羧肽酶、尿酸氧化酶、葡糖脑苷脂酶、脱氧核糖核酸酶和胸苷激酶等。

（5）可溶性受体和黏附分子：可溶性补体受体Ⅰ型。

（6）其他：血红蛋白、清蛋白等。

2. 核酸类药物　包括反义核酸药物、非反义的寡核苷酸、基因疫苗和基因药物等。

二、基因工程药物的特点

（一）从根本上解决了某些药物的生物原料问题

1. 大规模生产，满足临床需要　例如，基因工程技术出现以前，100g 胰岛素要 10 吨猪胰脏提取，现仅用 2000L 培养液；以前 10 万只羊提取出的生长激素，现在只需 10L 大肠杆菌培养液；原来从 1000L 血液中提取的干扰素（600μg），现仅用 1000L 发酵液可以得到。

2. 克服天然生物原料生产药物时存在的潜在危险　例如，最初生产的链激酶是从β-溶血性链球菌的培养液中提取的，制品中残存的溶血素对心肌和肝脏有一定损害。改用基因工程技术生产的重组药物避免了此种危害。

（二）分子量不确定，结构复杂

除氨基酸、核苷酸、辅酶及甾体激素等少数小分子化合物化学结构明确外，其他均为大分子物质，有效结构或分子量不确定，其分子量一般几千至几十万，结构的确证很难沿用元素分析、红外分光光度法、紫外分光光度法、核磁共振、质谱等方法，往往还要用生化法如氨基酸序列等法加以证实。

（三）质量评价更为严格

1. 质量控制　基因工程药物对热、酸、碱、重金属以及 pH 较敏感，需对原材料、生产过程和最终产品进行质量控制。

2. 生物活性检查　除了用通常采用的理化法检验外，尚需用生物检定法进行检定，以证实药物的生物活性。

3. 安全性检查　由于基因工程药物性质特殊，生产工艺复杂，许多药物是从生物组织中提取或用微生物发酵法制得，药物中易残存一些杂质或其他成分，故常需做安全性检查。

4. 效价测定　对酶类药物需进行效价测定或酶活力测定，以表明其有效成分含量的高低。

三、基因工程药物的检定原则和方法

基因工程药物检定的依据是《中国生物制品规程》，规程对每个制品的检验项目、检验方法和质量指标都有明确的规定，质检人员必须严格按照规程对药物进行检定，以保证人民用药安全、有效。

基因工程药物的检定随生产过程需进行原液检定、半成品检定和成品检定。原液检定的项目一般有效价、蛋白质含量、比活性、纯度、分子量、外源性 DNA 残留量、宿主菌蛋白残留量、残余抗生素活性、细菌内毒素含量、等电点、紫外光谱扫描、肽图分析和 N 末端氨基酸序列测定。半成品检定的项目一般为效价测定、细菌内毒素含量试验和无菌试验。成品检定的项目有鉴别试验、外观检查、化学检定（pH 测定和水分含量测定）、无菌试验、异常毒性试验、热原质试验和效价测定。

以上检定项目可分为理化检定、安全检定和效力检定 3 个方面：

1. 理化检定　外观检查、pH 检查、水分含量测定、蛋白质含量测定、纯度检查、等电点、分子量测定、紫外光谱扫描、肽图分析、N 末端氨基酸序列测定、鉴别试验等。

2. 安全检定　无菌检查、细菌内毒素检查、异常毒性试验、热原检查、过敏试验（检查异性蛋白）、降压物质检查、可能杂质与污染物检查（外源性 DNA 残留量、宿主菌蛋白残留量、残余抗生素活性）、致突变试验、生殖毒性试验等。

3. 效力检定　百分含量（适用于结构明确的小分子药物或经水解后变成小分子的药物）、效价测定或酶活力（适用于酶类、重组蛋白质类等药物）。

点滴积累

1. 将分离提取的可表达有免疫原性或治疗性物质的目的基因插入适宜的质粒载体中，而后导入选定的受体细胞中进行增殖，由培养分泌物或细胞破碎物中提取精制目的基因产物，制成用于预防、治疗或诊断的生物制品，称重组 DNA 制品，即基因工程药物。

2. 基因工程药物主要包括重组蛋白多肽药物和核酸类药物。

3. 基因工程药物的检定需进行原液检定、半成品检定和成品检定。检定项目可分为理化检定、安全检定和效力检定 3 个方面。

第二节　胰岛素的生物检定

一、胰岛素及其性质

（一）胰岛素的化学结构

胰岛素（insulin）是由胰岛 β 细胞受内源性或外源性物质如葡萄糖、乳糖、核糖、精氨酸、胰高血糖素等的刺激而分泌的一种蛋白质激素。其分子量为 5807. 69，白色或类白色的结晶粉末，在水、乙醇、三氯甲烷或乙醚中几乎不溶，在矿酸（无机酸）或氢氧化钠碱溶液中易溶，两性，等电点为 5. 35~5. 45。

胰岛素由 A、B 两个肽链组成。人胰岛素（insulin human）A 链有 11 种 21 个氨基酸，B 链有 15 种 30 个氨基酸，共 26 种 51 个氨基酸组成。其中 A7（Cys）- B7（Cys）、A20（Cys）- B19（Cys）4 个半胱氨酸中的巯基形成两个二硫键，使 A、B 两链连接起来。此外 A 链中 A6（Cys）与 A11（Cys）之间也存在 1 个二硫键。图 12-1 为人胰岛素一级结构图。

（二）胰岛素的药理学作用

胰岛素是机体内唯一降低血糖的激素，也是唯一同时促进糖原、脂肪、蛋白质合成的激素。其主要药理作用为：

1. 调节糖代谢　胰岛素能促进全身组织对葡萄糖的摄取和利用，并抑制糖原的分解和糖原异生，因此，胰岛素有降低血糖的作用。胰岛素分泌过多时，血糖下降迅速，脑组织受影响最大，可出现惊厥、昏迷，甚至引起胰岛素休克。相反，胰岛素分泌不足或胰

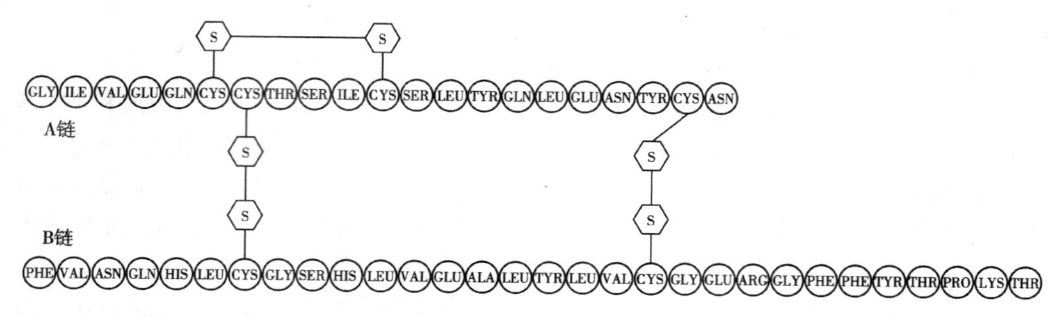

图 12-1　人胰岛素一级结构图

岛素受体缺乏常导致血糖升高；若超过肾糖阈，则糖从尿中排出，引起糖尿；同时由于血液成分改变（含有过量的葡萄糖），亦导致高血压、冠心病和视网膜血管病等病变。胰岛素降血糖是多方面作用的结果：

（1）促进肌肉、脂肪组织等处的靶细胞细胞膜载体将血液中的葡萄糖转运入细胞。

（2）通过共价修饰增强磷酸二酯酶活性、降低 cAMP 水平、升高 cGMP 浓度，从而使糖原合成酶活性增加、磷酸化酶活性降低，加速糖原合成、抑制糖原分解。

（3）通过激活丙酮酸脱氢酶磷酸酶而使丙酮酸脱氢酶激活，加速丙酮酸氧化为乙酰辅酶 A，加快糖的有氧氧化。

（4）通过抑制 PEP 羧激酶的合成以及减少糖异生的原料，抑制糖异生。

（5）抑制脂肪组织内的激素敏感性脂肪酶，减缓脂肪动员，使组织利用葡萄糖增加。

2. 调节脂肪代谢　胰岛素能促进脂肪的合成与贮存，使血中游离脂肪酸减少，同时抑制脂肪的分解氧化。胰岛素缺乏可造成脂肪代谢紊乱，脂肪贮存减少，分解加强，血脂升高，久之可引起动脉硬化，进而导致心脑血管的严重疾患；与此同时，由于脂肪分解加强，生成大量酮体，出现酮症酸中毒。

3. 调节蛋白质代谢　胰岛素一方面促进细胞对氨基酸的摄取和蛋白质的合成，一方面抑制蛋白质的分解，因而有利于生长。腺垂体生长激素的促蛋白质合成作用，必须有胰岛素的存在才能表现出来。因此，对于生长来说，胰岛素也是不可缺少的激素之一。

4. 其他功能　胰岛素可促进钾离子和镁离子穿过细胞膜进入细胞内；可促进脱氧核糖核酸（DNA）、核糖核酸（RNA）及三磷酸腺苷（ATP）的合成。

二、胰岛素生物效价的检定方法

2010 年版《中国药典》三部附录规定，胰岛素的生物检定法为小鼠血糖法。本法系比较胰岛素标准品（S）与供试品（T）引起小鼠血糖下降的作用，以测定供试品的效价。

1. 胰岛素的生物检定法仪器、试剂及实验动物

（1）仪器：紫外分光光度计、万分之一分析天平、天平、恒温水浴箱、离心机、pH 计、微量取样器、加样器、注射器等。

（2）试剂：葡萄糖氧化酶（GOD）溶液（40U/ml 以上）、过氧化物酶（POD）溶液（3mg/ml）、枸橼酸（0.1mol/L）缓冲液（pH6.6）、氯化钠、葡萄糖标准溶液（10mg/ml）、二甲基苯胺、4-氨基安替比林、5%三氯醋酸溶液、1%草酸钾溶液等。

(3)实验动物:健康无伤、同一来源、同一性别、出生日期相近的成年小鼠,体重相差不得超过3g。

2. 标准品溶液和供试品溶液的配制

(1)标准品溶液的配制:精密称取胰岛素标准品适量,按标示效价,加入每100ml中含有苯酚0.2g并用盐酸调节pH为2.5的0.9%氯化钠溶液,使溶解成每1ml中含20U的溶液,分装于适宜的容器内,4~8℃贮存,如无沉淀析出,可在3个月内使用。

试验当日,精密量取标准品溶液适量,按高、低剂量组(d_{S_2}、d_{S_1})加0.9%氯化钠溶液(pH2.5)配成两种浓度的稀释液,高、低剂量的比值(r)不得大于1∶0.5。高浓度稀释液一般可配成每1ml中含0.06~0.12U,调节剂量使低剂量能引起血糖明显下降,高剂量不致引起血糖过度降低,高、低剂量间引起的血糖下降有明显差别。

(2)供试品溶液与稀释液的配制:按供试品的标示量或估计效价(A_T),照标准品溶液与其稀释液的配制法配成高、低两种浓度的稀释液,其比值(r)应与标准品相等,供试品和标准品高、低剂量所致的反应平均值应相近。

3. 操作步骤

(1)将小鼠按体重随机分成4组,每组不少于10只,逐只编号,各组小鼠分别自皮下注入一种浓度的标准品或供试品稀释液,每鼠0.2~0.3ml,但各鼠的注射体积(ml)应相等。注射后40分钟,按给药顺序分别自眼静脉丛采血,用适宜的方法血样的血糖值(如葡萄糖氧化酶-过氧化酶法)。第一次给药后间隔至少3小时,按双交叉设计,对每组的各鼠进行第二次给药,并测定给药后40分钟的血糖值。给药顺序见表12-1。照2010年版《中国药典》生物检定统计法中量反应平行线测定双交叉设计法计算效价及实验误差。

表12-1　小鼠血糖法双交叉试验给药顺序

	第一组	第二组	第三组	第四组
第一次试验	d_{S_1}	d_{S_2}	d_{T_1}	d_{T_2}
第二次试验	d_{T_2}	d_{T_1}	d_{S_2}	d_{S_1}

(2)血糖的测定方法——葡萄糖氧化酶-过氧化酶法

1)取POD溶液0.2ml(0.6mg)、GOD溶液120U、二甲基苯胺0.05ml、4-氨基安替吡啉10mg混合,加枸橼酸缓冲液至200ml,置4~8℃保存,如呈淡红色即不宜使用。

2)分别精密量取10mg/ml的葡萄糖溶液0.25、0.5、1.0和1.5ml置50ml量瓶中,加水稀释至刻度,混匀,得5、10、20和30mg/100ml不同浓度的葡萄糖标准液。置4~8℃保存备用,如出现浑浊长菌时,不得使用。

3)用眼科手术刀刺破小鼠眼内眦静脉丛,使血液滴于凝集盘中(预先滴入1%草酸钾溶液3滴,使其自然干燥备用,如操作迅速可不用抗凝剂)。用微量取液器吸取血样0.06ml,按编号顺序加入预先盛有5%三氯醋酸0.36ml的小试管中,摇匀,于2500r/min离心15分钟。精密量取上清液0.20ml至相应编号的小试管中,分别准确加入葡萄糖氧化酶试剂2.0ml,混匀,置于37℃±0.5℃恒温水浴,保温30分钟取出,放至室温,按分光光度法,于550nm波长处测定吸收度。每次实验同时取 5、10、20 和 30mg/100ml 浓度的葡萄糖标准溶液与血样同条件操作，制作标准曲线，计算血样血糖值。

4. 结果判断　本法的可信限率（*FL%*）不得大于 25%。*FL%* 大于 25% 者应重复试验。

5. 注意事项

（1）小鼠正常血糖值为 120~160mg/100ml。实验采用的低剂量应能够使小鼠血糖明显下降（降低 20%~30%），高剂量应不致引起血糖过度降低（低于 50mg/100ml），以保证给药剂量在比较灵敏的范围内，提高试验的成功率。

（2）实验动物与试验成功率有密切关系，实验动物的出生日期、性别、饲养条件的不同均能引起的误差，因此一次实验要求用同一来源、同一性别、出生日期相近的小鼠。

（3）交叉试验应间隔一段时间进行，以减少交互影响，提高试验成功率。交叉实验间隔周期至少 3 小时以上。

（4）胰岛素的降糖作用与温度关系密切，因此，在试验中温度应保持恒定，给药剂量也要根据季节、室温的变化进行适当调整。

（5）本法所用动物较小，且需要进行交叉试验，因此，采用微量精确的酶法测定血糖，试验中全部操作均要注意精确，尽量减少人为误差。

（6）自眼眦静脉丛取血后的小鼠应迅速用脱脂棉轻压伤口止血。

（7）每只小鼠自给药开始换盒、禁食、供水，每组动物采血后恢复给饲料和饮水。

点　滴　积　累

1. 人胰岛素由 A、B 两个肽链组成，A 链有 11 种 21 个氨基酸，B 链有 15 种 30 个氨基酸，共 26 种 51 个氨基酸组成。含 3 个二硫键。

2. 胰岛素的生物检定法为小鼠血糖法。系比较胰岛素标准品与供试品引起小鼠血糖下降的作用，以测定供试品的效价。本法的可信限率（*FL%*）不得大于 25%。

第三节　重组人生长激素的生物检定

一、重组人生长激素及其性质

生长激素（growth hormone，GH）系由腺垂体嗜酸性粒细胞分泌的一种蛋白激素，并其种属差别很大，由人垂体提取而得的人生长激素为 191 个氨基酸组成的单链多肽，分子量为 21 500。生长激素主要用于侏儒症、因慢性肾功能不全导致的生长缓慢、成人生长激素缺乏症，还可用于治疗烧伤、创伤、骨折、出血性溃疡。

20 世纪 80 年代中期，有一些地区和国家禁止了以人垂体为原料提取的人生长激素在临床使用。基因工程人生长激素的生产和应用迅速发展，由重组 DNA 技术合成的较天然的人生长激素多一个位于 N 端的甲硫氨酸，化学式为 $C_{990}H_{1528}N_{262}O_{300}S_7$，分子量为 22 125，分子结构见图 12-2，其作用与人生长激素相同。

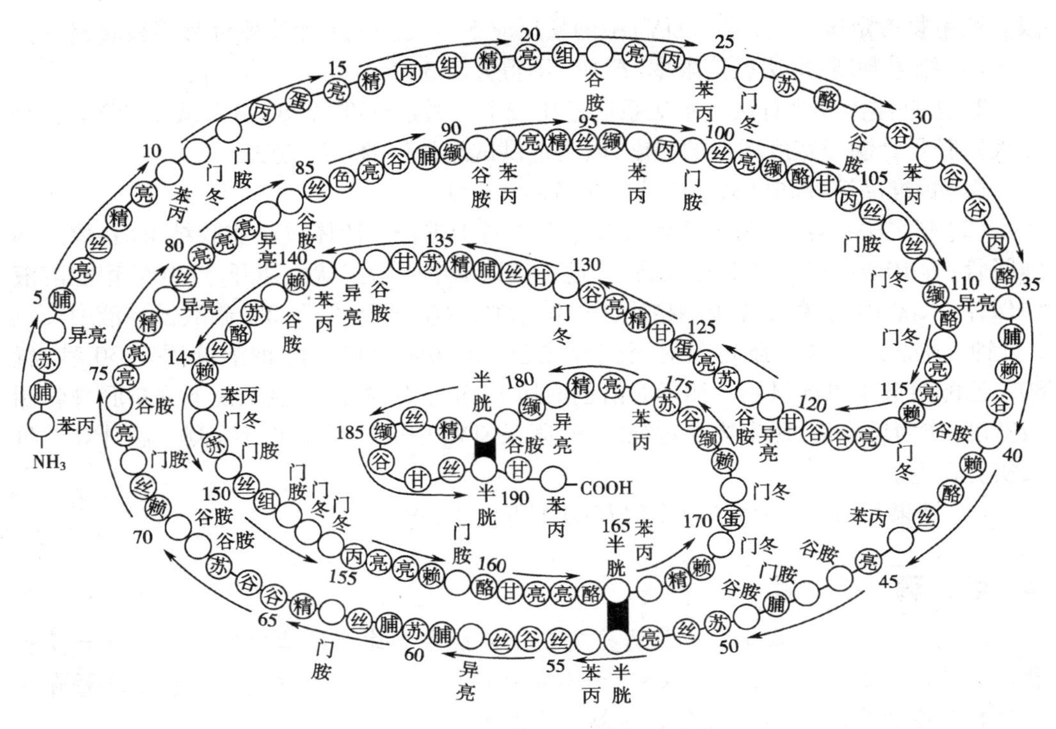

图 12-2　重组生长激素一级结构图

二、重组人生长激素生物效价的检定方法

重组人生长激素生物效价的检定同生长激素，按照 2010 年版《中国药典》二部附录ⅫP 规定的方法进行测定。

1. 去垂体大鼠体重法　本法系通过比较生长激素标准品（S）与供试品（T）对幼龄去垂体大鼠体重增加的程度，以测定供试品效价的一种方法。

（1）标准品溶液的制备：试验当日，取标准品，按标示效价用含 0.1% 牛血清白蛋白的 0.9% 氯化钠溶液制成高、低两种浓度的标准品溶液。一般高浓度标准品溶液配成每 1ml 含 0.1～0.2IU，低浓度标准品溶液配成每 1ml 含 0.025～0.05IU，高、低两个浓度比值（r）一般为 1∶0.25。标准品溶液分装成每天剂量并密封于 －15℃ 以下保存，临用时融化。

（2）供试品溶液的制备：按供试品的标示效价或估计效价（A_T），照标准品溶液的制备及保存方法制备和保存。

（3）测定法：取同一来源、品系，出生 26～28 天，体重 60～80g，同一性别，健康的大鼠，试验前 2～3 周手术摘除垂体，手术后于清洁级以上动物室饲养使其恢复，取去垂体手术后 2～3 周、体重变化小于手术前 ±10% 的大鼠，按体重随机等分成 4 组，每组至少 8 只，每只编号并记录体重。分别自颈部皮下注射一种浓度的标准品溶液或供试品溶液 0.5ml，每日 1 次，连续 6 日。于最后 1 次给药后 24 小时处死大鼠，称体重，必要时实验结束后可进行尸检，切开蝶鞍区，肉眼检查有无垂体残留，剔除有垂体残存的大鼠。每只动物给药后体重增加的克数作为反应值。供试品与标准品各剂量组所致反应的平均值应相当，低剂量组应较正常动物体重有明显的增加，高剂量组体重增加不致达极限。照生物检定统计法(附录XIV)中的量反应平行线测定法计算效价及实验误差。

(4)结果判断:本法可信限率(*FL*%)不得大于50%。

2. 去垂体大鼠胫骨法　本法系通过比较生长激素标准品(S)与供试品(T)对去垂体大鼠胫骨骨骺板宽度增加的程度,以测定供试品效价的一种方法。

(1)标准品溶液和供试品溶液的制备同体重法。

(2)测定法:本法可与去垂体大鼠体重法同步进行。待体重法实验结束后,取下两腿胫骨,置10%甲醛溶液保存,从胫骨近心端顶部中间沿矢状面切开,置10%甲醛溶液中保存,水洗10分钟后,置丙酮溶液中10分钟,水洗3分钟,置2%硝酸银溶液中染色2分钟,水洗后置水中强光照射至变棕黑色,于10%硫代硫酸钠溶液固定30秒,置80%乙醇溶液中供测量用。测量时沿刨面切1mm左右薄片,置显微镜下测量胫骨骨骺板宽度,作为反应值,照生物检定统计法(附录XIV)中的置反应平行线测定法计算效价及实验误差。

(3)结果判断:本法可信限率(*FL*%)不得大于50%。

点 滴 积 累

1. 重组人生长激素生物效价的检定方法包括去垂体大鼠体重法和去垂体大鼠胫骨法。系通过比较生长激索标准品(S)与供试品(T)对幼龄去垂体大鼠体重或胫骨骨骺板宽度增加的程度,以测定供试品效价的方法。

2. 两种方法的可信限率(*FL*%)均不得大于50%。

目标检测

一、选择题

(一)单项选择题

1. 以下不属于基因工程药物成品检定的项目是(　　)

A. 外源性DNA残留量　B. 外观检查　C. pH测定
D. 水分含量测定　E. 异常毒性试验

2. 人胰岛素由(　　)种(　　)个氨基酸组成。

A. 24,51　B. 26,48　C. 26,51
D. 11,21　E. 15,30

3. 胰岛素共有(　　)个二硫键。

A. 1　B. 2　C. 3
D. 4　E. 5

4. 2010年版《中国药典》三部附录规定,胰岛素的生物检定法为(　　)

A. 豚鼠试验法　B. 兔血糖法　C. 小鼠惊厥法
D. 大鼠血糖法　E. 小鼠血糖法

5. 胰岛素的生物检定选取的实验动物体重相差不得超过(　　)g。

A. 2　B. 3　C. 5

D. 10　E. 20

6. 小鼠血糖法的可信限率(*FL*%)不得大于(　　)

A. 10%　B. 15%　C. 20%

D. 25%　E. 50%

7. 小鼠正常血糖值约为(　　)mg/100ml。

A. 低于100　B. 100～120　C. 120～160

D. 160～180　E. 高于160

8. 重组人生长激素的分子量为(　　)

A. 5807　B. 22 500　C. 21 000

D. 21 500　E. 22 125

9. 重组人生长激素生物效价的检定法可信限率(*FL*%)不得大于(　　)

A. 10%　B. 15%　C. 20%

D. 25%　E. 50%

10. 重组人生长激素生物效价的检定法最少需要(　　)只实验动物。

A. 12　B. 24　C. 32

D. 40　E. 48

(二)多项选择题

1. 以下属于基因工程药物的有(　　)

A. 反义核酸　B. 重组人促红细胞生成素

C. 重组链激酶　D. 重组胰岛素

E. 注射用抑肽酶

2. 基因工程药物具有以下特点(　　)

A. 可以克服天然生物材料生产药物时存在的潜在危险

B. 可以大规模生产

C. 分子量不确定,结构复杂

D. 质量评价更为严格

E. 扩大药物来源

3. 基因工程药物的检定根据生产过程需进行(　　)

A. 原液检定　B. 半成品检定　C. 成品检定

D. 中间体检定　E. 质粒载体的检定

4. 重组人生长激素生物效价的检定方法包括(　　)

A. 去垂体大鼠体重法　B. 去垂体小鼠体重法

C. 去垂体大鼠胫骨法　D. 去垂体小鼠胫骨法

E. 去垂体家兔胫骨法

二、简答题

1. 简述小鼠血糖法测定胰岛素生物效价的原理和过程。
2. 基因工程药物的检定和普通药物有何区别?
3. 胰岛素和重组人生长激素的生物检定对实验动物有哪些要求?

(王丽娟)

实训项目七　胰岛素效价测定——小鼠血糖法

【实训目的】

1. 掌握小鼠血糖法测定胰岛素效价的操作过程。
2. 熟悉小鼠血糖法的测定原理。
3. 了解胰岛素的结构和临床药理学作用。

【试验原理】

胰岛素是由胰岛β细胞受内源性或外源性物质的刺激而分泌的一种蛋白质激素。胰岛素由A、B两个肽链组成。人胰岛素A链有11种21个氨基酸，B链有15种30个氨基酸，共26种51个氨基酸组成。

胰岛素是机体内唯一降低血糖的激素，也是唯一同时促进糖原、脂肪、蛋白质合成的激素。其主要药理作用为：①调节糖代谢，促进全身组织对葡萄糖的摄取和利用，并抑制糖原的分解和糖原异生；②调节脂肪代谢，促进脂肪的合成与贮存，使血中游离脂肪酸减少，同时抑制脂肪的分解氧化；③调节蛋白质代谢，促进细胞对氨基酸的摄取和蛋白质的合成，抑制蛋白质的分解；④促进钾离子和镁离子穿过细胞膜进入细胞内；促进脱氧核糖核酸（DNA）、核糖核酸（RNA）及三磷酸腺苷（ATP）的合成。

2010年版《中国药典》三部附录规定，胰岛素的生物检定法为小鼠血糖法。系根据胰岛素降低血糖的药理作用，比较胰岛素标准品（S）与供试品（T）引起小鼠血糖下降的剂量与反应的两条平行直线关系，间接测定等反应剂量的方法。并按双交叉设计，减少试验动物间差异的影响，由测定每组各动物给药后的血糖值，再照量反应平行线测定双交叉设计法计算供试品的效价及实验误差。

本法的可信限率（*FL*%）不得大于25%。*FL*% >25%者应重复试验。

【实训内容】

一、试验材料

1. 设备与器材　紫外分光光度计、万分之一分析天平、天平、恒温水浴箱、离心机、pH计、微量取样器、加样器、注射器等。

2. 药品与试剂

（1）试剂：葡萄糖氧化酶（GOD）溶液（40U/ml以上）、过氧化物酶（POD）溶液（3mg/ml）、枸橼酸（0.1mol/L）缓冲液（pH6.6）、氯化钠、葡萄糖标准溶液（10mg/ml）、二甲基苯胺、4-氨基安替比林、5%三氯醋酸溶液、1%草酸钾溶液等。

（2）药品：胰岛素注射液。

3. 实验动物　健康无伤、同一来源、同一性别、出生日期相近的成年小鼠，体重相差不得超过3g。

二、试验方法与步骤

1. 标准品溶液的配制　精密称取胰岛素标准品适量，按标示效价，加入每100ml中含有苯酚0.2g并用盐酸调节pH为2.5的0.9%氯化钠溶液，使溶解成每1ml中含

20U 的溶液，分装于适宜的容器内，4~8℃贮存。

试验当日，精密量取标准品溶液适量，按高、低剂量组（d_{S_2}、d_{S_1}）加 0.9% 氯化钠溶液（pH2.5）配成两种浓度的稀释液，高、低剂量的比值（r）不得大于 1∶0.5。高浓度稀释液一般可配成每 1ml 中含 0.06~0.12U，调节剂量使低剂量能引起血糖明显下降，高剂量不致引起血糖过度降低，高、低剂量间引起的血糖下降有明显差别。

2. 供试品溶液与稀释液的配制　按供试品的标示量或估计效价（A_T），照标准品溶液与其稀释液的配制法配成高、低两种浓度的稀释液，其比值（r）应与标准品相等，供试品和标准品高、低剂量所致的反应平均值应相近。

3. 操作方法　将小鼠按体重随机分成 4 组，每组不少于 10 只，逐只编号，各组小鼠分别自皮下注入一种浓度的标准品或供试品稀释液，每鼠 0.2~0.3ml，但各鼠的注射体积（ml）应相等。注射后 40 分钟，按给药顺序分别自眼静脉丛采血，测定血样的血糖值。第一次给药后间隔至少 3 小时，按双交叉设计，对每组的各鼠进行第二次给药，并测定给药后 40 小时的血糖值。给药顺序见下表。照 2010 年版《中国药典》生物检定统计法中量反应平行线测定，双交叉设计法计算效价及实验误差。

	第一组	第二组	第三组	第四组
第一次试验	d_{S_1}	d_{S_2}	d_{T_1}	d_{T_2}
第二次试验	d_{T_2}	d_{T_1}	d_{S_2}	d_{S_1}

4. 结果判断　本法的可信限率（$FL\%$）不得大于 25%。$FL\%$ >25% 者应重复试验。

【实训报告】

检品名称		生产厂家	
检品规格		生产批号	
检品数量		包装和外观	
检品生产单位			
有效期			
检验项目	胰岛素效价		
检验依据	2010 年版《中国药典》部　附录		
检验方法	小鼠血糖法		

检验结果：

标准品　　胰岛素国家标准品（mU/ml）　　标示效价

d_{S_1}

d_{S_2}

供试品　　胰岛素注射液　　标示效价

d_{T_1}

d_{T_2}

续表

	第一组			第二组			第三组			第四组			
	第1次	第2次	两次反应和	第1次	第2次	两次反应和	第1次	第2次	两次反应和	第1次	第2次	两次反应和	
	d_{S_1}	d_{T_2}		d_{S_2}	d_{T_1}		d_{T_1}	d_{S_2}		d_{T_2}	d_{S_1}		
y	$y_{S_1}(1)$	$y_{T_2}(2)$	$y(1)+y(2)$	$y_{S_2}(1)$	$y_{T_1}(2)$	$y(1)+y(2)$	$y_{T_1}(1)$	$y_{S_2}(2)$	$y(1)+y(2)$	$y_{T_2}(1)$	$y_{S_1}(2)$	$y(1)+y(2)$	总和
	…	…	…	…	…	…	…	…	…	…	…	…	
Σ	$S_1(1)$										$S_1(2)$		S_1
				$S_2(1)$				$S_2(2)$					S_2
					$T_1(2)$		$T_1(1)$						T_1
		$T_2(2)$								$T_2(1)$			T_2
												Σy	

$FL\%$ =

检验结论：

检验人：　　　　　　复核人：

室温：　　　　　　湿度：

检验日期：

【实训注意】

1. 小鼠正常血糖值约为120~160mg/100ml。实验采用的低剂量应能够使小鼠血糖明显下降（降低20%~30%），高剂量应不致引起血糖过度降低（低于50mg/100ml），以保证给药剂量在比较灵敏的范围内，提高试验的成功率。

2. 实验动物与试验成功率有密切关系，实验动物的出生日期、性别、饲养条件的不同均能引起的误差，因此一次实验要求用同一来源、同一性别、出生日期相近的小鼠。

3. 交叉试验应间隔一段时间进行，以减少交互影响，提高试验成功率。交叉实验间隔周期至少3小时以上。

4. 胰岛素的降糖作用与温度关系密切，因此，在试验中温度应保持恒定，给药剂量也要根据季节、室温的变化进行适当调整。

5. 本法所用动物较小，且需要进行交叉试验，因此，采用微量精确的酶法测定血糖，试验中全部操作均要注意精确，尽量减少人为误差。

6. 自眼眦静脉丛取血后的小鼠应迅速用脱脂棉轻压伤口止血。

7. 每只小鼠自给药开始换盒、禁食、供水，每组动物采血后恢复给饲料和饮水。

【实训检测】

1. 小鼠血糖法测定胰岛素效价时,应注意哪些细节以保证试验的准确性?
2. 小鼠血糖法在挑选实验动物时应注意什么?
3. 试验结果如何处理? 怎样计算 *FL%*?

【实训评价】

评价项目、内容及标准详见附录四。

（王丽娟）

第十三章　几种常见药品的生物活性检定

生物测定技术的一个主要用途是用于测定理化方法不能测定其效价的一部分药品的生物活性，补充了理化检验的不足。随着科学技术的不断发展和新药的不断发现，一些品种的生物测定法可能被理化检验代替，而一些新药的生物测定技术方法又在不断建立，因而生物测定技术总在不断吸收新技术、新内容而发挥新的作用。本章主要介绍尿激酶、肝素、单克隆抗体和卡介苗等几种临床常使用品种的生物测定技术方法。

第一节　酶

一、概述

20世纪后半叶，生物科学和生物工程飞速发展，随着核酸类酶、抗体酶和端粒酶等新酶的研究开发，以及酶分子修饰、酶固定化和酶在有机介质中的催化作用等酶技术的发展，酶在医药方面的应用不断扩大。20世纪60年代，de Duve就提出酶类药物是替代治疗遗传缺陷病的一种可行方式。1987年，第一种重组酶类药物 activasel 诞生，由FDA批准，用于治疗由冠状动脉阻塞引起的心脏病，标志着酶类药物新时代的到来。由于生物化学反应主要依赖于催化，很明显酶类药物在血液病、遗传病、灼伤清除、传染性疾病和癌症等治疗方面有广阔的前景。早期酶类药物其临床应用以消化及消炎为主，近代已扩展至降压、凝血与抗凝血、抗氧化、抗肿瘤等多种用途。其制剂品种已超过700种，国内生产品种也从原来的十几种发展到现有的百余种。

尿激酶是一种具有溶解血栓功能碱性蛋白酶，由肾脏产生，主要存在于人和其他哺乳动物的尿液中，可以从尿液中分离得到。人尿平均含有5~6U/ml。尿激酶有多种分子量形式，主要有31 300和54 700两种。尿中的尿胃蛋白酶原在酸性条件下可以激活生成尿胃蛋白酶，后者在酸性条件下可以把分子量54 700的天然尿激酶降解为分子量31 300的尿激酶。尿激酶是专属性很强的蛋白水解酶，血纤维蛋白溶酶原是它唯一的天然蛋白质底物，它作用于精氨酸-缬氨酸键使得纤溶酶原转为纤溶酶，并最终导致血栓的溶解。尿激酶的pI（等电点）为pH8~9，主要部分在pH8.6左右。溶液状态不稳定，冻干状态可稳定数年。加入1% EDTA、人血清蛋白或明胶可防止酶的表面变性作用。临床上用于治疗各种血栓性疾病，如心肌梗死、脑血栓、肺血栓、四肢动脉血栓症、视网膜血管闭塞症、风湿性关节炎等。

2010年版《中国药典》以气泡上升法测量其效价，该法系比较尿激酶标准品和供试品溶解蛋白凝块的能力，以测定供试品的效价。测定原理是利用尿激酶激活纤维蛋白溶酶原,使其转化为纤维蛋白溶酶,而纤维蛋白原在凝血酶的作用下转变为纤维蛋白凝块,此凝块在纤维蛋白溶酶作用下水解为可溶性小分子多肽,此时溶液中气泡上升越快,则说明尿激酶活力越高。

二、检定方法

（一）测定前标准品、供试品及其他试剂的配制

1. 试剂

(1)牛纤维蛋白原溶液:取牛纤维蛋白原,加巴比妥-氯化钠缓冲液(pH7.8)制成每1ml中含6.67mg可凝结蛋白的溶液。

(2)牛凝血酶溶液:取牛凝血酶,加巴比妥-氯化钠缓冲液(pH7.8)制成每1ml中含6.0U的溶液。

(3)牛纤维蛋白溶酶原溶液:取牛纤维蛋白溶液酶原,加三羟甲基氨基甲烷缓冲液(pH9.0)制成每1ml中含1~1.4酪蛋白单位的溶液(如溶液浑浊,离心,取上清液备用)。

(4)混合溶液:临用前取等容积的牛凝血酶溶液和牛纤维蛋白溶酶原溶液,混匀。

2. 标准品溶液的制备　取尿激酶标准品,加巴比妥-氯化钠缓冲液(pH7.8)制成每1ml中含60U的溶液。

3. 供试品溶液的制备　取本品适量,用巴比妥-氯化钠缓冲液(pH7.8)溶解,混匀,并稀释成与标准品溶液相同的浓度。

（二）测定方法

1. 效价测定　取试管4支,各加牛纤维蛋白原溶液0.3ml,置37℃±0.5℃水浴中,分别加入巴比妥-氯化钠缓冲液(pH7.8)0.9、0.8、0.7和0.6ml,依次加标准品溶液0.1、0.2、0.3和0.4ml,再分别加混合溶液0.4ml,立即摇匀,分别计时。反应系统应在30~40秒内凝结,当凝块内小气泡上升到反应系统体积一半时作为反应终点,记时。以尿激酶浓度的对数为横坐标,以反应终点时间的对数为纵坐标,进行直线回归。供试品按上法测定,用线性回归方程求得效价,计算每1mg供试品的效价(单位)。标准品和供试品各作2次,所得的直线亦应平行,否则应重复试验。

2. 蛋白质含量测定　取供试品约10mg,精密称定,照氮测定法(2010年版《中国药典》二部附录ⅦD第二法)测定:将样品置凯氏定氮瓶中,加硫酸钾约0.3g、30%硫酸铜5滴、硫酸1ml消化,开始时用低温加热,待内容物全部炭化、泡沫停止后,再升高温度保持微沸,消化至澄明,呈蓝绿色,继续消化约60分钟。

取2%硼酸吸收液10ml置100ml锥形瓶内,将凯氏蒸馏器冷凝管末端浸入硼酸吸收液内,将消化好的供试品移入凯氏蒸馏器内,用水洗定氮瓶3~4次,将洗液移入蒸馏器内,再加入50%氢氧化钠溶液5ml,然后进行蒸馏,待接收液总体积为35~50ml,将冷凝管末端移出液面,使蒸汽继续冲洗约1分钟,用水淋洗尖端后停止蒸馏。接收液用硫酸滴定液(0.005mol/L)进行滴定,至溶液由蓝绿色变为灰紫色,并将滴定的结果用空白试验校正。将结果乘以6.25,即得供试品中蛋白含量,并计算每1mg供试品中的蛋白量(mg)。

（三）比活计算

比活计算按照式(13-1)进行。

$$比活=\frac{每1mg供试品的效价(单位)}{每1mg供试品中蛋白量(mg)}\quad 式(13\text{-}1)$$

注：尿激酶保存需遮光，密封，10℃以下；每毫克蛋白中尿激酶活力不得少于100 000U。

（四）注意事项

1. 效价测定时所使用的各种蛋白或酶均具有生物活性，因此在测定时保证它们的活性未受任何影响，否则对测定结果会有影响。

2. 消化时应注意旋转凯氏定氮瓶，将附在瓶壁上的碳粒冲下，对样品彻底消化。若样品不易消化至澄清透明，可将凯氏定氮瓶中溶液冷却，加入数滴过氧化氢后再继续加热至完全。

3. 硼酸吸收液的温度不应超过40℃，否则氨吸收减弱，造成检测结果偏低。可把接收瓶置于冷水浴中。

4. 在重复性条件下，两次独立测定结果的绝对差值不得超过算术平均值的10%。

点滴积累

1. 尿激酶是一种具有溶解血栓功能碱性蛋白酶，由肾脏产生，主要存在于人和其他哺乳动物的尿液中，可以从尿液中分离得到。

2.《中国药典》以气泡上升法测量其效价，该法系比较尿激酶标准品和供试品溶解蛋白凝块的能力，以测定供试品的效价。

第二节　肝　　素

一、概述

肝素系天然酸性黏多糖，为线性阴离子聚电解质，是由结构不一、带有很强负电荷的链所组成的一族化合物，具有延长血凝时间的作用。肝素最早得自肝脏，但以肺脏含量最丰富。动物体内的肝素以与蛋白结合成复合体的形式存在，故不显抗凝血作用。肝素是一种水溶性物质，由多种不同分子量的肝素组成，其分子量为3000～50 000D。药用肝素系自猪或牛的肠黏膜中提取，故可能发生过敏反应。1977年版药典起始规定用新鲜兔血量反应平行线测定；2005年版药典新增兔、猪血浆法，本法系比较肝素标准品(S)与供试品(T)延长新鲜兔血或兔、猪血浆凝结时间的作用，以测定供试品的效价。

二、检定方法

（一）测定前标准品、供试品与血浆的配制与制备

1. 标准品溶液的配制　精密称取肝素标准品适量，按标示效价加灭菌水溶解使成每1ml中含100U的溶液，分装于适宜的容器内，4～8℃贮存，如无沉淀析出，可在3个月内使用。

2. 标准品稀释液的配制　试验当日，精密量取标准品溶液，按高、中、低剂量组

(d_{S_3}、d_{S_2}、d_{S_1})用0.9%氯化钠溶液配成3种浓度的稀释液,相邻两浓度的比值(r)应相等;调节剂量使低剂量组各管的平均凝结时间较不加肝素对照管组明显延长。高剂量组各管的平均凝结时间,用新鲜兔血者,以不超过60分钟为宜,其稀释液一般可配成每1ml中含肝素2~5U,r为1:0.7左右;用血浆者,以不超过30分钟为宜,其稀释液一般可配成每1ml中含肝素0.5~1.5U,r为1:0.85左右。

3. 供试品溶液与稀释液的配制 按供试品的标示量或估计效价(A_T),照标准品溶液与稀释液的配制法配成高、中、低(d_{T_3}、d_{T_2}、d_{T_1})3种浓度的稀释液。相邻两浓度之比值(r)应与标准品相等,供试品与标准品各剂量组的凝结时间应相近。

4. 血浆的制备 迅速收集兔或猪血置预先放有8%枸橼酸钠溶液的容器中,枸橼酸钠溶液与血液容积之比为1:19,边收集边轻轻振摇,混匀,迅速离心约20分钟(离心力不超过1500×g为宜,g为重力常数)。立即吸出血浆,分成若干份分装于适宜容器内,低温冻结贮存。临用时置37℃±0.5℃水浴中熔化,用两层纱布或快速滤纸过滤,使用过程中在4~8℃放置。

(二)测定法

1. 新鲜兔血 取管径均匀(0.8cm×3.8cm或1.0cm×7.5cm)、清洁干燥的小试管若干支,每管加入一种浓度的标准品或供试品稀释液0.1ml,每种浓度不得少于3管,各浓度的试管支数相等。取刚抽出的兔血适量,分别注入小试管内,每管0.9ml,立即混匀,避免产生气泡,并开始计算时间。将小试管置37℃±0.5℃恒温水浴中,从动物采血时起至小试管放入恒温水浴的时间不得超过3分钟,注意观察并记录各管的凝结时间。测定法的可信限率$FL(\%)$不得大于10%。

2. 血浆 取上述规格的小试管若干支,分别加入血浆一定量,置37℃±0.5℃恒温水浴中预热5~10分钟后,依次每管加入一种浓度的标准品或供试品稀释液及1%氯化钙溶液,每种浓度不得少于3管,各浓度的试管支数相等。血浆、肝素稀释液和氯化钙溶液的加入量分别为0.5、0.4和0.1ml(或0.8、0.1和0.1ml),加入氯化钙溶液后,立即混匀,避免产生气泡,并开始计算时间,注意观察并记录各管凝结时间。将各管凝结时间换算成对数,照生物检定统计法(附录XⅣ)中的量反应平行线测定法计算效价及实验误差。测定法的可信限率$FL(\%)$不得大于5%。

(三)注意事项

1. 用新鲜兔血检定时,取血要求出血快,出血快慢是试验成败的关键,一般多采用动脉取血。

2. 血液加入预先加入肝素的小试管时,应防止产生气泡,加血后立即用小玻璃棒混匀。

3. 加血次序由高剂量到低剂量,且标准品和供试品要对应加入血液。

4. 水浴的水面要高于试管内的液面,防止出现下面凝结、上面不凝结的现象。

5. 终点观察可采用倒转法,也可采用压板法或测凝棒法,即将试管轻轻倾斜90°,血液不流动为终点。开始时,手拿起管子,并用手指轻轻弹管壁,即可见液面颤动,此时可隔2~3分钟观察1次;当液面开始凝固,手指轻弹管壁已不太颤动时,每隔1分钟观察1次;当手指轻弹管壁几乎不再颤动时,0.5分钟观察1次。

点 滴 积 累

1. 肝素系天然酸性黏多糖,具有延长血凝时间的作用。

2. 药典规定用新鲜兔血量反应平行线测定,系比较肝素标准品与供试品延长新鲜兔血或兔、猪血浆凝结时间的作用,以测定供试品的效价。

第三节　单克隆抗体

一、概述

抗体是由 B 淋巴细胞转化而来的浆细胞分泌的,每个 B 淋巴细胞株只能产生一种它专有的、针对一种特异性抗原决定簇的抗体。这种从一株单一细胞系产生的抗体就叫单克隆抗体(McAb),简称单抗。

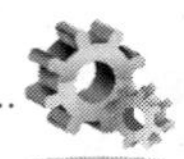

知 识 链 接

单抗的研究历史

1975 年 Koehler 和 Milstein 制备了第一代单抗,但它来源于小鼠的 B 细胞杂交瘤,可被人体免疫系统识别,因此应用受到了很大限制。1982 年,Levy 制备了一个针对 B 淋巴瘤患者瘤细胞的单抗,取得很好效果。随后开始采用基因工程的方法生产人源或人源化的单抗以及嵌合型的单抗,1984 年报道了人-鼠杂交瘤的构建方法,并于 1987 年进行了首次临床试验,1986 年美国 FDA 批准抗 CD3 单抗 OKT3 用于抗移殖排斥反应。1995 年 17-1A 鼠单抗在欧洲上市用于治疗大肠癌。单克隆抗体作为诊断试剂也已经被广泛应用,如快速乙肝表面抗原酶标诊断试剂盒、对肿瘤的诊断和检测试剂等。近年来单抗治疗药物迅速发展,一些已经被应用于临床。

单抗药物一般分为治疗疾病(尤其是肿瘤)的单抗药剂、抗肿瘤单抗偶联物、治疗其他疾病的单抗。单抗药剂针对的靶点通常为细胞表面的疾病相关抗原或特定的受体,如最早被美国 FDA 批准用于治疗肿瘤的单抗药物利妥昔单抗。抗肿瘤单抗偶联物或称免疫偶联物(immunoconjugate)是由单抗与有治疗作用的物质(如放射性核素、毒素和药物等)两部分构成的,其中包括放射免疫偶联物、免疫毒素、化学免疫偶联物,此外还有酶结合单抗偶联物、光敏剂结合单抗偶联物等。

二、ELISA 测定单克隆抗体效价检定方法

单抗药物的效价测定一般采用 ELISA 法(间接法)。其主要过程为首先将已知定量抗原吸附在聚苯乙烯微量反应板的凹孔内,加待测抗体,保温后洗涤以除去未结合的杂蛋白质,加酶标抗抗体,保温后洗涤,加底物保温 30 分钟后,加酸或碱终止酶促反应,用目测或光电比色测定抗体含量。

(一) 实验前的准备

1. 仪器　聚苯乙烯96孔酶标板、微量移液管、酶联免疫阅读仪、水浴锅。

2. 试剂

(1)抗原及酶标记抗体

1)抗原:兔抗人IgG(rabbit anti-human IgG, Code No. A0423)。

2)酶标抗抗体:兔抗鼠IgG-HRP(rabbit anti-mouse IgG-HRP, Code No. P0260);使用时按照说明书要求稀释。

(2)包被液(50mmol/L, pH9.5的碳酸盐溶液):称取 Na_2CO_3 0.159g、$NaHCO_3$ 0.294g,加蒸馏水溶液,定容至100ml。

(3)磷酸盐-NaCl缓冲液(100mmol/L, pH7.4的PBS):称取NaCl 8.0g、$Na_2HPO_4 \cdot 12H_2O$ 2.9g、KCl 0.2g、KH_2PO_4 0.2g,加蒸馏水溶解,定容至1000ml。

(4)洗涤液(含0.05% Tween 20的PBS):1L PBS中加入500μl Tween 20。

(5)封闭液(含1%牛血清清蛋白、0.1% Tween 20的PBS):10ml PBS中加入100mg BSA、10μl Tween 20。

(6)底物溶液

1)磷酸钠盐缓冲液(0.1mol/L, pH6.0):称 $Na_2HPO_4 \cdot 12H_2O$ 2.2g、$NaH_2PO_4 \cdot 2H_2O$ 6.84g,用蒸馏水溶解,定容至500ml。

2)TMB贮液:称60mg TMB溶于10ml二甲基亚砜中,4℃避光保存。

3)底物应用液:现用现配,磷酸钠缓冲液10ml、TNB贮液10μl、30% H_2O_2 15μl,混匀。

(7)终止液:2mol/L H_2SO_4。

(二) 操作步骤

1. 抗原包被　兔抗人IgG作为抗原,用包被液1:8000稀释,100μl/孔加入聚苯乙烯96孔反应板中,4℃放置过夜。

2. 洗涤　次日倾去凹孔内的液体,洗涤液洗3次。

3. 封闭　加100μl/孔封闭液,室温放置0.5小时。

4. 洗涤　用洗涤液洗3次。

5. 加待测样品(一抗)　将含单克隆抗体的细胞培养上清在另一块板上用PBS连续稀释(按照1:2或1:10),100μl/孔加到已包被的板上,每个样品平行做两份,PBS或空白培养基作为阴性对照,已知样品作为阳性对照,加盖37℃恒温箱温育1~2小时。

6. 洗涤　用洗涤液洗3次。

7. 加酶标抗抗体　兔抗鼠IgG-HRP用封闭液1:8000稀释,100μl/孔,加盖37℃恒温箱温育1小时。

8. 洗涤　用洗涤液洗5次,蒸馏水洗2次。

9. 显色　加新鲜配制的底物溶液100μl/孔,室温暗处放置5~30分钟,显示蓝色。

10. 终止反应、比色　加50μl/孔终止液,颜色变黄,用酶标仪测定450nm处各孔的吸光值,阳性反应的最大稀释度为待测样品的效价。

点 滴 积 累

1. 每个B淋巴细胞株只能产生一种它专有的、针对一种特异性抗原决定簇的抗体。这种从一株单一细胞系产生的抗体就叫单克隆抗体(McAb)，简称单抗。

2. ELISA是以免疫学反应为基础，将抗原、抗体的特异性反应与酶对底物的高效催化作用相结合起来的一种敏感性很高的试验技术。

第四节　卡　介　苗

一、概述

结核病是一种古老的传染病，在历史上流行猖獗，被称为白色瘟疫。结核分枝杆菌(*Mycobacterium tuberculosis*，Mtb)是结核病的病因，它是导致人类患病和死亡的主要原因之一。历史上用于预防结核病的疫苗种类繁多，有死疫苗、化学提取疫苗等，均因不同原因停止使用，目前广泛应用的是卡介苗(BCG)。1907年，法国巴斯德研究所的Calmette和Guerin受到玉米退化的启发，将有毒力的牛型分枝杆菌(Mb)分离物在5%甘油胆汁马铃薯培养基上培养，历经13年，传230代后使致病力完全丧失，获得减毒株，于1921年研制成功BCG，并作为口服疫苗首次在婴儿中进行试验。1922~1928年，法国有5万多名儿童口服BCG。此后采用了其他新的接种方法，如皮内接种、多点针刺、划痕法。1923年开始在全世界广泛使用。1928年将这株细菌取名为卡介菌(bacille Calmette-Guerin，BCG)，用卡介菌制成的活苗称卡介苗(bacille Calmette-Guerin vaccine)。1948年在巴黎召开了全球第一次卡介苗会议，会议正式确认了BCG预防结核病的效果。1974年，WHO将BCG接种纳入扩大免疫计划，全世界已有100多个国家推广使用，已接种超过30亿剂(每年约接种1亿儿童)。

国外采用BCG预防麻风已有很长的历史，几次大规模的现场试验证实，效果为20%~80%。有研究发现接种BCG儿童的白血病发病率较未接种者显著降低。研究表明BCG能促进巨噬细胞的吞噬功能，是良好的非特异性免疫增强剂。从20世纪60年代开始，相继有人将BCG用于治疗癌症，如浅表膀胱癌、黑色素瘤等。

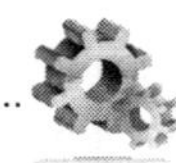

知 识 链 接

我国卡介苗的研究和应用情况

1933年，我国留法学者王良自法国引进菌株并在重庆筹办了我国第一个BCG实验室。1937年刘永纯开始在上海巴斯德研究院生产BCG。1948年，陈正仁、魏锡华、朱宗尧从丹麦血清疫苗研究所引进丹麦亚株823，在北京组建BCG实验室，从事疫苗毒种、生产工艺的研究，并进行大批量的疫苗生产。为便于农村、边远地区的使用，1985年国内全部推行上海生物制品研究所的种子批菌种D2PB320S2甲10株为生产疫苗株。我国于20世纪50年代初期已开始在全国推广BCG接种工作，1978年纳入儿童计划免疫，目前全国使用数已超过10亿人次。

我国采用 BCG 作为免疫增强剂，采取小量、多次、长期的疗程，使机体积累并维持低度的非特异性免疫水平，应用于临床有 40 年之久。已报道对慢性支气管炎、反复呼吸道感染、感冒及儿童支气管哮喘作用明显。近些年来用于治疗浅表膀胱癌、过敏性鼻炎、扁平疣、慢性荨麻疹、原发性肾炎、顽固性疖肿、寻常疣、乙型肝炎等疾病均取得一定的疗效。

二、检定方法

除水分测定、活菌数测定和热稳定性试验外，按标示量加入灭菌注射用水，复溶后进行其余各项检定。稀释剂均为灭菌注射用水。

（一）鉴别试验

应做抗酸染色涂片检查，细菌形态与特性应符合卡介菌特征。

（二）物理检查

1. 外观　白色疏松体或粉末状，按标示量加入注射用水，应在 3 分钟内复溶为均匀悬液。

2. 水分　应不高于 3.0%。

3. 纯菌检查　按附录Ⅻ A 的方法进行，生长物做涂片镜检，不得有杂菌。

4. 效力测定　用结核菌素纯蛋白衍生物皮肤试验（皮内注射 0.2ml，含 10IU）阴性、体重 300~400g 的同性豚鼠 4 只，每只皮下注射 0.5mg 供试品，注射 5 周后皮内注射 TB-PPD 10IU/0.2ml，并于 24 小时后观察结果，局部硬结反应直径应不小于 5mm。

5. 活菌数测定　每亚批疫苗均应做活菌数测定。抽取 5 支疫苗稀释并混合后进行测定，培养 4 周后含活菌数应不低于 1.0×10^{6} cfu/mg。本试验可与热稳定性试验同时进行。

6. 无有毒分枝杆菌试验　选用结核菌素纯蛋白衍生物皮肤试验（皮内注射 0.2ml，含 10IU）阴性、体重 300~400g 的同性豚鼠 6 只，每只皮下注射相当于 50 次人用剂量的供试品，每 2 周称体重 1 次，观察 6 周，动物体重不应减轻；同时解剖检查每只动物，若肝、脾、肺等脏器无结核病变，即为合格。若动物死亡或有可疑病灶时，按以下方法进行：用结核菌素纯蛋白衍生物皮肤试验（皮内注射 0.2ml，含 10IU）阴性、体重 300~400g 的同性豚鼠 6 只，于股内侧皮下各注射 1ml 菌液（10mg/ml），注射前称体重，注射后每周观察 1 次注射部位及局部淋巴结的变化，每 2 周称体重 1 次，豚鼠体重不应降低。6 周时解剖 3 只豚鼠，满 3 个月时解剖另 3 只，检查各脏器应无肉眼可见的结核病变。若有可疑病灶时，应做涂片和组织切片检查，并将部分病灶磨碎，加少量生理氯化钠溶液混匀后，由皮下注射 2 只豚鼠，若证实系结核病变，该菌种即应废弃。当试验未满 3 个月时，豚鼠死亡则应解剖检查，若有可疑病灶，即按上述方法进行，若证实系结核病变，该菌种即应废弃。若证实属非特异性死亡，且豚鼠死亡 1 只以上时应复试。

7. 热稳定性试验　取每亚批疫苗于 37℃ 放置 28 天测定活菌数，并与 2~8℃ 保存的同批疫苗进行比较，计算活菌率；放置 37℃ 的本品活菌数应不低于置 2~8℃ 本品的 25%，且不低于 2.5×10^{5} cfu/mg。

点滴积累

1. 卡介苗可以来预防结核病，它还可以用来预防麻风病、治疗肿瘤等。

2. 我国于20世纪50年代初期已开始在全国推广卡介苗接种工作，1978年纳入儿童计划免疫，目前全国使用数已超过10亿人次。

目标检测

一、选择题

（一）单项选择题

1. 尿激酶具有（　　）功能。
   A. 溶解血栓　B. 降低体温　C. 解毒
   D. 抑制免疫性反应　E. 预防猝死

2. 尿激酶属于什么类型的物质（　　）
   A. 皂苷　B. 蛋白质　C. 氨基酸
   D. 核酸　E. 多糖

3. 肝素属于什么类型的物质（　　）
   A. 皂苷　B. 蛋白质　C. 氨基酸
   D. 核酸　E. 多糖

4. 肝素是用（　　）法测定其效价的。
   A. 新鲜兔血　B. 小鼠　C. 大鼠
   D. 家兔　E. 家猫

5. 抗体是由（　　）转化而来的。
   A. T细胞　B. 白细胞　C. 红细胞
   D. B淋巴细胞　E. 以上都不对

6. ELISA试验中使用的终止液是（　　）
   A. 2mol/L硫酸　B. 2mol/L盐酸　C. 2mol/L硝酸
   D. 2mol/L醋酸　E. 2mol/L磷酸

7. 卡介苗的简写为（　　）
   A. BFD　B. BCG　C. BDG
   D. APT　E. SUV

8. 卡介苗效力测试时，局部硬结反应直径应不小于（　　）
   A. 3mm　B. 4mm　C. 5mm
   D. 6mm　E. 7mm

（二）多项选择题

1. 尿激酶的分子量主要有（　　）
   A. 31 300　B. 54 700　C. 28 454
   D. 73 260　E. 21 245

2. 单抗药物一般分为（　　）
   A. 治疗疾病（尤其是肿瘤）的单抗药剂
   B. 抗肿瘤单抗偶联物
   C. 治疗其他疾病的单抗
   D. 治疗头痛的单抗
   E. 治疗结核病的单抗

二、简答题

1. 简述尿激酶气泡法测定原理。
2. 简述卡介苗效力测定的方法。

（张　颖）

参考文献

1. 周海钧. 药品生物检定. 北京:人民卫生出版社,2005
2. 李渝梅. 药品生物检定技术. 第2版. 北京:化学工业出版社,2010
3. 李渝梅,张虹. 生物制药综合应用技术. 北京:化学工业出版社,2010
4. 赵卫峰. 药品生物检定技术. 北京:中国医药科技出版社,2009
5. 汪穗福. 药品生物测定技术. 北京:化学工业出版社,2009
6. 国家药典委员会. 中华人民共和国药典(2010年版). 北京:中国医药科技出版社,2010
7. 张朝武. 细菌学检验. 北京:人民卫生出版社,2006
8. 郝光荣. 实验动物学. 第2版. 上海:第二军医大学出版社,2002

目标检测参考答案

第一章　药品生物检定的基本概念和任务

一、选择题

（一）单项选择题

1. B　　2. A　　3. D　　4. B

（二）多项选择题

1. AB　　2. BCDE　　3. ABCDE　　4. DE

二、简答题（略）

第二章　药品生物检定技术基础知识

一、选择题

（一）单项选择题

1. A　　2. B　　3. A　　4. A　　5. B　　6. B　　7. B　　8. B　　9. D　　10. D

11. B　　12. A

（二）多项选择题

1. ABCDE　　2. ABC　　3. ACD　　4. BE　　5. CE　　6. ABCE

二、简答题（略）

第三章　无菌检查法

一、选择题

（一）单项选择题

1. D　　2. C　　3. B　　4. A　　5. E　　6. D　　7. C　　8. E　　9. E　　10. B

（二）多项选择题

1. ABCDE　　2. AB　　3. AC

二、简答题（略）

三、实例分析

根据表3-1、3-2、3-3，批出厂最少检验量为2%或20支（取较少者），即20支。每管最少样品量为半量50ml，分别接种硫乙醇酸盐或改良马丁培养基。

第四章　微生物限度检查法

一、选择题

（一）单项选择题

1. A　　2. C　　3. B　　4. C　　5. D　　6. D　　7. C　　8. D　　9. A　　10. A

(二) 多项选择题

1. ABCD　2. ABCE　3. ABCD　4. ABCDE　5. ABCDE　6. BC
7. ADBC

二、简答题(略)

三、实例分析(略)

第五章　GMP 中洁净室(区)尘粒数和微生物数的监测

一、选择题

(一) 单项选择题

1. B　2. A　3. C　4. A　5. C　6. E　7. B　8. E　9. A　10. C
11. A　12. A　13. D　14. B　15. E

(二) 多项选择题

1. ACD　2. ABCD　3. ACDE　4. CE　5. BCD　6. ABCDE

二、简答题(略)

三、实例分析

1. 沉降菌测试的最少采样点数目可由以下两种方法中任选一种。

法一:根据式(5-1),

$$N_L = \sqrt{A} = \sqrt{16} = 4$$

最少采样点数目 N_L 为 4 个;

法二:根据表 5-3,查表得最少采样点数目为 3 个。

2. 采样点一般在离地面 0.8m 高度的水平面上均匀布置,还可根据需要在生产及工艺关键操作区增加采样点。

3. 根据表 5-9,最少培养皿数为 2 个。

4. 根据式(5-6),1~4 号采样点的平均菌落数分别为:

$$\overline{m}_1 = \frac{m_1 + m_2}{2} = \frac{7+8}{2} = 7.5 \text{ 个}$$

$$\overline{m}_1 = \frac{m_1 + m_2}{2} = \frac{7+6}{2} = 6.5 \text{ 个}$$

$$\overline{m}_1 = \frac{m_1 + m_2}{2} = \frac{8+6}{2} = 7 \text{ 个}$$

$$\overline{m}_1 = \frac{m_1 + m_2}{2} = \frac{6+7}{2} = 6.5 \text{ 个}$$

根据洁净室(区)沉降菌的评定标准规定,100 000 级洁净区每个测试点的平均菌落数不得超过 10 个,因此该测试点符合标准。

5. 若某测试点的沉降菌平均菌落数超过评定标准,则应重新采样两次,两次测试结果均合格才能判定为符合。

第六章　热原及细菌内毒素检查

一、选择题

(一) 单项选择题

1. A　2. B　3. E　4. B　5. C　6. D　7. B　8. D　9. A　10. A

（二）多项选择题

1. AC　2. ABCD　3. AB　4. ABC

二、简答题（略）

第七章　异常毒性检查

一、选择题

（一）单项选择题

1. D　2. A　3. B　4. D　5. A　6. E　7. C　8. A　9. B

（二）多项选择题

1. ABCE　2. AD

二、简答题（略）

第八章　其他有害物质检查

一、单项选择题

1. A　2. C　3. B　4. D　5. B　6. C

二、简答题（略）

第九章　特殊杂质检查法

一、选择题

（一）单项选择题

1. A　2. C　3. B　4. C　5. A　6. D　7. A　8. A　9. C

（二）多项选择题

1. A C　2. ABC　3. ABCDE　4. ABC　5. ABC　6. ABCDE
7. BC

二、简答题（略）

第十章　生物检定统计法与计算机运算

一、选择题

（一）单项选择题

1. A　2. D　3. A　4. A　5. D

（二）多项选择题

1. ABCDE　2. ABCD　3. ABCDE　4. ABC　5. ABCDE

二、简答题（略）

第十一章　抗生素效价的微生物检定法

一、选择题

（一）单项选择题

1. E　2. B　3. D　4. C　5. B　6. B　7. D　8. C　9. A　10. C
11. B

（二）多项选择题

1. ACD　2. ABDE　3. ABD　4. BD　5. ABCDE　6. ABCDE

二、简答题(略)

三、实例分析

可靠性测验结果

变异来源	差方和	自由度 f	方差	F	P	结论
试品间	0.001653	1	0.00165312	0.0625	0.80501083	无显著差异
回归	33.84588	1	33.8458781	1279.7	2.6506×10^{-20}	极显著差异
偏离平行	0.027028	1	0.02702813	1.02192	0.32357053	无显著差异
剂间	33.87456	3	11.2915198	426.927	5.6953×10^{-19}	极显著差异
区组间	0.316222	7	0.04517455	1.70803	0.161358	无显著差异
误差	0.555416	21	0.026448			
总	34.7462	31				
$t_{(0.05)}$	V	W	浓度比 R	g	R	P_T
2.079614205	0.115	16.455	1	0.00338	1.00485599	653.1563933

R 的 FL = 0.96511890658434～1.04626350288448

P_T 的 FL = 627.327317927982～680.071276874911

P_T 的 $FL\%$ = 4.03762096569261%

第十二章　基因工程药物的生物检定

一、选择题

（一）单项选择题

1. A　2. C　3. C　4. E　5. B　6. D　7. C　8. E　9. E　10. C

（二）多项选择题

1. ABCD　2. ABCDE　3. ABC　4. AC

二、简答题(略)

第十三章　几种常见药品的生物活性检定

一、选择题

（一）单项选择题

1. A　2. B　3. E　4. A　5. D　6. A　7. B　8. C

（二）多项选择题

1. AB　2. ABC

二、简答题(略)

附　录

附录一　药品生物检定技术实验常用检验设备及器材

（一）常用设备

（1）生化培养箱

（2）真菌培养箱

（3）恒温水浴箱

（4）净化工作台

（5）生物显微镜

（6）电冰箱

（7）电热干燥箱

（8）恒温培养箱

（9）高压蒸汽灭菌柜

（10）离心机

（11）紫外分光光度计

（12）pH 计

（13）天平（分析天平、普通天平）

（14）匀浆仪或研钵

（15）薄膜过滤装置

（16）压力传感仪、记纹鼓、自动记录仪

（17）抑菌圈面积（直径）测量仪

（18）漩涡混合器

（19）细菌内毒素测定仪

（20）保温手术台

（二）常用器材

（1）水银测压计

（2）计时器

（3）温度计和体温计

（4）凝集盘

（5）手术用具（包括手术刀、剪刀、剪毛剪、止血钳、镊子、眼科直镊、动静脉插管、动静脉夹等）

（6）玻璃器材（包括锥形瓶、直形吸管、移液管、试管、具塞试管、量筒、烧杯、称量

瓶、漏斗、载玻片及盖玻片等)

(7)酒精灯与喷灯

(8)培养皿、陶瓦盖

(9)滤器及微孔滤膜孔径

(10)注射器与注射针头

(11)接种针及接种环

(12)牛津杯(不锈钢圈)

(13)脱脂棉、纱布、线绳、乳胶管、缝合针及线

(14)测量尺(游标卡尺)

附录二　培养基及其制备方法

(一) 无菌检查法使用的培养基

无菌检查法使用的培养基可按以下处方制备,亦可使用按该处方生产的符合规定的脱水培养基。配制后应采用合格的灭菌方法灭菌。2010 年版《中国药典》中各培养基的配方及制备方法如下:

1. 硫乙醇酸盐流体培养基

酪胨(胰酶水解)	15.0g	酵母浸出粉	5.0g
葡萄糖	5.0g	氯化钠	2.5g
L-胱氨酸	0.5g	新配制的0.1%刃天青溶液	1.0ml
硫乙醇酸钠	0.5g	(或硫乙醇酸　0.3ml)	
琼脂	0.75g	水	1000ml

除葡萄糖和刃天青溶液外,取上述成分混合,微温溶解,调节 pH 为弱碱性,煮沸,滤清,加入葡萄糖和刃天青溶液,摇匀,调节 pH 使灭菌后为 7.1 ± 0.2。分装至适宜的容器中,其装量与容器高度的比例应符合培养结束后培养基氧化层(粉红色)不超过培养基深度的 1/2,灭菌。在供试品接种前,培养基氧化层的高度不得超过培养基深度的 1/5,否则,须经 100℃ 水浴加热至粉红色消失(不超过 20 分钟),迅速冷却,只限加热 1 次,并防止被污染。硫乙醇酸盐流体培养基置 30~35℃ 培养。

2. 改良马丁培养基

胨	5.0g	酵母浸出粉	2.0g
葡萄糖	20.0g	磷酸氢二钾	1.0g
硫酸镁	0.5g	水	1000ml

除葡萄糖外,取上述成分混合,微温溶解,调节 pH 约为 6.8,煮沸,加入葡萄糖溶解后,摇匀,滤清,调节 pH 使灭菌后为 6.4 ± 0.2,分装,灭菌。改良马丁培养基置 23~28℃ 培养。

3. 选择性培养基　按上述硫乙醇酸盐流体培养基或改良马丁培养基的处方及制法,在培养基灭菌或使用前加入适宜的中和剂、灭活剂或表面活性剂,其用量同验证试验。

4. 营养肉汤培养基

胨	10.0g	牛肉浸出粉	3.0g
氯化钠	5.0g	水	1000ml

取上述成分混合,微温溶解,调节 pH 为弱碱性,煮沸,滤清,调节 pH 使灭菌后为 7.2±0.2,分装,灭菌。

5. 营养琼脂培养基　按上述营养肉汤培养基的处方及制法,加入 14.0g 琼脂,调节 pH 使灭菌后为 7.2±0.2,分装,灭菌。

6. 0.5% 葡萄糖肉汤培养基(用于硫酸链霉素等抗生素的无菌检查)

胨	10.0g	牛肉浸出粉	3.0
氯化钠	5.0g	水	1000ml
葡萄糖	5.0g		

除葡萄糖外取上述成分混合,微温溶解,调节 pH 为弱碱性,煮沸,加入葡萄糖溶解后,摇匀,滤清,调节 pH 使灭菌后为 7.2±0.2,分装,灭菌。

7. 改良马丁琼脂培养基　按改良马丁培养基的处方及制法,加入 14.0g 琼脂,调节 pH 使灭菌后为 6.4±0.2,分装,灭菌。

(二)微生物限度检查法使用的培养基

微生物限度检查法使用的培养基可按以下处方制备,也可使用按该处方生产的符合要求的脱水培养基。配制后应采用验证合格的灭菌程序灭菌。

1. 营养琼脂培养基、营养肉汤培养基、硫乙醇酸盐流体培养基、改良马丁培养基及改良马丁琼脂培养基　照无菌检查法中培养基的制备方法制备。

2. 玫瑰红钠琼脂培养基

胨	5.0g	玫瑰红钠	0.0133g
葡萄糖	10.0g	琼脂	14.0g
磷酸二氢钾	1.0g	水	1000ml
硫酸镁	0.5g		

除葡萄糖、玫瑰红钠外,取上述成分,混合,微温溶解,滤过,加入葡萄糖、玫瑰红钠,分装,灭菌。

3. 酵母浸出粉胨葡萄糖琼脂培养基(YPD)

胨	10.0g	琼脂	14.0g
酵母浸出粉	5.0g	水	1000ml
葡萄糖	20.0g		

除葡萄糖外,取上述成分,混合,加热溶化后,滤过,加入葡萄糖,分装,灭菌。

4. 胆盐乳糖培养基(BL)

胨	20.0g	磷酸二氢钾	1.3g
乳糖	5.0g	牛胆盐	2.0g
氯化钠	5.0g	(或去氧胆酸钠)	0.5g
磷酸氢二钾	4.0g	水	1000ml

除乳糖、牛胆盐外,取上述成分,混合,加热使溶解,调节 pH 使灭菌后为 7.4±0.2,煮沸,滤清,加入乳糖、牛胆盐,分装,灭菌。

5. 乳糖胆盐发酵培养基

蛋白胨	20.0g	0.04%溴甲酚紫水溶液	25ml
乳糖	10.0g	水	1000ml
牛胆盐	5.0g		

除0.04%溴甲酚紫水溶液外，取上述成分，混合，微温溶解，调节pH使灭菌后为7.4±0.2，加入0.04%溴甲酚紫指示液，根据要求的用量分装于含倒管的试管中，灭菌。所用倒管的规格应保证产气结果的观察。

6. 曙红亚甲基琼脂培养基(EMB)

营养琼脂培养基	100ml	曙红钠指示液	2ml
20%乳糖溶液	5ml	亚甲蓝指示液	1.3~1.6ml

取营养琼脂培养基，加热熔化后，冷至60℃，按无菌操作加入灭菌的其他3种溶液，摇匀，倾注平皿。

7. 麦康凯琼脂培养基(MacC)

胨	20.0g	1%中性红指示液	3ml
乳糖	10.0g	琼脂	14.0g
牛胆盐	5.0g	水	1000ml
氯化钠	5.0g		

除乳糖、指示液、牛胆盐及琼脂外，取上述成分，混合，加热使溶解，调节pH使灭菌后为7.2±0.2，加入琼脂，加热熔化后，再加入其余各成分，摇匀，分装，灭菌，冷至约60℃，倾注平皿。

8. 4-甲基伞形酮葡糖苷酸(4-methylumbelliferyl-β-D-Glucuronide，MUG)培养基

胨	10.0g	磷酸二氢钾(无水)	0.9g
硫酸锰	0.5mg	磷酸氢二钠(无水)	6.2g
硫酸锌	0.5mg	亚硫酸钠	40mg
硫酸镁	0.1g	去氧胆酸钠	1.0g
氯化钠	5.0g	MUG	75mg
氯化钙	50mg	水	1000ml

除MUG外，各成分溶解于1000ml水中，调节pH使灭菌后为7.3±0.1，加入MUG，溶解后，每管分装5ml，115℃灭菌20分钟。

9. 三糖铁琼脂培养基(TSI)

胨	20.0g	硫酸亚铁	0.2g
牛肉浸出粉	5.0g	硫代硫酸钠	0.2g
乳糖	10.0g	0.2%酚磺酞指示液	12.5ml
蔗糖	10.0g	琼脂	12.0g
葡萄糖	1.0g	水	1000ml
氯化钠	5.0g		

除3种糖、0.2%酚磺酞指示液、琼脂外，取上述成分，混合，微量溶解，调节pH使灭菌后为7.3±0.1，加入琼脂，加热熔化后，再加入其余各成分，摇匀，分装，灭菌，制成高底层(2~3cm)短斜面。

10. 四硫磺酸钠亮绿培养基(TTB)

胨	5.0g	硫代硫酸钠	30.0g
牛胆盐	1.0g	水	1000ml
碳酸钙	10.0g		

取上述成分，混合，微温溶解，灭菌。临用前，取上述培养基，每10ml加入碘试液0.2ml和亮绿试液0.1ml，混匀。

11. 沙门、志贺菌属琼脂培养基(SS)

胨	5.0g	硫代硫酸钠	8.5g
牛肉浸出粉	5.0g	中性红指示液	2.5ml
乳糖	10.0g	亮绿试液	0.33ml
牛胆盐	8.5g	琼脂	16.0g
枸橼酸钠	8.5g	水	1000ml
枸橼酸铁铵	1.0g		

除乳糖、中性红指示液、琼脂外，取上述成分，混合，微温溶解，调节pH使灭菌后为7.2±0.1，滤过，加入琼脂，加热熔化后，再加入其余各成分，摇匀，灭菌，冷至60℃，倾注平皿。

12. 胆盐硫乳琼脂培养基(DHL)

胨	20.0g	枸橼酸钠	1.0g
牛肉浸出粉	3.0g	枸橼酸铁铵	1.0ml
乳糖	10.0g	中性红指示液	3ml
蔗糖	10.0g	琼脂	16.0g
去氧胆酸钠	1.0g	水	1000ml
硫代硫酸钠	2.3g		

除糖、指示液及琼脂外，取上述成分，混合，微温溶解，调节pH使灭菌后为7.2±0.1，加入琼脂，加热熔化后，再加入其余成分，摇匀，冷至60℃，倾注平皿。

13. 溴化十六烷基三甲胺琼脂培养基

胨	10.0g	溴化十六烷基三甲胺	0.3g
牛肉浸出粉	3.0g	琼脂	14.0g
氯化钠	5.0g	水	1000ml

除琼脂外，取上述成分，混合，微温溶解，调节pH使灭菌后为7.5±0.1，加入琼脂，加热熔化后，分装，灭菌，冷至60℃，倾注平皿。

14. 亚碲酸盐肉汤培养基　临用前，取灭菌的营养肉汤培养基，每100ml中加入新配制的1%亚碲酸钠(钾)试液0.2ml，混匀，即得。

15. 卵黄氯化钠琼脂培养基

胨	6.0g	10%氯化钠卵黄液	100ml
牛肉浸出粉	1.8g	琼脂	14.0g
氯化钠	30.0g	水	650ml

除10%氯化钠卵黄液外，取上述成分混合，微温溶解，调节pH使灭菌后为7.6±0.1，灭菌，待冷至约60℃，以无菌操作加入10%氯化钠卵黄液，充分振摇，倾注平皿。

10%氯化钠卵黄液的制备：取新鲜鸡蛋1个，以无菌操作取出卵黄，放入10%灭菌氯化钠溶液 100ml 中,充分振摇,即得。

16. 甘露醇氯化钠琼脂培养基

胨	10.0g	酚磺酞指示液	2.5ml
牛肉浸出粉	1.0g	琼脂	14.0g
甘露醇	10.0g	水	1000ml
氯化钠	75.0g		

除甘露醇、酚磺酞指示液及琼脂外,取上述成分,混合,微温溶解,调节 pH 使灭菌后为 7.4±0.2,加入琼脂,加热熔化后,滤过,分装,灭菌,冷至 60℃,倾注平皿。

17. 乳糖发酵培养基

胨	20.0g	乳糖	10.0ml
0.04% 溴甲酚紫指示液	25ml	水	1000ml

除 0.04% 溴甲酚紫指示液外,取上述成分,混合,微温溶解,调节 pH 灭菌后为 7.2±0.2,加入指示液,分装于含倒管的小试管中,每管 3ml,灭菌。

18. 绿脓菌素测定用培养基(PDP 琼脂培养基)

胨	20.0g	甘油	10.0ml
氯化镁(无水)	1.4g	琼脂	14.0ml
氯化钾(无水)	10.0g	水	1000ml

取胨、氯化镁、硫酸钾和水混合,微温溶解,调节 pH 使灭菌后 7.3±0.1,加入甘油及琼脂,加热熔化,混匀,分装于试管,灭菌,置成斜面。

19. 梭菌增菌培养基

牛肉浸出粉	10.0g	盐酸半胱氨酸	0.5g
胨	10.0g	氯化钠	5.0g
酵母浸出粉	3.0g	醋酸钠	3.0g
可溶淀粉	1.0g	琼脂	0.5g
葡萄糖	5.0g	水	1000ml

取上述成分,混合,加热煮沸使溶解,调节 pH 使灭菌后 6.8±0.2,加热熔化,过滤,分装,灭菌。

20. 哥伦比亚琼脂培养基

酪蛋白胰酶消化物	10.0g	肉胃酶消化物	5.0g
心胰酶消化物	3.0g	酵母浸出粉	5.0g
玉米淀粉	1.0g	氯化钠	5.0g
琼脂	15.0g	水	1000ml

除琼脂外,取上述成分,混合,微温溶解,调节 pH 使灭菌后为 7.3±0.2,加入琼脂,加热熔化,滤过,分装,灭菌,冷至 45~50℃,加入相当于 20mg 庆大霉素的无菌硫酸庆大霉素,混匀,倾注平皿。

21. 沙氏葡萄糖液体培养基

葡萄糖	40.0g	水	1000ml
蛋白胨	10g		

除葡萄糖外,取上述成分,混合,微温溶解,滤过,加入葡萄糖,溶解,分装,灭菌。

22. 沙氏葡萄糖琼脂培养基

葡萄糖	40.0g	琼脂	15~18g
蛋白胨	10g	水	1000ml

除琼脂和葡萄糖外，取上述成分，混合，微温溶解，滤过，加入琼脂和葡萄糖，溶解，分装，灭菌。

23. 念珠菌显色培养基(CHROMagar)

蛋白胨	10.2g	琼脂	15g
氢罂素	0.5g	灭菌水	1000ml
色素	22.0g		

除琼脂外，取上述成分，混合，微温溶解，调节 pH 使灭菌后为 6.3±0.2，滤过，加入琼脂，加热煮沸，不断搅拌至琼脂完全溶解，倾注平皿。

24. 1%吐温 80-玉米琼脂培养基

黄色玉米粉	40g	琼脂	10~15g
聚山梨酯 80	10ml	水	1000ml

取玉米粉、吐温 80 及蒸馏水 500ml，混合，65℃加热 30 分钟，混匀，用纱布滤过，补足原水量。取琼脂、水 500ml，混合，加热溶解，将以上两种溶液混合，摇匀，分装，灭菌。

(三) 效价测定用培养基(培养基Ⅰ)

胨	5.0g	琼脂	15~20g
磷酸氢二钾	3.0g	牛肉浸出粉	3.0g
水	1000ml		

除琼脂外，取上述成分混合，调节 pH，使最终的 pH 略高，加入琼脂，煮沸，滤清，调节 pH 使灭菌后为 7.8~8.0，在 115℃温度下灭菌 30 分钟。

附录三　稀释液、缓冲液

1. pH6.8 无菌磷酸盐缓冲液

(1) 磷酸氢二钾液(0.2mol/L)：称取磷酸氢二钾 27.2g，加水使溶解成 1000ml。

(2) 氢氧化钠液(0.2mol/L)：称取氢氧化钠 8.0g，加水使溶解成 1000ml。

取(1)250ml，加(2)100ml，加水稀释至 1000ml，过滤，分装，灭菌。

2. pH7.6 无菌磷酸盐缓冲液　取 0.2mol/L 磷酸氢二钾液 50ml，加 0.2mol/L 氢氧化钠液 42.4ml，加水稀释至 200ml，过滤，分装，灭菌。

3. pH7.0 无菌氯化钠-蛋白胨缓冲液　取磷酸二氢钾 3.56g、磷酸氢二钠 7.23g、氯化钠 4.30g、蛋白胨 1.0g，加水 1000ml，加热使溶解，分装，过滤，灭菌。

4. 0.9%无菌氯化钠溶液　取氯化钠 9.0g，加水溶解使成 1000ml，过滤，分装，灭菌。

5. 0.1%蛋白胨水溶液　取蛋白胨 1.0g，加水 1000ml，微温溶解，滤清，调节 pH 至 7.1±0.2，分装，灭菌。

6. pH7.2 磷酸盐缓冲液(0.1mol/L)　将磷酸氢二钠 25.6g、磷酸二氢钠 4.4g、蒸馏水 1000ml 混合，搅拌使溶解，调 pH7.1~7.3，分装后，于 121℃ 高压灭菌 20 分钟。

7. pH7.8 灭菌磷酸盐缓冲液　将磷酸氢二钾 5.59g、磷酸二氢钾 0.41g 加蒸馏水至 1000ml，溶解，过滤，灭菌 30 分钟。

附录四　实训评价（参考样表）

评价项目	评价内容	评价标准	分值	得分
实训预习	试验原理	正确	5	
	仪器、试药	齐全	5	
	试验方法	合理	10	
实训过程	供试品的制备	剂量准确	5	
	标准品的制备	剂量准确	5	
	试验步骤	操作方法正确	40	
	试验原始记录	客观准确	10	
实训结束	实验室清理	整洁	5	
	实训报告	应符合要求	15	

附录五　药品检验报告书（示例）

编号：

中文名称	维生素 AD 滴剂	英文名称	vitamin A and D drops
生产单位	××生物制药有限公司	批号	120719
报验单位	××生物制药有限公司	效期	2015 年 7 月
包装	铝塑包装	规格	维生素 A：1500 单位 维生素 D_3：500 单位
检验目的	抽检	检验项目	全检
抽样数量	24 粒	报验数量	20 盒
收样日期	2012.08.22	报告日期	2012.09.30
检验依据	2010 年版《中国药典》		

检验项目	标准规定	检验结果
性状	黄色至橙红色澄清油状液体，无败油臭或苦味	符合规定
鉴别：(1) (2)	蓝色渐退 色谱峰一致	符合规定
检查：酸值	不大于 2.8	2.2

续表

装量或装量差异	±7.5%以内	符合规定
微生物限度检查	每1ml含细菌数、真菌数和酵母菌数均不得超过100cfu；大肠埃希菌不得检出	符合规定
含量测定	维生素A应为标示量的90%~120%；维生素D应为标示量的85%以上	符合规定
结论：本品按2010年版《中国药典》二部维生素AD滴剂质量标准检查，结果均符合规定。		
负责人：	复核人：	检验员：

药品生物检定技术教学大纲

（供生物制药技术、药品质量检测技术、药学、药物制剂技术、中药制药技术等专业用）

一、课程任务

药品生物检定技术课程为高职高专职业教育生物制药、药品质量检测技术、药学、药物制剂技术、中药制药技术等专业的一门重要专业课程。本课程的主要内容包括药品生物检定的基础知识和基本理论；药品安全性检查项目及操作方法；药品生物有效性检查项目及操作方法。本课程的任务是使学生掌握药物安全、有效性检验技能操作的相关理论知识及基本原理，熟练完成各类药物安全性、有效性及卫生学检验具体工作任务，掌握其相应的操作技能和必备知识，同时使学生树立全面控制药物质量的观念，培养严谨细致的学习态度与实事求是、认真负责的职业道德和工作作风。

二、课程目标

（一）知识目标

1. 掌握药品生物检定的基本概念、基础理论；掌握药品安全性检查及生物有效性检查项目及操作方法。

2. 熟悉生物检定统计法及计算机运算，能对试验数据进行科学处理。

3. 了解生物检定技术的最新进展。

（二）技能目标

1. 熟练掌握无菌检查、微生物限度检查、热原及细菌内毒素检查、异常毒性检查及其他有害物质检查的操作方法；熟练掌握抗生素效价的微生物检定法、胰岛素生物检定及常见药品的生物检定方法。通过药品生物检定实训项目，培养学生的实践动手操作能力，严格建立药品安全性和生物有效性的概念。

2. 学会药品特殊杂质检查法的操作方法。学会生物检定统计法及计算机运算。学会药品生物检定的基本原理和步骤，并设计初步的检定方案。

（三）职业素质和态度目标

1. 培养学生具有科学严谨的工作态度、实事求是和依法检验的工作作风与良好的职业素质及行为规范。

2. 培养学生诚实守信、爱岗敬业、勤奋好学等优良品质，成为高素质技能型人才。

3. 牢固树立药品安全性及有效性概念。

三、教学时间分配

教学内容	学时数		
	理论	实践	合计
一、药品生物检定的基本概念和任务	2	0	2
二、药品生物检定技术基础知识	6	0	6
三、无菌检查法	4	4	8
四、微生物限度检查法	4	8	12
五、GMP 中洁净室(区)尘粒数和微生物数的监测	4	0	4
六、热原及细菌内毒素检查	4	4	8
七、异常毒性检查	2	4	6
八、其他有害物质检查	2	0	2
九、特殊杂质检查法	2	0	2
十、生物检定统计法与计算机运算	6	0	6
十一、抗生素效价的微生物检定法	4	4	8
十二、基因工程药物的生物检定	2	4	6
十三、几种常见药品的生物活性检定	2	0	2
总计	44*	28*	72*

注：* 对于药学、药物制剂技术、中药制药技术等专业可根据各学校实际情况在理论和实践学时数上做相应调整，建议总学时数为 54 学时

四、教学内容和要求

单元	教学内容	教学要求	教学活动	参考学时	
				理论	实践
绪论	一、药品生物检定的基本概念和任务 (一) 药品生物检定的基本概念 1. 药品生物检定的含义 2. 药品生物检定方法 (二) 药品生物检定的任务和应用 1. 药品生物检定的任务 2. 药品生物检定的应用	 掌握 掌握 掌握 了解	理论讲授 实例分析	2	0

续表

<table>
<tr><th rowspan="2">单元</th><th rowspan="2">教学内容</th><th rowspan="2">教学要求</th><th rowspan="2">教学活动</th><th colspan="2">参考学时</th></tr>
<tr><th>理论</th><th>实践</th></tr>
<tr><td></td><td>二、药品生物检定技术基础知识
（一）生物检定用的标准物质和供试品
1. 标准物质
2. 供试品
（二）药品生物检定技术的基本操作
1. 药品微生物检定技术的基本程序
2. 常用仪器
3. 无菌操作
4. 消毒与灭菌
5. 培养基及制备方法
6. 菌种的保存与管理
（三）动物实验技术
1. 常用实验动物及分类
2. 基本操作技术</td><td>
掌握

熟悉
熟悉
掌握
了解
了解
了解

熟悉
掌握</td><td>理论讲授
实例分析</td><td>6</td><td>0</td></tr>
<tr><td rowspan="2">药品安全性检查</td><td>三、无菌检查法
（一）概述
1. 无菌检查法的概念和意义
2. 无菌检查法原理和方法
3. 无菌检查法的基本原则
4. 无菌检查的环境要求
（二）无菌检查法的步骤
1. 试验前准备
2. 操作过程
3. 结果判断
4. 相关要求
实训一：注射剂的无菌检查</td><td>掌握</td><td>理论讲授
多媒体演示
课堂讨论

技能实践</td><td>4</td><td>4</td></tr>
<tr><td>四、微生物限度检查法
（一）概述
1. 微生物限度检查法的概念和意义
2. 微生物限度检查的内容
3. 微生物限度检查的环境要求
4. 微生物限度标准
（二）微生物总数检查
1. 试验前准备
2. 操作过程
3. 结果判断
4. 相关要求</td><td></td><td>理论讲授
多媒体演示
课堂讨论</td><td></td><td></td></tr>
</table>

续表

单元	教学内容	教学要求	教学活动	参考学时	
				理论	实践
	（三）控制菌及螨类的检查 1. 控制菌检查用培养基的适用性检查及检查方法的验证 2. 大肠埃希菌的检查 3. 沙门菌的检查 4. 铜绿假单胞菌的检查 5. 金黄色葡萄球菌的检查 6. 梭菌的检查 7. 白色念珠菌的检查 8. 螨类的检查 实训项目二：药品的微生物总数检查 实训项目三：药品控制菌（大肠埃希菌）的检查	掌握	 技能实践 技能实践	4	8
	五、GMP洁净室（区）尘粒数和微生物数的监测 （一）概述 1. 基本概念 2. 空气洁净度标准 （二）空气洁净度的测试方法 1. 悬浮粒子的测定 2. 沉降菌的测定 3. 浮游菌的测定	 熟悉 掌握 熟悉 熟悉 熟悉	理论讲授 实例分析 课堂讨论	4	0
	六、热原及细菌内毒素检查 （一）概述 1. 热原 2. 细菌内毒素及其热原的关系 （二）热原检查法（家兔升温法） 1. 试验原理 2. 试验前准备 3. 操作过程 4. 结果判断 5. 相关要求 （三）细菌内毒素检查法 1. 基本概念及凝胶法反应原理 2. 试验前准备 3. 凝胶法操作过程 4. 凝胶法结果判断 5. 凝胶半定量试验 6. 光度测定法简介 实训项目四：5%葡萄糖注射液的细菌内毒素检查	掌握	理论讲授 多媒体演示 课堂讨论 技能实践	4	4

续表

<table>
<tr><th rowspan="2">单元</th><th rowspan="2">教学内容</th><th rowspan="2">教学要求</th><th rowspan="2">教学活动</th><th colspan="2">参考学时</th></tr>
<tr><th>理论</th><th>实践</th></tr>
<tr><td rowspan="3"></td><td>七、异常毒性检查
(一) 概述
1. 异常毒性检查的概念
2. 异常毒性检查的原理
(二) 药品异常毒性检查方法
1. 试验前准备
2. 操作过程
3. 结果判断
4. 相关要求
实训项目五:右旋糖酐20氯化钠注射液的异常毒性检查</td><td>熟悉
掌握</td><td>理论讲授
多媒体演示
技能实践</td><td>2</td><td>4</td></tr>
<tr><td>八、其他有害物质检查
(一) 概述
(二) 降压物质检查
(三) 升压物质检查
(四) 过敏物质检查
(五) 溶血与凝集检查法</td><td>熟悉</td><td>理论讲授
多媒体演示
课堂讨论</td><td>2</td><td>0</td></tr>
<tr><td>九、特殊杂质检查法
(一) 概述
(二) 宿主细胞(或菌体)蛋白残留量的检查法
(三) 外源性DNA残留量的检查法
(四) 鼠IgG残留量的检查法
(五) 产品相关杂质的检查法
(六) 残余抗生素的检查法</td><td>了解</td><td>理论讲授
多媒体演示
课堂讨论</td><td>2</td><td>0</td></tr>
<tr><td rowspan="2">药品生物有效性测定</td><td>十、生物检定统计法与计算机运算
(一) 概述
(二) 直接测定法
(三) 量反应平行线测定法
(四) 实验结果的合并计算
(五) 符号</td><td>熟悉</td><td>理论讲授
多媒体演示
案例讨论</td><td>6</td><td>0</td></tr>
<tr><td>十一、抗生素效价的微生物检定法
(一) 概述
1. 抗生素的定义及作用机制
2. 抗生素的特点及检查项目
3. 效价测定
(二) 抗生素的效价和单位
1. 抗生素效价定义</td><td></td><td>理论讲授
多媒体演示
课堂讨论</td><td></td><td></td></tr>
</table>

续表

<table>
<tr><th rowspan="2">单元</th><th rowspan="2">教学内容</th><th rowspan="2">教学要求</th><th rowspan="2">教学活动</th><th colspan="2">参考学时</th></tr>
<tr><th>理论</th><th>实践</th></tr>
<tr><td></td><td>2. 抗生素效价单位
（三）抗生素效价单位的表示方法
1. 重量单位
2. 类似重量单位
3. 重量折算单位
4. 特定单位
（四）抗生素的标准品与供试品
1. 抗生素微生物检定用标准品
2. 供试品
（五）抗生素微生物检定法的种类
1. 概述
2. 稀释法
3. 浊度法
4. 管碟法
（六）管碟法
1. 检定原理
2. 检定的影响因素
3. 检定方法
4. 二剂量法
5. 三剂量法
6. 一剂量法
7. 供试品测定操作
实训六:抗生素效价的微生物检定法</td><td>掌握</td><td>技能实践</td><td>4</td><td>4</td></tr>
<tr><td></td><td>十二、基因工程药物的生物检定
（一）概述
1. 基因工程药物的概念及分类
2. 基因工程药物的特点
3. 基因工程药物的检定原则和方法
（二）胰岛素的生物检定
1. 胰岛素及其性质
2. 胰岛素生物效价的检定方法
（三）重组人生长激素的生物检定
1. 重组人生长激素及其性质
2. 重组人生长激素生物效价的检定方法
实训七:胰岛素效价测定——小鼠血糖法</td><td>熟悉
掌握
了解</td><td>理论讲授
多媒体演示
课堂讨论
技能实践</td><td>2</td><td>4</td></tr>
<tr><td></td><td>十三、几种常见药品的生物活性检定
（一）酶
（二）肝素
（三）单克隆抗体
（四）卡介苗</td><td>了解</td><td>理论讲授
多媒体演示
课堂讨论</td><td>2</td><td>0</td></tr>
</table>

五、大纲说明

（一）适用对象与参考学时

本教学大纲主要供高职高专职业教育生物制药技术、药品质量检测技术、药学、药物制剂技术、中药制药技术专业教学使用，总学时 72 学时，其中理论教学 44 学时，实践教学 28 学时。各学校可根据专业培养目标、专业知识结构需要、职业技能要求及学校实践条件自行调整学时。

（二）教学要求

1. 本教学大纲对理论部分教学要求分为掌握、熟悉、了解 3 个层次。掌握：指学生对所学的知识和技能能熟练应用，能综合分析和解决药品类专业中的实际问题；熟悉：指学生对所学的知识基本掌握和会应用所学的技能；了解：指对学过的知识点能记忆和理解。

2. 本教学大纲重点突出以能力为本位的教学理念，在实践技能方面设计了熟练掌握和学会 2 个层次。熟练掌握：指学生能正确理解实验原理，独立、正确、规范地完成各项实验操作。学会：指学生能根据实验原理，按照各种实验项目能进行正确操作。

（三）教学建议

1. 本教学大纲从生物制药专业的实际情况出发，力求以能力为本位、以职业实践为主线。教材以工作任务为引领，以单元为模块，内容与实际岗位工作相结合，实现“教材与岗位操作规范一体化”。在教学内容安排上，特别注重增加新版药典更新的部分。

2. 本课程技术性强、综合性强，而课时有限，教学难度大，教学中应注意理论联系实践，由浅入深，循序渐进，激发学生学习兴趣，调动学生积极主动的学习热情，注意根据生物检定技术的发展调整教学内容。

3. 课堂教学采用灵活多样的教学方法，可多采用参观教学多媒体教学等方式，启迪学生的思维，重点培养学生分析问题和解决问题的能力，减少知识的抽象性，增加学生的感性认识，提高课堂教学效果。注重培养学生的思维能力、观察能力、分析归纳自学能力和动手能力。

4. 本课程实践性强，实践教学应注重培养学生良好习惯，加强基本操作技能训练。实践训练时多给学生动手的机会，提高学生实际动手的能力和分析问题、解决问题及独立工作的能力。各学校和各专业可根据实际需要对大纲中所列出的实践项目作适当的调整。

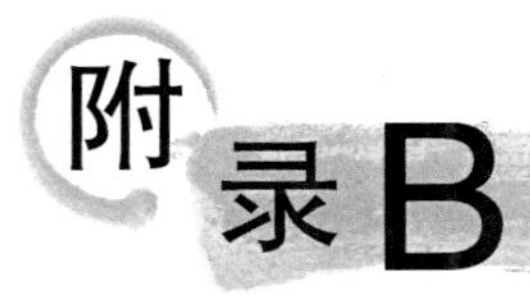

附录B 网页的常用色谱

1.	000000 R - 000 G - 000 B - 000	333333 R - 051 G - 051 B - 051	666666 R - 102 G - 102 B - 102	999999 R - 153 G - 153 B - 153	CCCCCC R - 204 G - 204 B - 204	FFFFFF R - 255 G - 255 B - 255
2.	000033 R - 000 G - 000 B - 051	333300 R - 051 G - 051 B - 000	666600 R - 102 G - 102 B - 000	999900 R - 153 G - 153 B - 000	CCCC00 R - 204 G - 204 B - 000	FFFF00 R - 255 G - 255 B - 000
3.	000066 R - 000 G - 000 B - 102	333366 R - 051 G - 051 B - 102	666633 R - 102 G - 102 B - 051	999933 R - 153 G - 153 B - 051	CCCC33 R - 204 G - 204 B - 051	FFFF33 R - 255 G - 255 B - 051
4.	000099 R - 000 G - 000 B - 153	333399 R - 051 G - 051 B - 153	666699 R - 102 G - 102 B - 153	999966 R - 153 G - 153 B - 102	CCCC66 R - 204 G - 204 B - 102	FFFF66 R - 255 G - 255 B - 102
5.	0000CC R - 000 G - 000 B - 204	3333CC R - 051 G - 051 B - 204	6666CC R - 102 G - 102 B - 204	9999CC R - 153 G - 153 B - 204	CCCC99 R - 204 G - 204 B - 153	FFFF99 R - 255 G - 255 B - 153
6.	0000FF R - 000 G - 000 B - 255	3333FF R - 051 G - 051 B - 255	6666FF R - 102 G - 102 B - 255	9999FF R - 153 G - 153 B - 255	CCCCFF R - 204 G - 204 B - 255	FFFFCC R - 255 G - 255 B - 204
7.	003300 R - 000 G - 051 B - 000	336633 R - 051 G - 102 B - 051	669966 R - 102 G - 153 B - 102	99CC99 R - 153 G - 204 B - 153	CCFFCC R - 204 G - 255 B - 204	FF00FF R - 255 G - 000 B - 255

8.	006600 R - 000 G - 102 B - 000	339933 R - 051 G - 153 B - 051	66CC66 R - 102 G - 204 B - 102	99FF99 R - 153 G - 255 B - 153	CC00CC R - 204 G - 000 B - 204	FF33FF R - 255 G - 051 B - 255
9.	009900 R - 000 G - 153 B - 000	33CC33 R - 051 G - 204 B - 051	66FF66 R - 102 G - 255 B - 102	990099 R - 153 G - 000 B - 153	CC33CC R - 204 G - 051 B - 204	FF66FF R - 255 G - 102 B - 255
10.	00CC00 R - 000 G - 204 B - 000	33FF33 R - 051 G - 255 B - 051	660066 R - 102 G - 000 B - 102	993399 R - 153 G - 051 B - 153	CC66CC R - 204 G - 102 B - 204	FF99FF R - 255 G - 153 B - 255
11.	00FF00 R - 000 G - 255 B - 000	330033 R - 051 G - 000 B - 051	663366 R - 102 G - 051 B - 102	996699 R - 153 G - 102 B - 153	CC99CC R - 204 G - 153 B - 204	FFCCFF R - 255 G - 204 B - 255
12.	00FF33 R - 000 G - 255 B - 051	330066 R - 051 G - 000 B - 102	663399 R - 102 G - 051 B - 153	9966CC R - 153 G - 102 B - 204	CC99FF R - 204 G - 153 B - 255	FFCC00 R - 255 G - 204 B - 000
13.	00FF66 R - 000 G - 255 B - 102	330099 R - 051 G - 000 B - 153	6633CC R - 102 G - 051 B - 204	9966FF R - 153 G - 102 B - 255	CC9900 R - 204 G - 153 B - 000	FFCC33 R - 255 G - 204 B - 051
14.	00FF99 R - 000 G - 255 B - 153	3300CC R - 051 G - 000 B - 204	6633FF R - 102 G - 051 B - 255	996600 R - 153 G - 102 B - 000	CC9933 R - 204 G - 153 B - 051	FFCC66 R - 255 G - 204 B - 102
15.	00FFCC R - 000 G - 255 B - 204	3300FF R - 051 G - 000 B - 255	663300 R - 102 G - 051 B - 000	996633 R - 153 G - 102 B - 051	CC9966 R - 204 G - 153 B - 102	FFCC99 R - 255 G - 204 B - 153
16.	00FFFF R - 000 G - 255 B - 255	330000 R - 051 G - 000 B - 000	663333 R - 102 G - 051 B - 051	996666 R - 153 G - 102 B - 102	CC9999 R - 204 G - 153 B - 153	FFCCCC R - 255 G - 204 B - 204

17.	00CCCC R - 000 G - 204 B - 204	33FFFF R - 051 G - 255 B - 255	660000 R - 102 G - 000 B - 000	993333 R - 153 G - 051 B - 051	CC6666 R - 204 G - 102 B - 102	FF9999 R - 255 G - 153 B - 153
18.	009999 R - 000 G - 153 B - 153	33CCCC R - 051 G - 204 B - 204	66FFFF R - 102 G - 255 B - 255	990000 R - 153 G - 000 B - 000	CC3333 R - 204 G - 051 B - 051	FF6666 R - 255 G - 102 B - 102
19.	006666 R - 000 G - 102 B - 102	339999 R - 051 G - 153 B - 153	66CCCC R - 102 G - 204 B - 204	99FFFF R - 153 G - 255 B - 255		

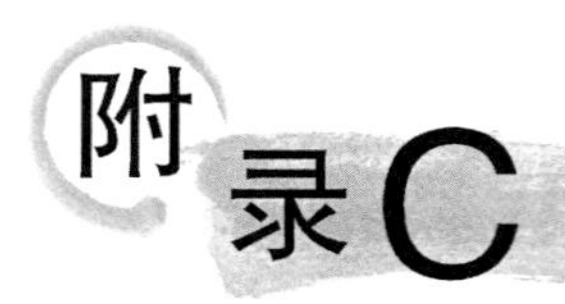

附录C 网页基本配色方案

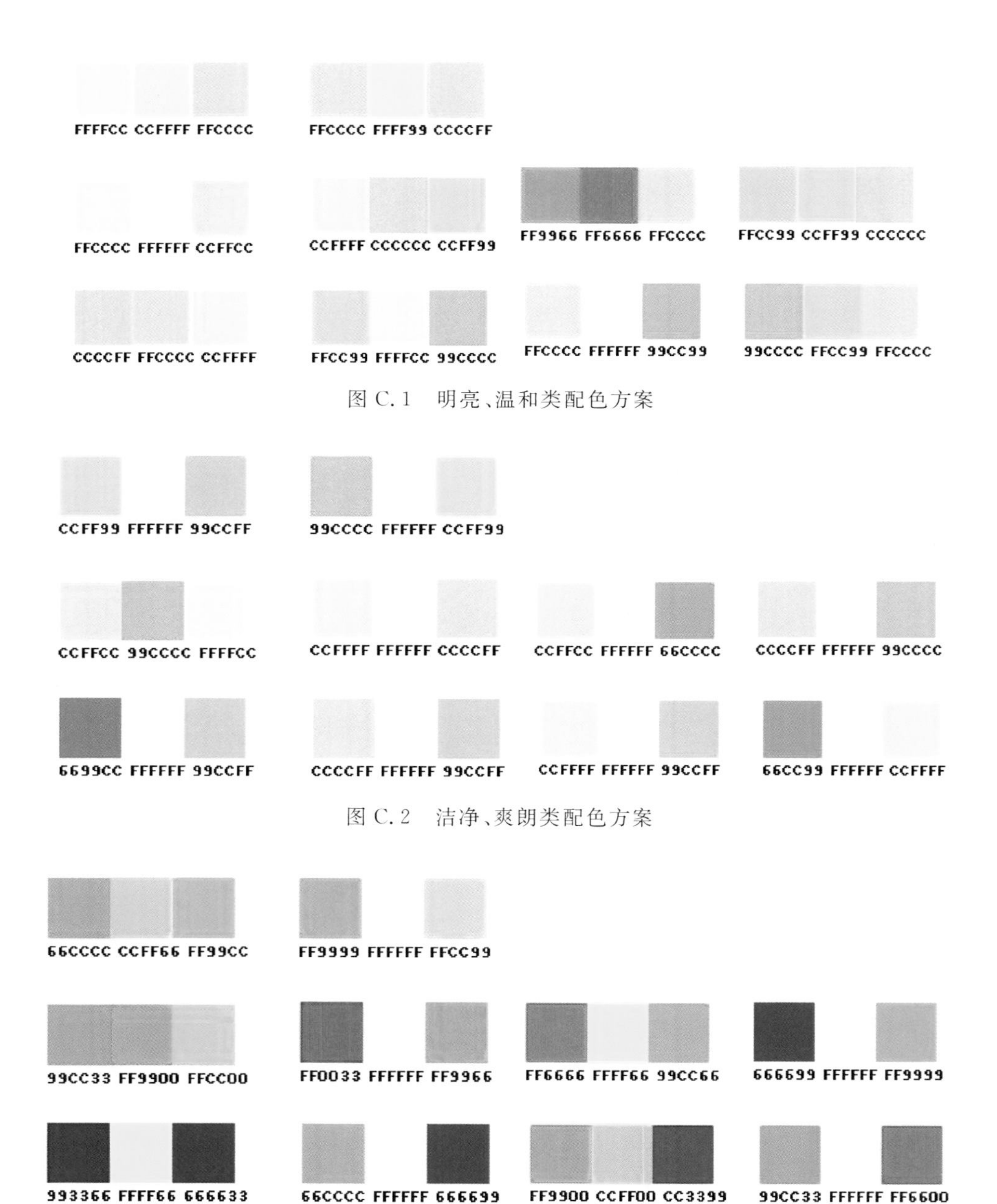

图 C.1 明亮、温和类配色方案

图 C.2 洁净、爽朗类配色方案

图 C.3 快乐、有趣类配色方案

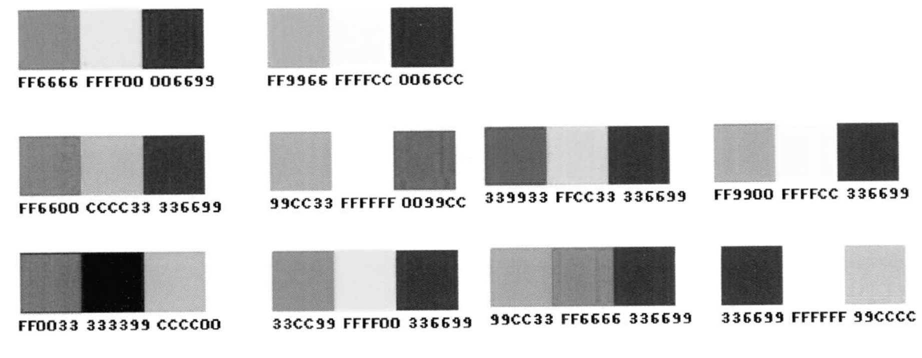

图 C.4　运动、轻快类配色方案

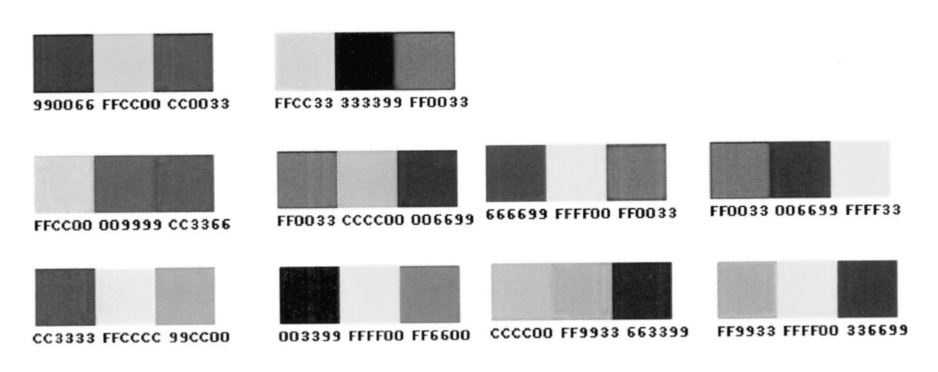

图 C.5　华丽、动感类配色方案

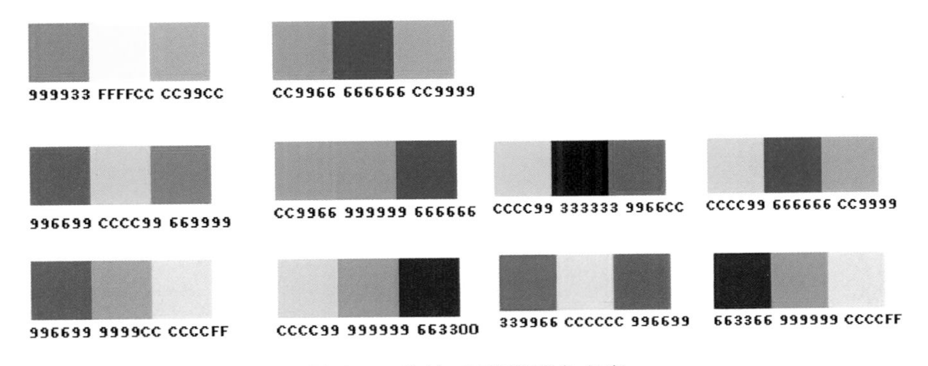

图 C.6　传统、高雅类配色方案

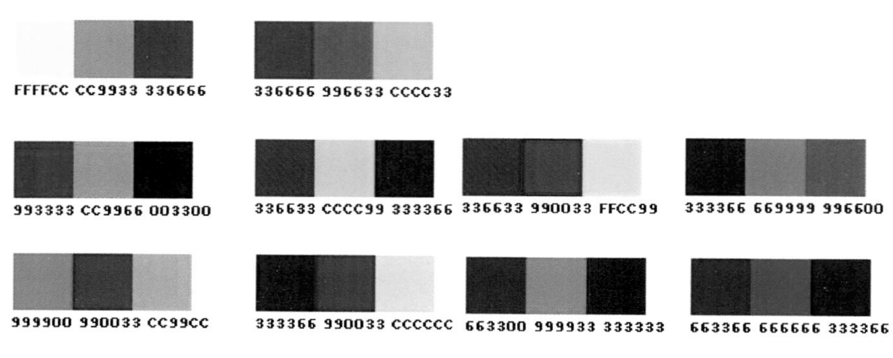

图 C.7 忠厚、稳重类配色方案

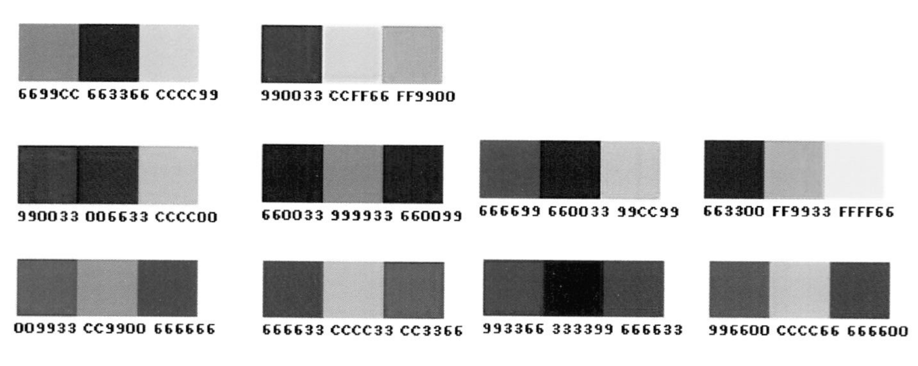

图 C.8 传统、古典类配色方案

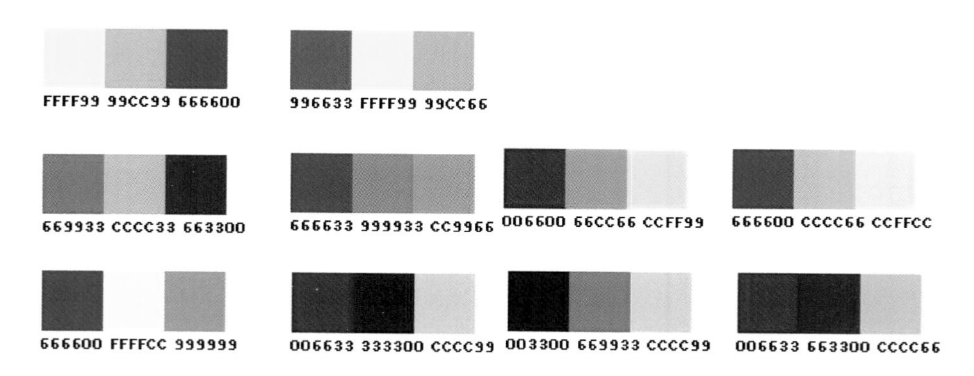

图 C.9 冷静、自然类配色方案

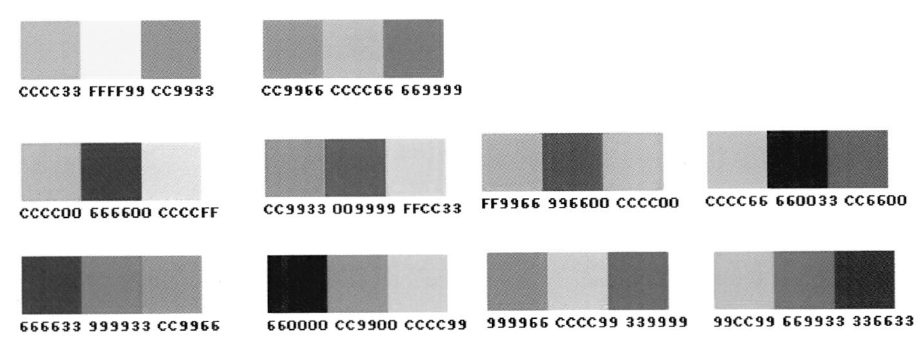

图 C.10 高尚、安稳类配色方案

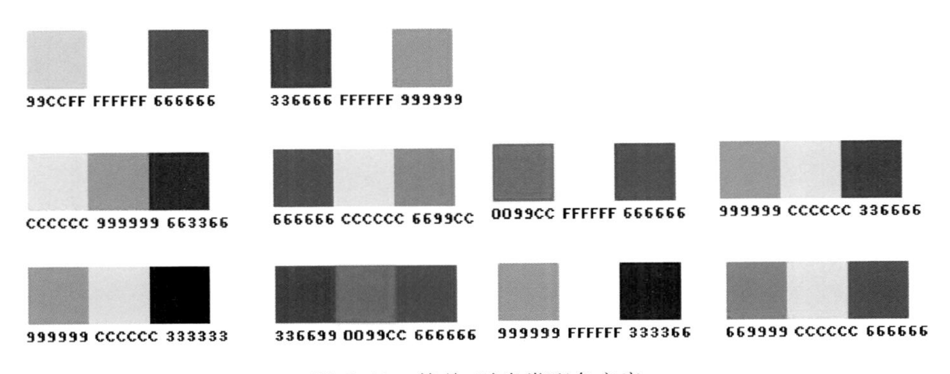

图 C.11 简单、时尚类配色方案

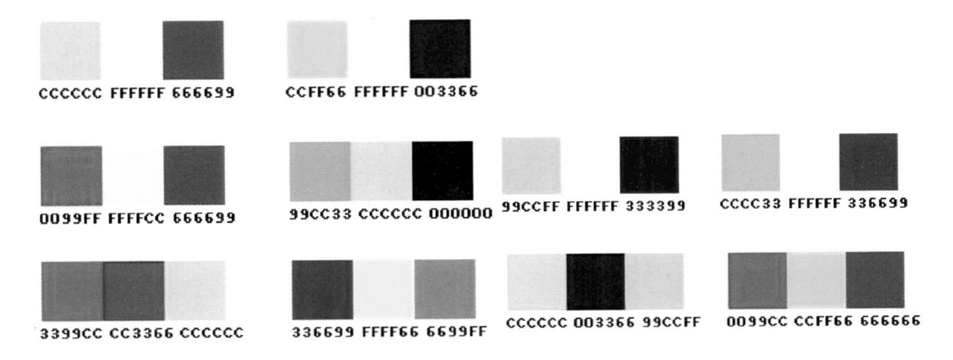

图 C.12 洁净、进步类配色方案

参 考 文 献

[1] 董卫军，等. 对媒体基础与实践[M]. 北京：清华大学出版社，2013.

[2] 耿国华，等. 多媒体艺术基础与应用[M]. 北京：高等教育出版社，2005.

[3] 耿国华，等. 网页设计与制作[M]. 北京：高等教育出版社，2004.

[4] 教育部高等学校文科计算机基础教学指导委员会. 高等学校文科类专业大学计算机教学基本要求(2010年版)[M]. 北京：高等教育出版社，2010.

[5] 教育部高等学校计算机基础课程教学指导委员会. 高等学校计算机基础教学发展战略研究报告暨计算机基础课程教学基本要求[M]. 北京：高等教育出版社，2009.